聪明宝贝怎么吃

——影响孩子一生的营养方案

马方 编著 | 北京协和医院营养科主任
中华医学会北京分会临床营养专业委员

中国轻工业出版社

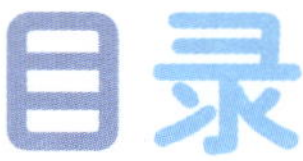

目录

contents

Part 1 0~3岁宝宝的幸福生活

Part 2 让宝宝更健康的26种营养速报

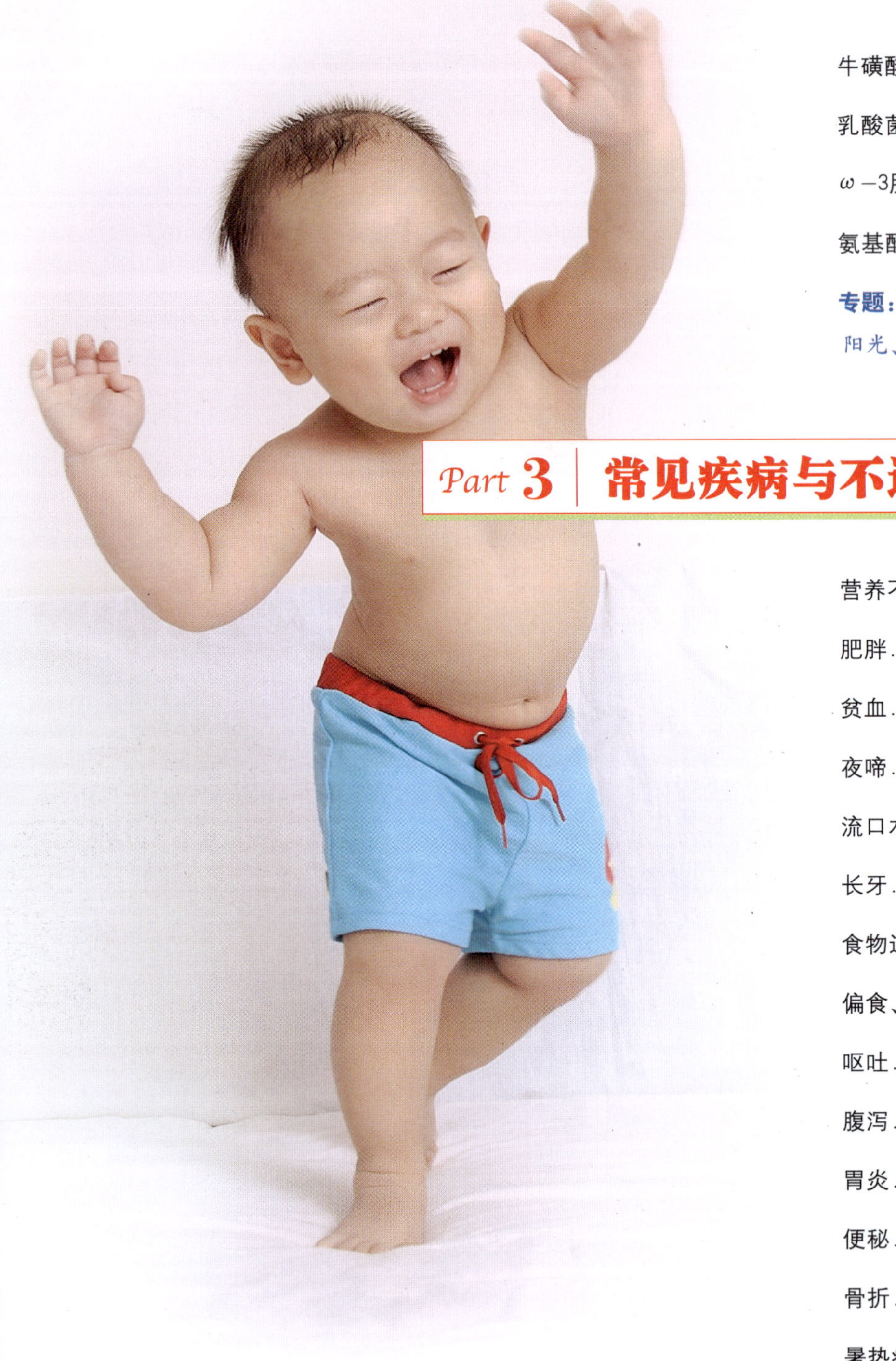

Part 3 常见疾病与不适的膳食调养

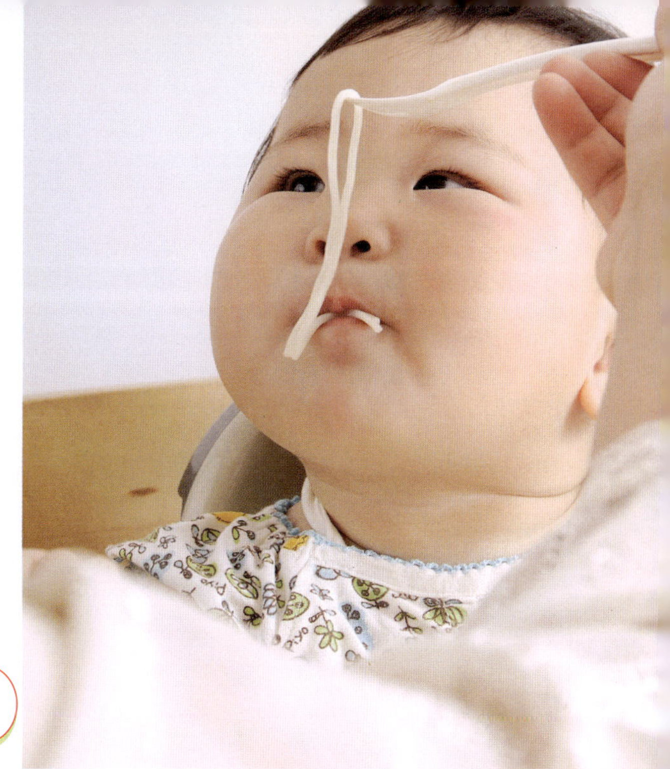

Part 4 宝宝长壮膳食集锦

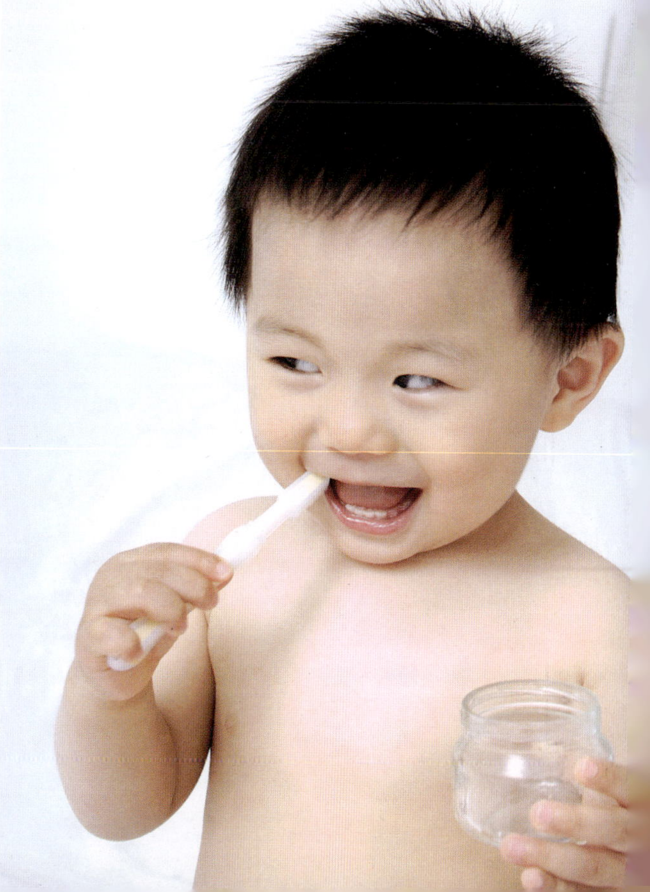

Part 1

Part

1

0~3岁宝宝的幸福生活

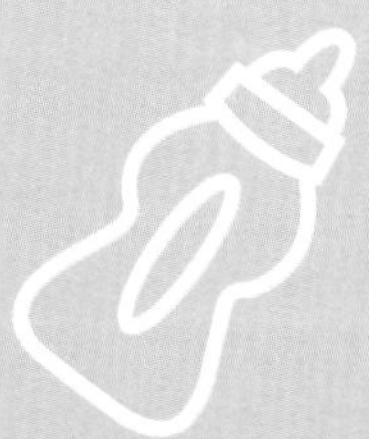

宝宝的身体和智力发育与营养密切相关，

但是宝宝每一个阶段需要什么样的营养？

每一阶段宝宝身体和智力又会有什么新的发育？

妈妈如果上班又怎样给宝宝喂母乳？

一个又一个的问题困扰着爱子心切的家长们。

请不用担心，

我们的营养专家、医师、编辑，

将和你一起为宝宝健康成长来努力！

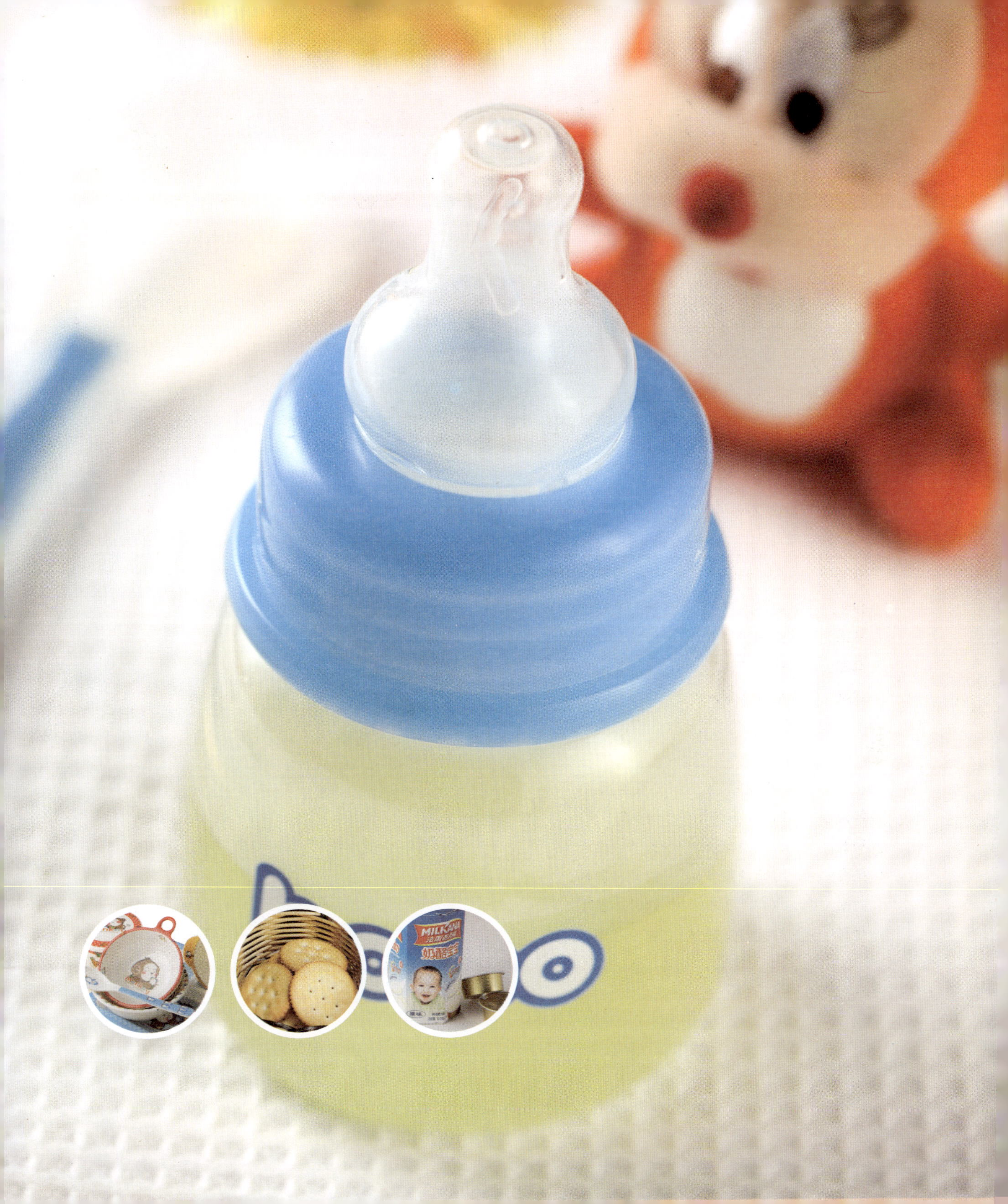
MILKANA
奶酪宝

0~1 个月宝宝

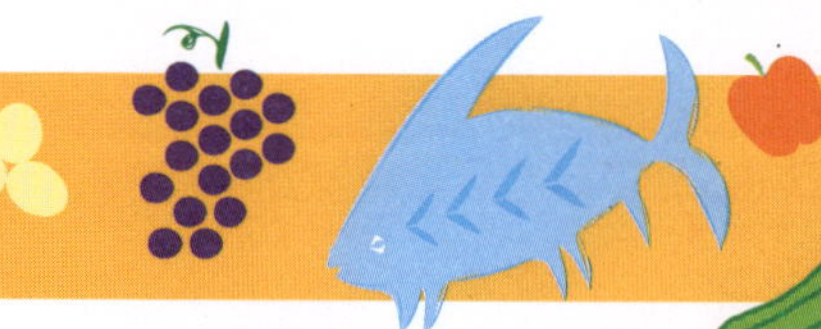

● 新生儿出生后各个器官尚未发育完善，其生理功能也不健全，需要经过1个月左右的时间调整，才会正常。

○ 宝宝的体格发育特点

初到人间的小宝宝，身上皮肤粉红、细嫩，头显得很大，呼吸微弱得几乎听不见，四肢屈曲在胸前。大体上，宝宝似乎还像在子宫里一样，几乎整天都在熟睡之中。

>>宝宝的身体发育

出生时

	男宝宝	女宝宝
体重	约3.2千克	约3.1千克
身长	约50.2厘米	约49.6厘米
头围	约34.0厘米	约33.5厘米
胸围	约32.3厘米	约32.2厘米
坐高	约36.8厘米	约36.5厘米

满月时

	男宝宝	女宝宝
体重	约5.1千克	约4.8千克
身长	约56.9厘米	约56.1厘米
头围	约38.1厘米	约37.4厘米
胸围	约37.3厘米	约36.5厘米
坐高	约37.5厘米	约37.1厘米

●**头部：**头比较大，头发多少不一定。

●**眼睛：**一般情况下，新生儿的两个眼球呈黑褐色，眼睑会有些浮肿。不过眼睑浮肿是暂时的，几天后即可消退。

●**四肢：**刚刚出生的宝宝四肢较短，呈现外展和屈曲的姿势，四肢皮肤略呈青紫色。另外，新生儿的指甲也比较长。

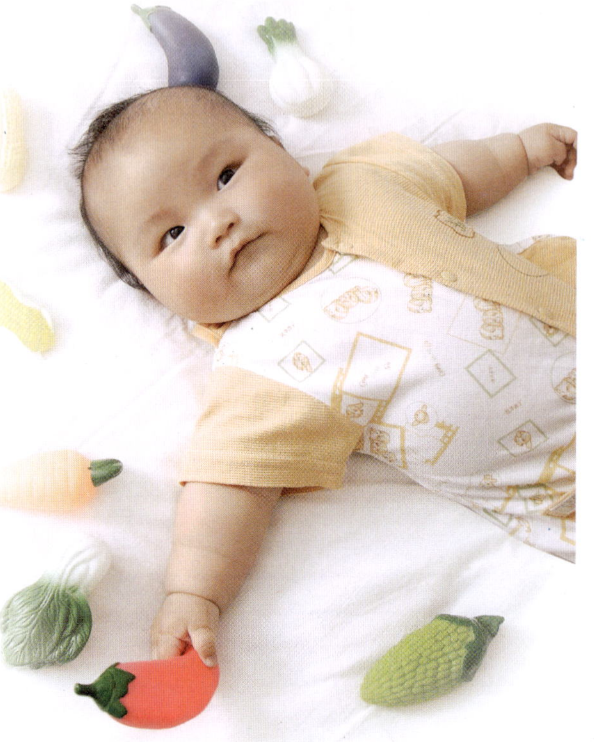

↑ 1个月的张景溪

●**乳房：**不论男宝宝还是女宝宝，刚出生时两侧乳房都略显肿胀，甚至能渗出少量乳汁。

●**生殖器：**新生男宝宝和新生女宝宝刚出生时，生殖器都显得比较大。

●**皮肤：**新生儿的皮肤一般都比较细嫩而富有弹性，看上去呈粉红色，外面还包裹着一层奶油样的胎脂。

●**脐带：**脐带在离肚脐1～2厘米处被结扎，如拿掉纱布，会看见脐带变黑，且有难闻的气味。

宝宝的智能发育

>>感官发育

- **视觉：** 宝宝一出生就有视觉能力。
- **听觉：** 新生儿的听觉是很敏感的。
- **触觉：** 宝宝从生命的一开始就已有触觉。
- **味觉：** 宝宝一出生就能精细地辨别食品的滋味。
- **嗅觉：** 嗅觉也是从一出生就有的，所以新生儿也能区别不同的气味。

>>心理发育

一般情况下，健康的新生儿多是因为饥饿、口渴或大小便弄脏了尿布才会哭，经过爸爸、妈妈的精心照料后都能安静下来。在生活中，还不会说话的宝宝会用不同的哭声表达不同的需求。

>>动作发育

宝宝一出生就已具备了一定的运动能力。当家长温柔地和宝宝说话时，他会随着声音有节律地运动，还会出现伸足、举臂的动作，同时面部也会有丰富的表情，如凝视和微笑等。

妈妈经验谈

>>母乳的重要性

母乳是宝宝最理想的天然食品，母乳含有宝宝生长发育必需的各种营养成分，对婴幼儿生长、发育、健康和营养都极为重要。

母乳的营养成分

母乳的营养成分在产后不同时期有所不同，初乳指产后7天内的乳汁，产后7~14天为过渡乳，15天以后为成熟乳。与成熟乳相比，初乳中的蛋白质含量高，而脂肪与乳糖含量较低，更利于新生儿消化吸收。另外，母乳中乳糖成分有利于钙的吸收；乳铁蛋白含量虽然不高但其吸收率为50%，故母乳喂养儿患贫血者少；母乳中的核苷酸对合成代谢与生长有利；母乳中的脂肪酶有利于脂肪吸收；母乳中所含的胆固醇可促进神经组织形成。总的来看，母乳中营养成分最适宜宝宝消化吸收，并能促进宝宝生长发育。

母乳中的抗感染物质

乳汁中至少有50种成分具有免疫特性。这些免疫物质在肠道中不会被降解，因而具有抗病毒及抗细菌的高度活性。母乳中还含有一类非特异性免疫物质——溶菌酶，对防止细菌感染有重要作用。母乳中的乳铁蛋白可与婴儿肠道中的微生物争夺铁元素，使其因得不到必要的铁而停止生长和增殖，为机体抗感染机制清除微生物创造了条件。其他抗感染物质还包括补体、纤维结合素、白细胞介素等。

母乳中的生长因子和激素

母乳中有许多具有调节新生儿成长功能的生长因子和激素。如表皮生长因子、生长激素释放因子、前列腺素等。这一类支持机体生长的重要成分，可促进机体内部各系统，如神经系统、内分泌系统、消化系统等的生长发育以及纤维细胞增殖成熟。

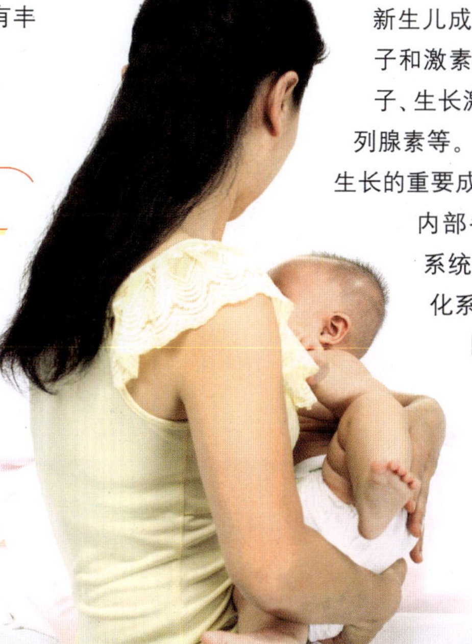

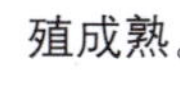

使母乳出得好的要点

①不要焦躁、烦恼，要保持心情开朗。
②睡眠要充足。困倦时，和宝宝一起睡午觉。
③喂奶时，气氛要轻松愉快。
④即使乳汁出得不好，也不要灰心，让宝宝吸吸看，吃剩的要挤掉，让乳房排空。
⑤要平衡摄取饮食。

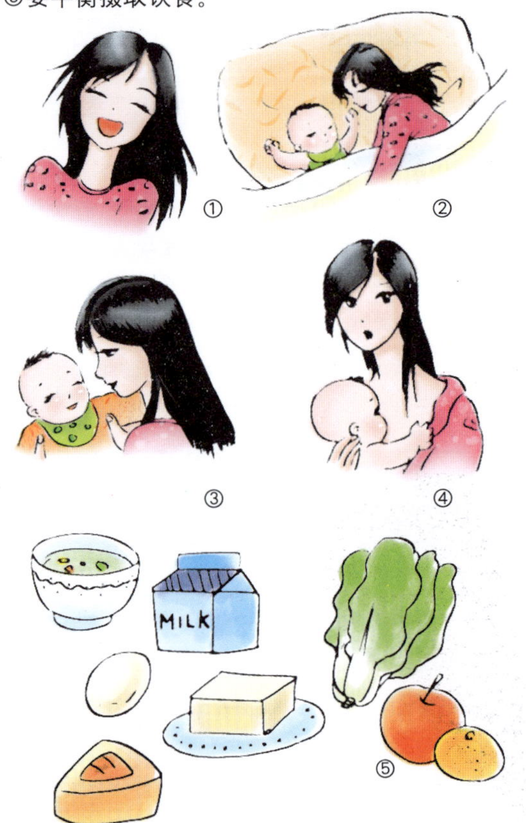

>>冷冻母乳

怎么冷冻母乳

宝宝的肠胃是十分娇弱敏感的，所以妈妈在挤出母乳的时候动作要敏捷、迅速，以防不卫生。

1.先将挤奶器煮沸消毒。挤奶器、奶瓶用完之后要洗净，煮沸消毒，控干水后晾干使用。这一步很多家长都不以为然，认为挤奶器、奶瓶每天都只有自己和宝宝在使用，还有必要消毒吗？答案是有必要。因为就像前文说的一样，宝宝的肠胃十分娇弱敏感，因此一定要杜绝任何细菌、病毒感染可爱的宝宝。

2.将挤出的母乳倒入冷冻容器。双手用洗手液洗净，用挤奶器将挤出的奶倒入冷冻用的塑料袋里。边放出空气边按说明书密封。若挤奶器和容器连为一体的话，则可直接使用，非常方便。

3.填写日期、数量，放入冷柜。冷冻母乳的保存期限为1周。记得一定要填写挤奶的日期、时间及数量。如果母乳是带到医院的，不要忘了写上宝宝的姓名，以防拿错。另外，因为解冻的时候容器表面会被打湿，所以应该用油性笔填写。

冷冻母乳如何解冻

1.母乳连容器一起用温水或流水解冻。用小盆等容器盛温水或凉水，将冷冻的母乳连容器浸入水里解冻。如果急用的话，可以用流水解冻。

2.将母乳倒入奶瓶。解冻后擦干容器上的水，打开容器，将母乳倒入消过毒的奶瓶中，注意不要将母乳散落，以免浪费。

3.母乳连同奶瓶放进热水里面温热。在小盆里盛上40℃左右的热水，将装有解冻母乳的奶瓶立在水里，温热至人体温度，即37℃。

在这里要注意，冷冻母乳不可用微波炉解冻，因为高温会破坏母乳中的免疫成分。另外，应该在解冻后的3小时内尽快饮用，因为解冻之后的母乳不能再次冷冻。

○ 专家面面谈

>>初乳的重要性

“初乳”一般指产后7天内乳房开始分泌的乳汁，其量较少，色淡黄，对新生儿来说极为宝贵。

初乳是一种非常特别的“乳”，其特殊性首先体现在化学组成上。较之普通乳汁，初乳中蛋白质可达12克／升，是成熟乳的2倍多；脂肪较低，达35克／升；

乳糖含量稳定，约为75克/升。

同时初乳中的微量元素铁、铜、锌含量也很高，含铁量为2.1毫克/升；含铜量为1.34毫克/升，是成熟乳的2倍多；含锌量为5.59毫克/升，是成熟乳的4.7倍。

因为新生儿期体内锌贮备不多，所以从初乳中获得足够的锌是非常宝贵的。

这样宝贵的初乳一定要保证给宝宝哺喂，千万不要挤了弃掉。不要认为开始的乳汁黄、稠，不能喂养宝宝。

初乳的优点

简单来说，初乳有6大好处。

1.初乳营养丰富，含蛋白质成分高，宝宝一出生就哺喂初乳可获得较高的营养。

2.初乳中含有丰富的抗体，即分泌型的免疫球蛋白A（IgA）以及白细胞，宝宝食后可以提高肠道的抵抗力，减少感染性疾病的患病率。

3.初乳中有生长因子，可以促进肠道的发育。

4.初乳中含较多的微量元素锌，可促进宝宝的脑发育。

5.初乳还有轻泻作用，可以帮助新生儿排泄胎粪。

6.早产妈妈的初乳更利于早产儿的消化吸收，还能提高早产儿的免疫能力，对抗感染有很大作用。

>>母乳喂养常识

也许很多人都觉得母乳喂养是十分简单的事情，但是如果有一些细节注意不到，不但无法让宝宝吃到充足的母乳，还有可能对妈妈的乳头造成损伤。正确的母乳喂养方法是养育健康宝宝的基本。

母乳喂养基本姿势

1.在宝宝的胸前垫一块纯棉棉布。由于乳汁下滴、宝宝流口水等原因，宝宝的嘴和胸前比较容易弄脏，所以在喂奶前先垫上一块纯棉棉布是完全必要的。还有因为宝宝的肌肤比较柔软和娇嫩，所以建议妈妈们最好都穿纯棉的衣服，以防宝宝的脸颊或是其他部分的皮肤因为对衣物过敏而发炎。

2.喂奶可以有不同姿势，坐姿或卧姿均可。建议侧卧喂奶，但是妈妈们必须保持清醒，不要喂着喂着就睡着了。如果想抱着宝宝喂奶，身后不要悬空，找一个靠垫支撑腰部，避免产后腰痛，抱宝宝的手臂也不能悬空，最好能有支撑物。下面是哺喂母乳时错误的动作与正确的动作，新妈妈不妨借鉴一下。

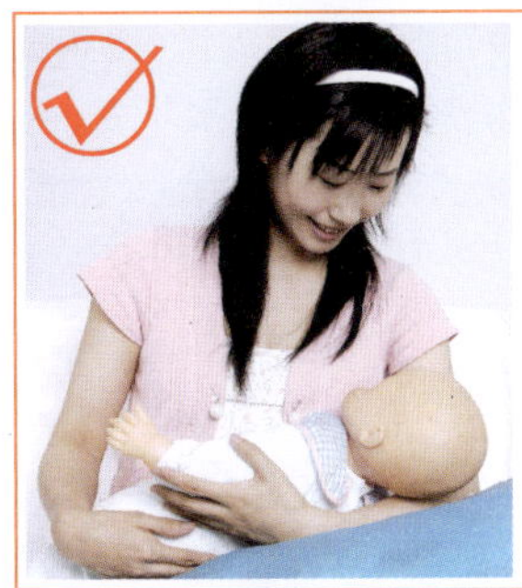

←哺乳时，用垫子或枕头垫高承托宝宝头部的手臂，以宝宝刚好吮到奶为宜。妈妈要保持舒适自然的姿势，肩膀放松，脚平放，背加垫承托。

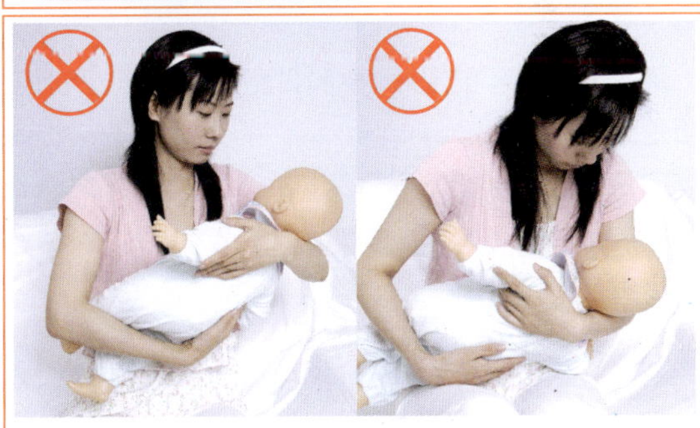

↑哺乳时，妈妈如把宝宝托得太高，肩膀与手肘就没有承托，容易劳累而致疼痛。

↑哺乳时，妈妈弯腰太低，迁就宝宝吸吮，容易使腰背劳损。

正确的含接姿势

正确的含接姿势，是母乳喂养成功的保证。

妈妈可以用乳头触及宝宝口周皮肤，引起宝宝的觅食反射；当宝宝张口的一瞬间，妈妈的手呈C字型，将乳房托起并快速地将乳头以及大部分乳晕放在宝宝的口中；宝宝口呈噘起状，双腮鼓起，有节奏地吸吮，可以听到宝宝“咕咕”的咽奶声，妈妈也会有下奶的感觉。这便是成功的喂养姿势。

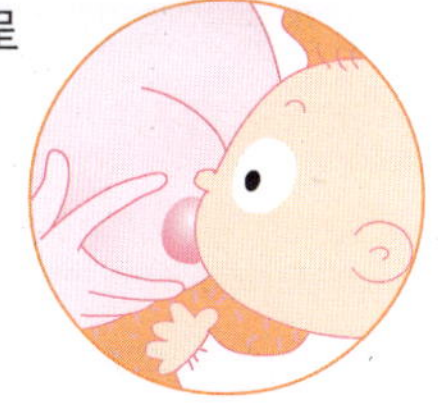

>>母乳不足时不要马上添加配方奶

开始哺乳时，有些妈妈的奶水分泌量较少。要找到奶水少的原因，并多吃营养丰富的流质饮食或催奶食物或验方，坚持让宝宝吸吮乳房，奶水很快就会增多。

如果马上给宝宝补充配方奶，而橡皮奶嘴长，奶嘴开口大，会使宝宝不用费劲就吸得很痛快。当再吸吮妈妈的乳头时，他会觉得费劲，容易烦躁不安，拒绝吸吮或过于用力吸吮妈妈的乳头，导致乳头破损。

如果妈妈奶水少，必须要用配方奶粉时，要注意以下几个方面。

- 妈妈要按说明来配制配方奶粉，这样才能保证适宜的浓度。如果奶粉浓度长久过低，会使宝宝营养不良；如果浓度长久过高，会引起宝宝消化不良、身体失水。
- 用配方奶喂养宝宝时，要和母乳喂养一样，及时合理地添加辅助食品。
- 即使用配方奶粉喂养宝宝，也最好是由妈妈亲自喂，以增加母子之间的接触和情感交流，这样，更利于宝宝的心理健康发育和发展。
- 妈妈在乳汁少时不要轻易放弃母乳喂养，不要急着用配方奶粉来代替。其实，随着宝宝吸吮乳房次数的增多，乳汁还会逐渐增多。

>>奶嘴的选择

每种奶嘴的开口都不一定会是一样的，有的是圆孔，有的是十字孔，还有的产品是根据妈妈乳汁流量的原理设计的Y字孔的奶嘴。圆孔的奶嘴适合刚刚出生的宝宝，奶嘴能够自动流出，而且流量较少；十字孔奶嘴适合3个月以上的宝宝，能够根据宝宝的吸吮能力调节奶流量，流量较大；Y字孔奶嘴也适合3个月以上的宝宝，奶流量比较稳定，但不像十字孔奶嘴那么容易断裂。

但是要注意，长期使用品质差的安抚奶嘴以及不当的吸食姿势会造成乳牙移位及“奶瓶嘴”。“奶瓶嘴”是指因为长期不良吸吮习惯，导致上唇与下唇的张力松弛，形成上翘的嘴唇。还可能会引起宝宝下颌骨突出，造成嘴型的改变，形成咬合不正等问题。

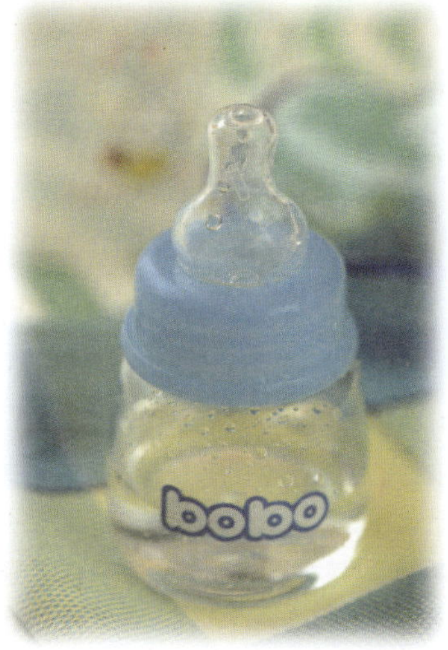

温馨TIPS

判断宝宝是否吃饱5个小秘诀

1.看宝宝吃奶后的反应。宝宝吃奶时妈妈能听到吞咽的声音。如果在吃奶后能安静地睡觉，直到下次吃奶前才有一些哭闹，这就表示已经吃饱了。

2.宝宝一直不松开乳头或狂吸一阵又把乳头吐出哭闹。这样很有可能是没有吃饱，可能是妈妈奶水不足，赶快采取各种增乳的方法，或做其他方面的调整，比如加代用乳品。

3.观察宝宝每天排尿便的情况。正常情况下，宝宝应该每天能尿湿6块以上尿布。如果宝宝大便稀薄、发绿，而且排便次数多，但每次量却有些少，表明宝宝可能没有吃饱。

4.观察宝宝精神状态。宝宝如果吃饱，在醒着的时候，脸上的表情愉快，且反应灵敏、眼睛明亮，每天也不缠着妈妈。

5.宝宝的体重不增或增长得较慢。一般到满月时，宝宝的体重比刚出生时应增加500～800克左右。

>>喂宝宝喝水

纯母乳喂养的宝宝在4个月之前不需要再额外喂水。如果宝宝吃配方奶，那么应该在两顿奶之间喂一次白开水。在夏季，宝宝需要补充的水分更多，要注意多给宝宝喝水。对于宝宝来说，白开水是最好的饮料，不过尽量不要给宝宝喝太甜的水。

特别推荐

哺乳妈妈用药要慎重

妈妈在哺乳期间应该慎重用药，因为有些药汁可通过乳汁给宝宝带来不良的影响。妈妈如果患有肝炎，则不应该哺乳。

妈妈患乳腺炎时的母乳喂养

妈妈之所以会发生乳腺炎，主要原因是乳腺导管不通畅，乳汁淤积，从而引起细菌侵袭导致感染。

虽然患了乳腺炎，但是当有乳房肿胀、乳核形成时，仍然可以让宝宝继续吃奶，因为宝宝有力吸吮可以起到疏通乳腺导管的作用。每次喂奶的时候，妈妈应该让宝宝先吸吮患有乳腺炎的一侧乳房，而另外健康的一边，则应该后吸吮。要注意的是如果妈妈的炎症很厉害，甚至发生脓肿的时候，应该暂停哺乳。这时的乳汁在用吸奶器吸出之后，经过消毒，宝宝还是可以食用的。

而妈妈在选用抗生素的时候，一定要选用那些不经过乳汁排泄，对宝宝无害的药物。

实际上只要妈妈认真坚持母乳喂养，发生乳腺炎的概率将会大大降低。一旦发生乳腺炎，妈妈也不必轻易回奶，而应该请医生诊治，继续哺乳。

妈妈感冒时的母乳喂养

妈妈患上感冒的时候还能喂奶吗？这是一个令妈妈十分困扰的问题。

很多人都说妈妈患上感冒之后不能再喂宝宝，以防把感冒病菌传染给宝宝。但是实际上，感冒这样的呼吸道感染是很常见的疾病。空气中本来就有许多致病的细菌和病毒，当抵抗力下降的时候就会生病。

其实，在妈妈患感冒的时候早就通过接触将病原体带给了宝宝，即使停止哺乳，宝宝也有可能会生病。相反，如果妈妈继续哺乳，反而会使宝宝从母乳中获得相应的抗病体，增强宝宝的抵抗能力。

当然，这时候妈妈的用药都应该咨询医生，确保药物不经过乳汁的排泄，对宝宝无害；在妈妈感冒十分严重的时候，还是应该暂时停止哺乳。

母乳喂养的优点

我们一直都在提倡母乳喂养，那么母乳喂养究竟有什么优点呢？

1.和配方奶相比，母乳营养丰富。

2.母乳蛋白质的凝块小，脂肪球也小，且含有多种消化酶，有助于营养物质的消化吸收。

3.母乳中含有免疫物质。

4.母乳更容易被宝宝接受，是宝宝的天然食品。

5.母乳喂养既方便又经济。

6.母乳哺喂还能增进母子感情。

7.宝宝的吸吮过程能促进妈妈催产素的分泌，促进妈妈子宫的收缩，能使产后子宫早日恢复，从而减少产后并发症。

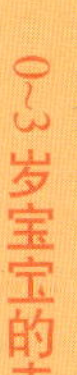

1~2个月宝宝

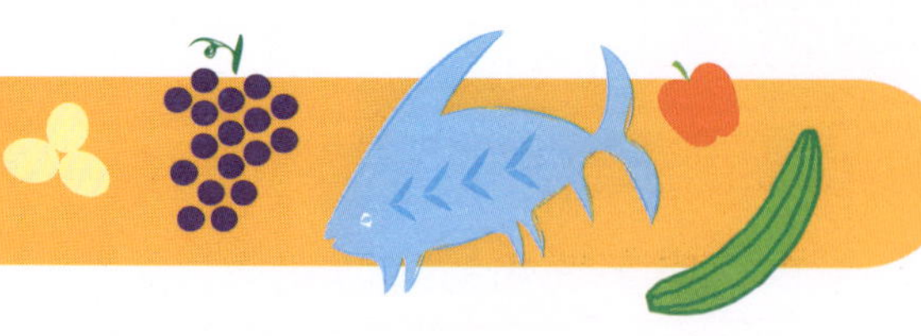

新生儿期结束以后，宝宝就满月了。

宝宝的体格发育特点

满月以后的这个月是宝宝在婴儿时期发育最快的一个月。

>>宝宝的身体发育

	男宝宝	女宝宝
体重	约6.1千克	约5.7千克
身长	约60.4厘米	约59.2厘米
头围	约39.6厘米	约38.6厘米
胸围	约39.8厘米	约38.7厘米
坐高	约37.9厘米	约37.4厘米

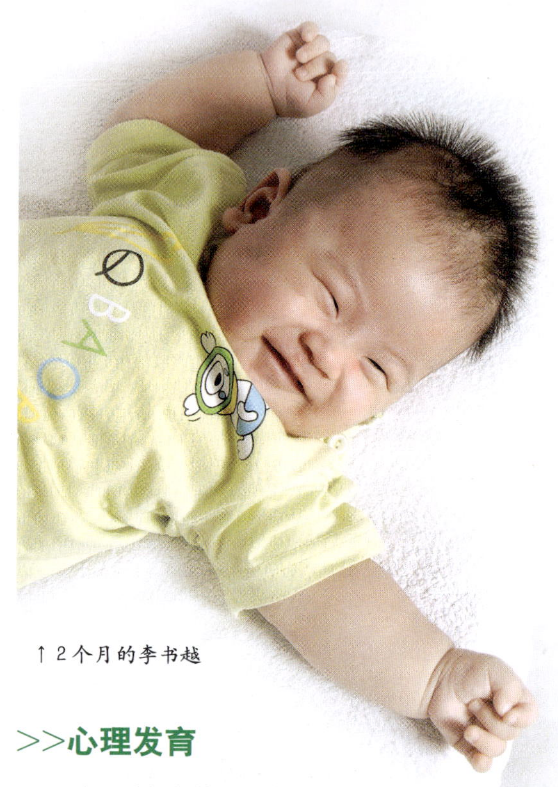

↑2个月的李书越

宝宝的智能发育

1~2个月的宝宝，一逗会笑，面部长得扁平，阔鼻，双颊丰满，肩和臀部显得较狭小，脖子短，胸部、肚子呈现圆鼓形状，小胳臂、小腿也总是喜欢呈屈曲状态，两只小手握着拳。

>>感官发育

经过1个月的哺育，宝宝对妈妈说话的声音很熟悉了，听到陌生的声音他会吃惊，如果声音很大，他会感到害怕而哭起来。这个时期的宝宝，皮肤感觉能力比成人敏感得多，因此在平常照料宝宝的时候一定要注意。

1个多月的宝宝，一天的大部分时间是在睡眠中度过的。每天能睡18~20小时。其中约有3小时睡得很香甜，处在深睡不醒状态。

>>心理发育

对于刚出生的宝宝来说，母爱是无与伦比的营养素。宝宝最喜欢的是妈妈温柔的声音和笑脸，尤其是把他抱在怀中，抚摸着他并轻声呼唤着逗引他，他就会很理解似的对你微笑。这一动作标志着宝宝的视、听、触觉与运动系统建立了神经网络联系的综合过程，也是条件反射建立的标志。

>>动作发育

在8周时，宝宝处在俯卧位置的时候下巴离开床的角度可达45度，但是不能持久。而且宝宝俯卧的时候，家长要注重看护，防止宝宝因呼吸不畅而引起窒息。

○ 妈妈经验谈

>>半夜给宝宝喂奶的方法

到了夜间，特别是后半夜，当宝宝要吃奶时，忙碌了一天的妈妈睡得正香，朦朦胧胧中给宝宝喂奶，很容易发生危险，尤其是躺着给宝宝喂奶，更容易发生意外。

夜间喂奶和白天喂奶有什么不同

1.夜里光线暗，看不清楚东西，不容易观察宝宝是否溢奶。
2.妈妈这个时候非常困倦，容易忽视乳房是否堵住宝宝的鼻孔，使宝宝发生呼吸道堵塞。
3.如果妈妈躺着给宝宝喂奶，有可能发生乳头堵住宝宝的鼻孔而造成窒息，也有可能宝宝因为溢奶而发生窒息。
4.妈妈怕半夜影响其他人的睡眠，宝宝一哭就立即用乳头哄，结果半夜宝宝吃奶的次数越来越多，养成不好的夜间吃奶习惯。

从以上几点看，即便是夜间，妈妈也应该像白天一样坐起来喂奶，喂奶时光线不要太暗，要以能够清晰地看到宝宝的皮肤颜色为准。喂奶后仍要竖立抱并轻轻拍背，待打嗝后再放下。观察一会儿，宝宝安稳入睡就可关掉亮灯，但一定要保留暗一些的光线，以便宝宝出现溢奶时及时发现。

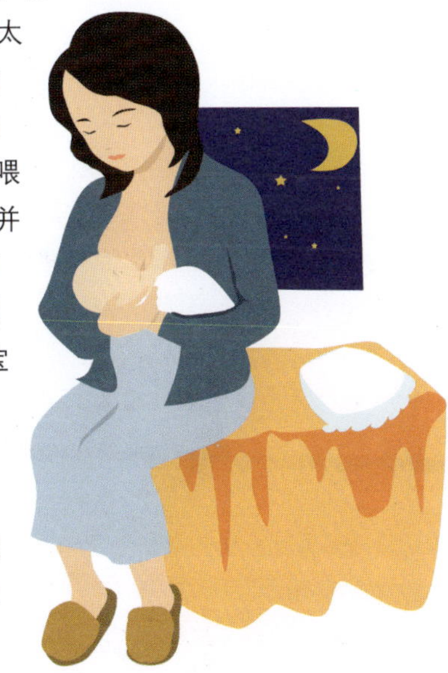

○ 专家面面谈

>>用奶瓶喂母乳不可取

有的妈妈喜欢把自己的奶水挤在奶瓶里喂宝宝，认为这样既省力又可确切知道宝宝每顿吃了多少奶。其实，不让宝宝直接吸吮乳房里的奶水对妈妈和宝宝都不利。首先，直接喂奶比挤出的奶量要多出很多，宝宝吸吮的力度也要比任何吸奶器都大，可把乳房中的奶水吸得更空。其次，妈妈直接给宝宝喂奶，可在吸吮时使母体受到神经刺激，即刻促进奶水分泌，奶量还可以随着宝宝的胃口增加，并在喂奶时心情愉悦、轻松。可是用奶瓶喂就没有这种亲密的接触了，用奶瓶喂奶还容易发生污染。

因此，在给宝宝喂奶时，最好把宝宝抱在妈妈的怀中直接喂奶，除非妈妈的乳头扁平使宝宝用嘴含接有困难，或乳头皮肤有破裂直接吸吮会引起疼痛，这时才考虑暂用奶瓶。当宝宝直接哺喂有困难时，要耐心地掌握哺乳技巧，使母婴双方互相适应，这样才能喂得顺利。

>>人工喂养常识

母乳不足或无法用母乳哺喂时，可尝试给宝宝吃一些配方奶，但是宝宝最好的营养还是母乳。因此，应该首先尝试母乳喂养，母乳不够再用配方奶补充。什么奶都肯吃的宝宝也应该让他先吃母乳，后吃配方奶。即使是吃配方奶的宝宝，开始时也应该尝试与配方奶交替喂母乳。母乳是否够吃，可以根据宝宝吃奶的样子来作出判断。

和母乳不同，也许家长刚开始的时候把握不好配方奶的温度和量，但是适应之后，很快就能准备好了。

>>关于配方奶

如果妈妈无法进行母乳喂养，也可以给宝宝吃一些婴儿配方奶。目前，市场上销售的配方奶的品牌较多，很多家长不知道该如何选择。其实无论哪种品牌的配方奶，如果宝宝食用后体重增加的速度和大便都很正常，便是适合宝宝的食物。但不宜频繁更换品牌，以免宝宝对某种牛奶产生过敏反应。

如何调配方奶

1.调制之前，妈妈一定要先洗手，然后拿出消过毒的奶瓶、奶粉和热水。

2.将准备好的奶瓶容量2/3的50～60℃的热开水倒入奶瓶。

3.按照奶粉外包装上的使用说明加入适量的奶粉。

4.慢慢转着晃动奶瓶，让奶粉化开，不要出现疙瘩。

配方奶的喂法

喂配方奶的时候要和喂母乳的时候一样，要以悠闲的心情看着宝宝吃奶。

1.试配方奶的温度。先往手背上滴几滴奶，试一试温度。如果感到稍微温热，那么奶瓶里面奶的温度合适。

2.让宝宝喝奶。妈妈抱住宝宝，身体保持放松，把奶嘴塞到宝宝的嘴里。随着奶瓶里面奶逐渐减少，慢慢地倾斜奶瓶，让奶灌满奶嘴，这样才不会让宝宝吞下空气。

3.让宝宝打嗝。宝宝吃饱之后，竖抱宝宝。让宝宝保持立起的姿势，把背伸直，妈妈给宝宝拍嗝。

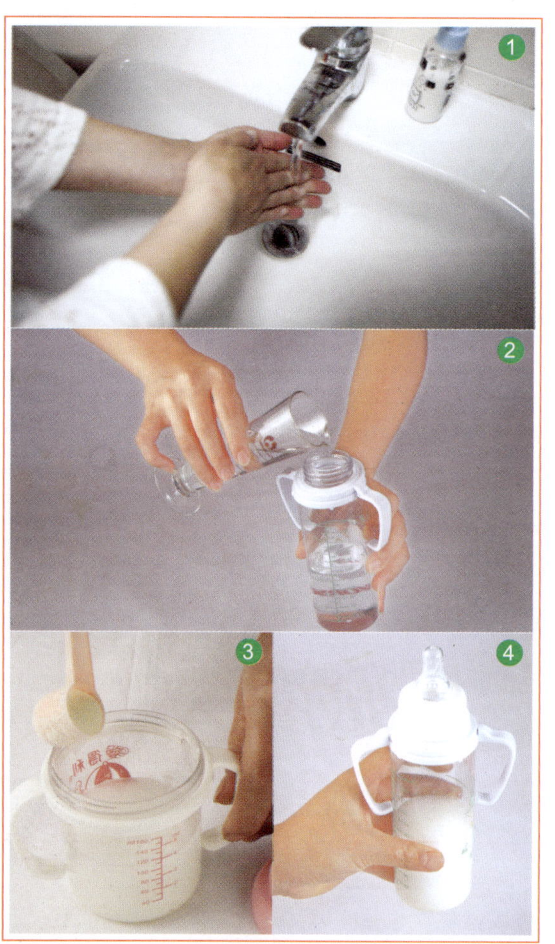

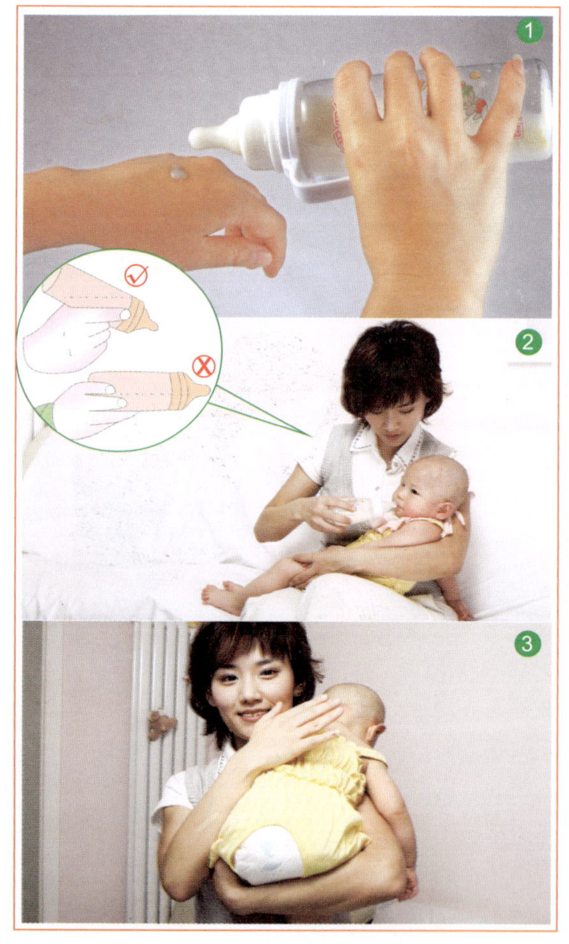

特别推荐

选择配方奶粉的方法

面对琳琅满目的货架，怎样挑选好的配方奶粉呢?

现在有些不法商人为了牟取暴利，造假已不稀奇，所以选择奶粉的时候，一定要慎重、慎重、再慎重！挑选时可参照以下方法：

试手感：用手捏住奶粉包装袋来回摩擦，真奶粉质地细腻，会发出“吱吱”声；假奶粉由于掺有绵白糖、葡萄糖等成分，颗粒比较粗，会发出“沙沙”的流动声。

辨颜色：真奶粉呈天然乳黄色；假奶粉颜色较白，细看有结晶和光泽，或成漂白色，或有其他不自然的颜色。

闻气味：打开包装后，真奶粉有牛奶特有的乳香味；假奶粉没有或者有很微小的乳香味。

尝味道：把少许奶粉放在嘴里品尝，真奶粉细腻发黏，溶解较快；假奶粉放入嘴中很快溶解，不粘牙，甜味很浓。

溶解速度：把奶粉放入杯中用冷开水冲，真奶粉须经搅拌才能溶解成乳白色液体；假奶粉不用搅拌就能自动溶解或是发生沉淀。用热开水冲时，真奶粉会形成悬浮物上浮，开始搅拌的时候会粘住搅拌匙；假奶粉溶解迅速。市面上的“速溶”奶粉都是掺有辅助剂的，真正速溶的奶粉是没有的。

选用大品牌正规厂家出品：大品牌正规厂家出品的质量好，而且经过了国家的认定，值得信赖。

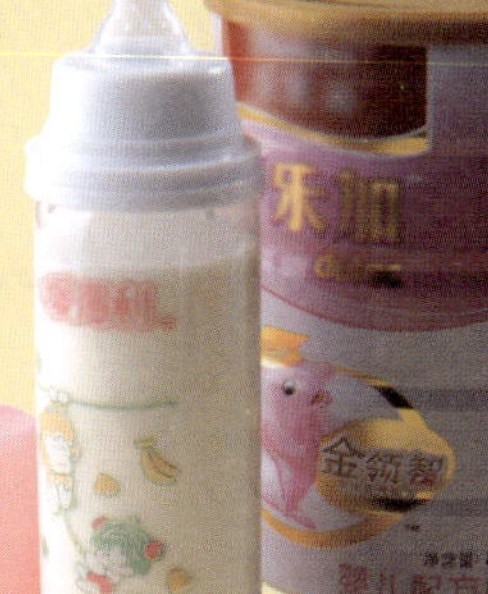

温馨TIPS

奶具的清洁方法

因为牛奶中细菌容易繁殖，所以奶瓶的消毒是刻不容缓的。奶瓶一定要认真清洗、认真消毒，保管时还要注意清洁卫生。

1.奶瓶喂完奶后立即放入热水中

奶瓶如果用后不及时清洗的话，细菌就容易繁殖。正确的清洗方法是将奶瓶拆开，浸在热水中。

2.用奶瓶专用的洗洁精清洗奶瓶

加专用的洗洁精用刷子仔细认真清洗，然后用清水冲洗干净。

3.清洗奶嘴

奶嘴也要用洗洁精或食盐搓洗。最好使用专用的奶嘴刷子。内侧也要认真清洗，然后冲洗干净。

4.煮沸消毒

将洗净的奶瓶、奶嘴、奶瓶盖放进开水锅里煮几分钟，以便消毒。

5.晾干

用煮过的钳子逐个取出晾干，盖上消毒纱布，防止落上灰尘。

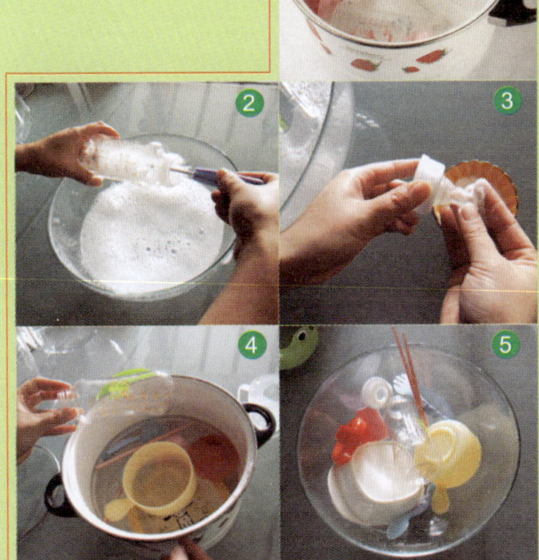

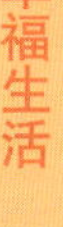

2~3个月宝宝

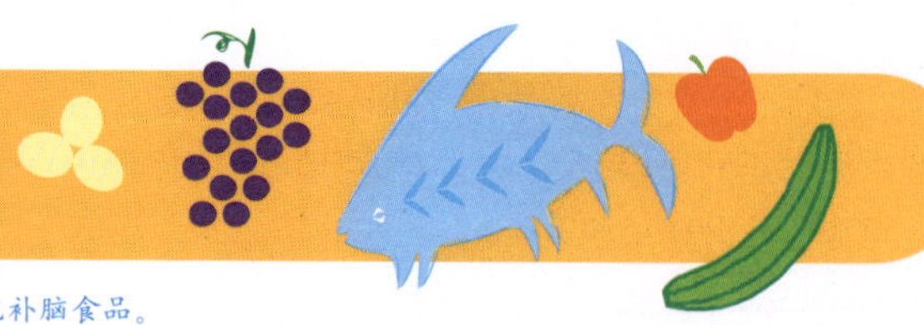

这个月是宝宝脑发育的黄金时期，要加强营养，哺乳妈妈多吃补脑食品。

宝宝的体格发育特点

2~3个月的宝宝从外貌上看比以前长大了许多。

>>宝宝的身体发育

	男宝宝	女宝宝
体重	约6.9千克	约6.4千克
身长	约63.0厘米	约61.6厘米
头围	约41.0厘米	约40.1厘米
胸围	约41.4厘米	约39.6厘米
坐高	约40.0厘米	约39.1厘米

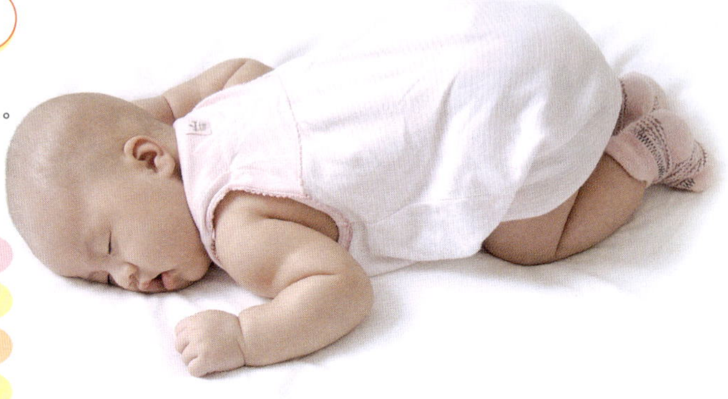

↑ 3个月的黄琬婷

宝宝的智能发育

>>感官发育

宝宝在有人逗他时，会发笑，并能发出“啊”、“呀”的声音。当听到有人与他讲话或有声响时，宝宝会认真地听，并能发出“咕咕”的应和声，会用眼睛追随走来走去的人。

2~3个月的宝宝睡眠较1~2个月的宝宝要短些，一般在18小时左右，白天宝宝一般睡3~4次，每次睡1.5~2小时左右，夜晚睡10~12小时，白天睡醒一觉后可以持续活动1.5~2小时。

>>心理发育

2~3个月的宝宝喜欢听柔和的声音；会看自己的小手；能用眼睛追踪移动的物体；会有声有色地笑，表现出天真快乐的一面；对外界的好奇心与反应不断增长；开始用咿呀的发音与你对话。这个时期的宝宝最需要人来陪伴，当他睡醒后，最喜欢有人在他身边照料他、逗引他、爱抚他、与他交谈玩耍，这时他才会感到安全、舒适和愉快。

>>动作发育

宝宝仰卧时，大人稍拉着他的手，他的头部便可以自己稍用力，不完全后仰了。他的双手从握拳姿势逐渐松开，如果给他小玩具，他会无意识地抓握片刻。要给他喂奶时，他会立即做出吸吮动作，会用小脚踢东西，非常可爱。

妈妈经验谈

>>如何应对宝宝不吃奶

宝宝不吃奶的几种情况

很多妈妈都担心自己的宝宝吃不饱，所以只要不离乳，妈妈对于宝宝吃奶的担心就不会结束。宝宝不喜欢喝配方奶的原因有很多，有的可能是心理因素，有的可能是暂时性厌奶，或是贪玩、不专心等。如果宝宝不吃奶的情况属于以下几种，妈妈就不用担心。

- 到了喂奶时间宝宝不愿意吃。这种情况下不要勉强宝宝，宝宝肚子饿了自然就会吃。
- 吸吮指头，但是换成奶之后宝宝却不愿意吃。宝宝吸吮进入嘴里的东西大多数情况下属于条件反射，并不是真正的饥饿。
- 喂奶时间到了，但是宝宝还在睡觉。即使到了喂奶时间，也没有必要为了让宝宝吃奶而把宝宝叫醒。
- 母乳愿意吃，但是换成奶瓶就不愿意吃。这主要是因为奶嘴的选择并不适合宝宝。所以可以根据宝宝的需要来选择适合的奶嘴。
- 不吃奶粉。宝宝不吃奶粉可能是不喜欢这个牌子的奶粉，可以试着换别的牌子的奶粉看看。

不吃奶的宝宝怎么办

通常只要宝宝的精神状态好，排泄也正常，就算是不吃奶也不是特别严重的问题，妈妈们可以看看是不是符合上面的这些情况。

但是如果宝宝突然不喜欢吃奶了，或者一整天几乎都不吃奶，而且情绪也不稳定，排泄也不正常，那么就有可能是生病了，一定要尽快带宝宝到医院去看医生。

要注意的是，有的宝宝因为体质的问题天生不能喝配方奶，一喝配方奶就胃疼或者上吐下泻，这种状况被称为乳糖不耐受症。如果遇到这种状况，妈妈也不要强迫喂宝宝配方奶，可以试着将配方奶粉和母乳按比例混合起来喂养宝宝，或者去医院咨询医生，让医生给出专业的建议。

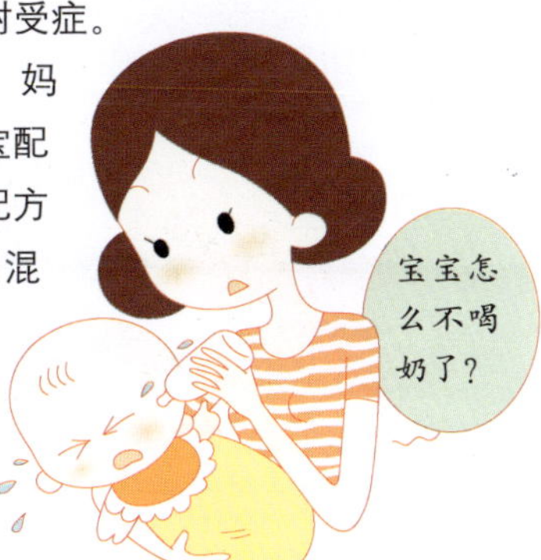

温馨TIPS

冬天的半夜如何给宝宝喂奶

中国大多数地区在冬天的时候都十分寒冷。虽然现在暖气和空调都已经十分普及了，但是仍然要注意不要让宝宝着凉。

为了避免半夜起床的时候冻到宝宝和妈妈，可以在床头放上比较方便穿的开襟衣服，这样可以让妈妈很快把衣服穿上，而且也方便喂奶。可以将宝宝用厚些的小毯子裹住。

专家面面谈

>>喂养特点

对2～3个月的宝宝仍应继续坚持母乳喂养。每隔4小时喂奶1次，每天共喂6次。对于没有母乳喂养条件而选用配方奶喂养的宝宝，喂奶量每次约为100毫升左右，即使吃得再多的宝宝，全天总奶量也不能超过1000毫升。

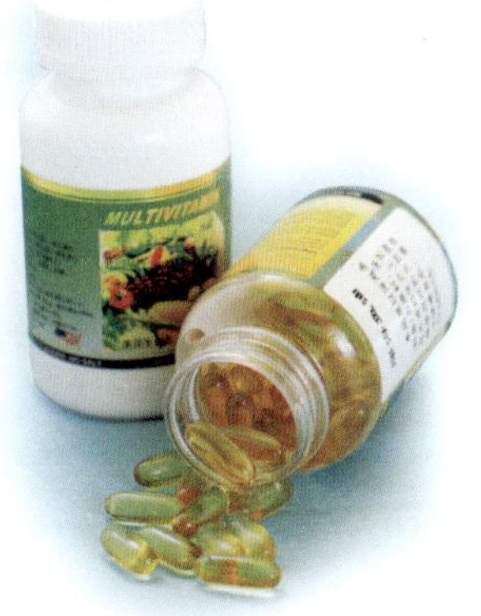

2～3个月宝宝的辅食仍是果汁、菜水，每次1～2匙，每天1～2次。

浓鱼肝油每天3次，每次2滴；钙剂按量服用。

>>按需哺乳

不少父母几乎都有这样的体会，让宝宝吃好三顿饭可不是一件容易的事情。因为宝宝大多有某种程度的厌食现象，常常弄得家长不知如何是好，在这种情况下也不能强迫宝宝来吃奶，所以比起以前定时定量的哺乳，现在我们提倡按需哺乳。

什么是按需哺乳

按需哺乳，顾名思义，是指哺乳时不要限定间隔时间，宝宝饿了或妈妈感到奶胀了，就可以喂奶。

初生宝宝的胃容量小，胃排空时间短，因此喂奶的间隔就短。按需哺乳，可以使宝宝获得充足的乳汁，并且有效地刺激泌乳。当宝宝睡眠时间过长而妈妈乳房胀时，可用冷的湿毛巾擦宝宝额头，以唤醒宝宝并喂奶。新生儿期，夜间不应停止哺乳，只要妈妈与宝宝同吃同睡，就不会感到累。

为什么提倡按需哺乳

因为每个宝宝的实际状况不一样，所以食量也不同。如果呆板地按照传统书上所写的进食量来喂养宝宝的话，可能有的宝宝已经撑得饱饱了，而有的宝宝还没有吃饱。而且宝宝的生活作息时间也不一样，完全没有必要为了保证在固定的时间让宝宝吃奶而打扰宝宝自己的作息时间。

另外，吃“耍耍饭”的现象在宝宝中间十分常见。往往是刚吃上几口，食欲得到初步满足便开起“小差”来，一边吃，一边玩，一顿饭时间拉得老长。实际上，这种吃“耍耍饭”的现象在出生后不久即已出现，无论是吃母乳还是配方奶，宝宝认真吸一阵子后(10～15分钟)，便吸一口停一阵，眼睛紧紧盯着妈妈的脸。

美国儿童心理学家的解释是：这是宝宝盼望人际交往的表现，他期待着母亲的抚慰，如抚摸、微笑、拥抱、摇晃、对话等。因此，不妨将吃“耍耍饭”看成是宝宝寻亲的一种特殊方式，以便全面地满足其体格与心理发育的需要。如果宝宝饿了，自然就会吃奶了。

>>喂养不足或喂养过度的表现

判定宝宝是否喂养不足最可靠的方法是测量体重。一般4个月以内的婴儿。每周体重增长低于200～250克，就要考虑可能是喂养不足。用配方奶粉喂养的宝宝可以换成含有不同成分的配方奶或强化了某种营养成分的配方奶，也可增加配方奶的总量。

如果宝宝在妈妈喂奶之后哭闹，且有大量奶液回流，那么可能是喂养过度。妈妈应关注宝宝的体重，如果体重增长过速，那么基本上可以肯定是喂养过度所致。此时，应减少喂奶量，并控制固体食物添加的次数与数量。

>>不要过早给宝宝吃米粉

在母乳不足的情况下，有些家长开始添加米粉来喂食宝宝，但3个月以内的宝宝是不宜添加米粉的。因为此时宝宝唾液中的淀粉酶尚未发育，而胰肠淀粉酶要在宝宝4个月时才能达到成人水平。

4个月以后的宝宝可以适量添加米粉喂食宝宝，但不能完全用米粉代替母乳或配方奶粉。因为米粉的营养成分根本无法满足宝宝生长发育的需要。市场上销售的米粉的主要原料是大米，其营养成分有：糖79%，蛋白质5.6%，脂肪与B族维生素5.1%。

如果只用米粉代替母乳或用其他奶制品长时间喂养宝宝，极有可能导致宝宝患蛋白质缺乏症。这样会严重影响宝宝的神经系统、血液系统及肌肉的发育，使宝宝的生长发育变得缓慢。另外，由于蛋白质的缺乏，宝宝体内的免疫球蛋白不足，宝宝容易患各种疾病。

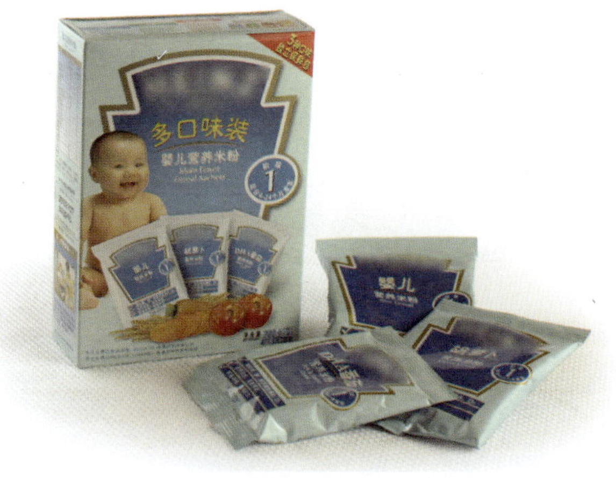

↑米粉最好等宝宝4个月以后再添加。

特别推荐

母乳PK配方奶

对于母乳和配方奶，很多人都持有不同的观点。虽然提倡母乳喂养，但是妈妈们也可以根据自己的实际情况来选择适合自己的喂养方式。最终无论是选择母乳喂养还是配方奶粉喂养，都一定要注意按照宝宝的实际需要来喂养，以保证给宝宝提供充足的营养。

母乳

支持方观点：

1.母乳被认为是宝宝最理想的营养来源。

2.母乳提供的营养是任何其他形式都无法办到的。

3.可以很好地被宝宝消化、吸收，很少出现过敏反应及感冒和便秘。

4.母乳能为宝宝提供来自于母体的抗体，从而保护宝宝。

5.促进亲子之间的交流。

6.早产宝宝的妈妈所产生的乳汁，是唯一符合早产儿的营养需求的食品（比成熟的乳汁含有更多的蛋白质）。

7.母乳富含蛋白质，在宝宝出生后能迅速满足宝宝生长发育的大量需求。随着宝宝不断的发育，蛋白质含量会逐渐减少，而形成更多的碳水化合物，满足宝宝日益增加的能量需要。

8.宝宝只需少量的母乳就可以获得足够的矿物质。

9.母奶中的钙质比配方奶中的钙质更能被宝宝有效吸收。

10.母乳喂养可以避免使宝宝接触婴儿配方食品中的添加剂，以及柠檬酸钠、增稠剂等。

11.母乳中的脂肪含量适中，可防止宝宝因脂肪摄入过量而导致的肥胖。

反对方观点：

1.母乳中铁的含量很低。

2.母乳中维生素B_6的含量很低。

3.如果哺乳妈妈的膳食缺乏营养，母乳也将会缺乏营养。

4.母乳中的污染物会传送给宝宝。比如，如果妈妈正在服药，她排泄的药物会改变乳汁的成分，进而对宝宝产生负面影响。

5.哺乳妈妈患有某些疾病时，会影响母乳喂养。

配方奶粉

支持方观点：

1.可以作为刚出生的宝宝的另一营养来源。

2.通过喂食比母乳热量密度更高的婴儿配方奶，可以使出生时体重较轻的宝宝更容易摄取到足够的热量。

3.喝母乳的宝宝比用配方奶喂养的宝宝更容易患由维生素K缺乏引起的出血症。

4.婴儿配方食品的多样性，为家长提供了选择更多产品的机会，这样也可以满足宝宝特殊的营养需求。

5.出生患有PKU（苯丙酮酸尿症）的宝宝不适合喂母乳。

6.用配方奶粉喂养的宝宝，比用母乳喂养的宝宝可以获得更多的体重和力量。

反对方观点：

1.许多婴儿配方食品中都含有添加剂。

2.喝配方奶的宝宝可能会便秘。

3.用配方奶喂养的宝宝不能得到由母乳所提供的免疫性。

3~4个月宝宝

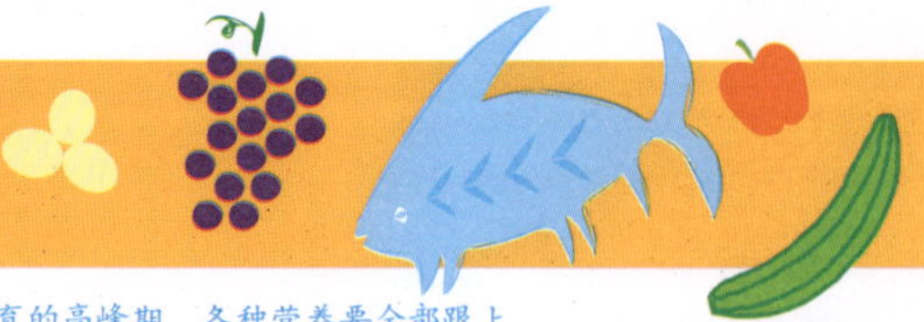

从这个月开始要适当给宝宝增加一些辅食了。这个月是宝宝发育的高峰期，各种营养要全部跟上。

宝宝的体格发育特点

这个时期宝宝的身体发育依然保持快速发育。

>>宝宝的身体发育

	男宝宝	女宝宝
体重	约7.5千克	约7.0千克
身长	约64.6厘米	约63.4厘米
头围	约42.1厘米	约41.2厘米
胸围	约42.3厘米	约41.1厘米
坐高	约41.7厘米	约40.1厘米

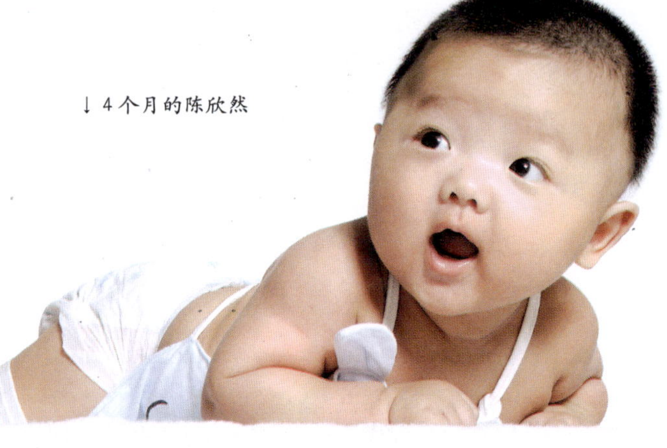

↓4个月的陈欣然

宝宝的智能发育

>>感官发育

3～4个月的宝宝在语言上有了一定的发展，嘴里还会不断地发出“咿呀”的学语声。这个时期的宝宝视觉有了发展，开始对颜色产生了分辨能力；在听觉上发展也较快，已具有一定的辨别方向的能力。

宝宝此时每天睡眠时间是17～18小时，白天睡3次左右，每次2～2.5小时。夜里可睡10小时左右。

>>心理发育

这个时期的宝宝喜欢从不同的角度玩自己的小手，喜欢用手触摸玩具，并且喜欢把玩具放在口里试探着什么，能够“咕咕噜噜”地与家长交谈。这个时期要多进行亲子交谈，让宝宝主动发音，要轻柔地抚摸他、鼓励他。

>>动作发育

3～4个月的宝宝，头能够随自己的意愿转来转去，眼睛能随着头的转动而左顾右盼。大人扶着宝宝的腋下和髋部时，宝宝能够坐着。让宝宝趴在床上时，他的头已经可以稳稳当当地抬起，下颌和肩部可以离开桌面，上半身可以由两臂支撑起。

妈妈经验谈

>>把握好添加辅食的时机

4～6个月是给宝宝添加辅食的最佳时机，至于具体从什么时候开始，每个宝宝都有所不同，妈妈要仔细观察宝宝传递给你的开饭信号：

信号一

宝宝对大人的食物表现出兴趣。大人吃饭的时候宝宝有很“想要”的表情。

信号二

能够控制自己头颈部，接受妈妈喂的流质或半固体食物。

信号三

宝宝吃饱后也能用转动头部、闭嘴、推开食物表示“不要”。

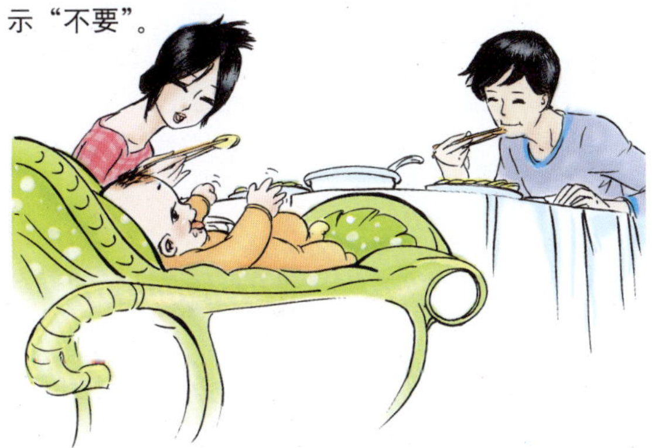

↑当宝宝看见妈妈吃饭就嘴馋时，就该给宝宝添加辅食了。

温馨TIPS

过早或过晚添加辅食对宝宝都不利

过早添加辅食，宝宝的肠胃功能还没有发育好，不仅无法吸收，甚至会增加肠胃负担，带来不必要的痛苦。过晚添加辅食，可导致宝宝营养吸收不全面，造成生长发育迟缓，甚至导致发育类疾病。

>>给宝宝吃点蛋黄

蛋黄中含有丰富的营养成分，能补充宝宝所需的铁质，而且较易消化吸收，因此，妈妈可以喂宝宝一些蛋黄，具体方法如下：

1.生鸡蛋洗净外壳，放入锅中煮熟后，取出冷却，剥去蛋壳。

2.用干净小匙弄破蛋白，取出蛋黄，将蛋黄用小匙切成4份或更多份。

3.取其中的一份蛋黄用开水或米汤调成糊状，用小匙取调好的蛋黄喂宝宝。宝宝吃后如果没有腹泻或其他不适感，可以逐渐增加蛋黄的量。

在给宝宝喂蛋黄的时候，切不可连同蛋白一起给宝宝吃。因为4个月的宝宝胃肠功能还不健全，吃了蛋白后不易消化，容易导致腹泻，而且可能会对蛋白中的异种蛋白产生过敏反应，严重时会导致宝宝患湿疹或荨麻疹，因此，8个月前的宝宝不宜食用蛋白。

>>添加辅食的四大原则

1.辅食从单一到多样。一次只添加一种新食物，隔几天之后再添加另一种。万一宝宝有过敏反应时，就可以知道是由哪种食物所引起的。

2.辅食由稀到稠。首先开始给宝宝选择辅食，有利于宝宝学会吞咽的动作，逐渐增加辅食的黏稠度，进而让宝宝的胃肠道适应。

3.辅食制作由细到粗。开始添加辅食时，为防止宝宝发生吞咽困难或其他问题时，应选择较容易咬食的食材，随着宝宝咀嚼能力的完备，逐渐增加其他食品。

4.辅食添加量由少到多。开始时只喂宝宝进食少量的新食物，分量约一小汤匙左右，待宝宝习惯了新食物后，再慢慢增加分量。随着宝宝不断长大，他需要的食物也相对增多。

温馨TIPS

如何提高母乳质量

3～4个月是宝宝脑细胞的快速发育期，也是宝宝身体各个方面生长发育的高峰期，营养的好坏关系到宝宝以后智力和身体的发育，因此一定要提高母乳质量。

哺乳妈妈可以多吃以下这些食物，以促进宝宝智力的发展。如动物的脑、肝、鱼肉、鸡蛋、牛奶、大豆以及豆制品、苹果、香蕉、核桃、芝麻、花生、榛子、松子、胡萝卜、黄花菜、菠菜、小米、玉米等。

专家面面谈

>>给宝宝添加辅食的要点

这个月仍然提倡母乳喂养，但由于宝宝生长发育十分迅速，食量增加，对营养的需求也更大了，因此可适当给宝宝添加辅食了。家长在给宝宝添加辅食时要注意以下要点：

品种多样化

为了克服辅食单调、营养素供给不全面的不足，当宝宝习惯于各种辅食后，品种要多样化。如适应了粥和烂面后可轮流着吃；适应了肝粉、鱼粉、蛋黄后可以轮流着吃。

形式多样化

可以有流质（果汁、汤汁）、半固体（米粉、麦粉、菜粉、肝粉、炖蛋）、固体（厚粥、烂饭、面条）等多样化的辅食。

注意色、香、味

色香味俱全的辅食能提高食欲，如胡萝卜泥与菜粉或虾仁茸与菜粉混在一起，炖熟的蛋黄上加绿色的菜粉等，宝宝辅食宜淡，但也要讲究一定的调味。

>>婴儿辅食的保存方法

从市场上买回的婴儿辅食往往一次吃不完，剩下的该如何保存呢？

粉类辅食

米粉不要存放在冰箱内，否则冲调时遇热容易凝结成块，应该放在阴凉干燥处，盒装米粉的包装塑料膜不要全部撕开，用后用封口夹把封口封住，放在阴凉干燥处，并在开启后于使用期限内尽快吃完。

瓶装辅食

瓶装辅食应该用干燥的勺子分次量取，避免用喂宝宝的勺子直接取辅食，避免宝宝的唾液致其变质，而且尽量不要用勺子在辅食中间搅拌。没吃完的产品应该放在冰箱内，三天内吃完。

1日辅食推荐

时间	辅食
早上6：00	母乳哺喂15分钟（或给予配方奶150毫升）
上午8：00	稀释后的鲜橙汁或西红柿汁80毫升
上午10：00	鸡蛋米粉1小碗；婴儿鱼肝油滴剂（用量遵医嘱）
中午12：00	稀释后的鲜蔬菜汁80毫升
下午14：00	母乳哺喂15分钟（或给予配方奶150毫升）
晚上17：30	稀释后的鲜蔬菜汁80毫升
晚上21：30	母乳哺喂15分钟（或给予配方奶150毫升）
凌晨1：00	母乳哺喂15分钟（或给予配方奶150毫升）

温馨TIPS

家长要注意的喂养问题

●宝宝不想吃，不要逼着宝宝吃，宝宝不可能每天都能吃同量的食物，天气炎热，有的人“苦夏”，宝宝也有这种情况。

●宝宝生病不舒服时，食量会减少，此时不要强迫宝宝进食。

●腹泻并非要控制饮食，询问医生，不要擅自停掉宝宝的饮食。

特别推荐

学会给宝宝选择最佳辅食食材

鱼肉

选择鱼肉时，鱼眼要有光泽、肉质要有弹性、鱼鳞片要保持完整有光泽。如果眼睑清晰透明，表示这条鱼刚杀不久；如果是浑浊的，就表示已经死了一段时间，可能会不新鲜。还有很重要的一点，就是不能有鱼腥味，一般人都以为鱼肉有鱼腥味是很正常的，其实真正新鲜的鱼是没有味道的。

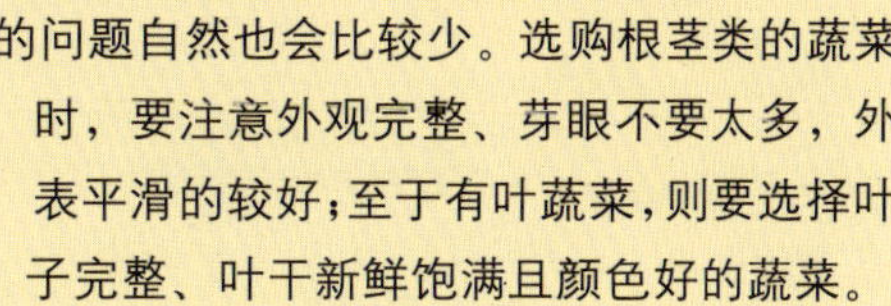

牛、羊肉

牛、羊肉均属于红肉，所以要选肉色呈鲜红色的，假如肉质颜色为深褐色，就表示不新鲜。还有，一般的牛肉都会有湿润感，干干的也不要选。另外，有血块的也不好，最好选择在商场中经过低温处理的。回家后，记得也要冷冻保存。

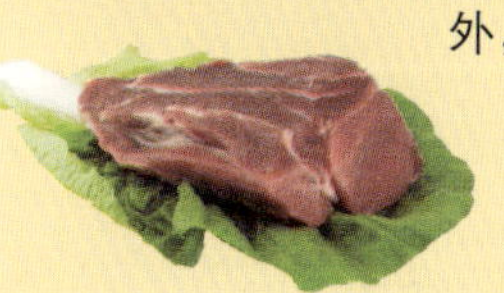

猪肉

选择猪肉时，肉色为粉红色的最佳，那种有水渗出来，白白软软的，呈猪肝色的猪肉千万不要买。另外，选择内脏时，要注意有没有疑似肿瘤的突起异状物。

鸡肉

最好不要到传统市场上购买现宰的鸡肉，因为鸡很容易感染到人畜共有的疾病，而传统市场中的鸡多半没有经过屠宰前的检查，很容易忽略卫生的环节，所以最好在超市里购买低温冷藏的冷冻鸡肉。

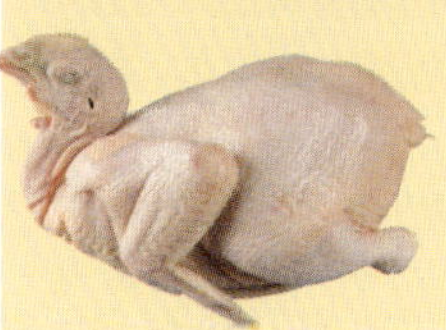

一般蔬菜

蔬菜最好选择当季栽种的时蔬，由于量多、好种植，农药残留的问题自然也会比较少。选购根茎类的蔬菜时，要注意外观完整、芽眼不要太多，外表平滑的较好；至于有叶蔬菜，则要选择叶子完整、叶干新鲜饱满且颜色好的蔬菜。

奶制品

要注意保存期限与冷藏温度。如果是酸奶，最好挑选低糖的，开封后，先闻一下味道，若有异味和凝固物质则不要食用。没有喝完的话，记得一定要冷藏。如果是大罐装的，最好不要直接拿着瓶子对嘴喝，而是倒在杯子里，以确保品质不会变化。

菌类

挑选新鲜的菌类，记得要看伞的部分，要饱满、有鲜度。香菇最好选择大小均匀、完整的，不要选已经泡过水的。回家后，记得要把没用完的香菇放置在冰箱中冷藏，不要先泡水，以免烂掉。

水果

建议选择应季水果，而且尽量买国产水果，不但品质好、新鲜又多样化，价格也很便宜。除此之外，不论任何水果，最好都选择形状饱满、纹路完整、肉质有弹性不过软的，有蒂的水果则要选择干燥一点的。

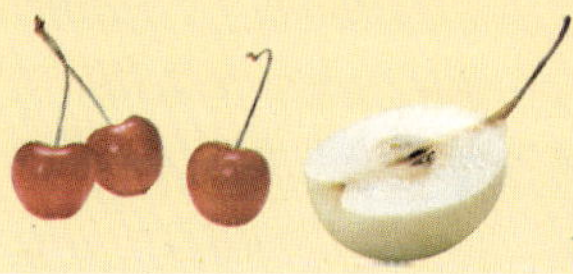

○ 推荐宝宝餐

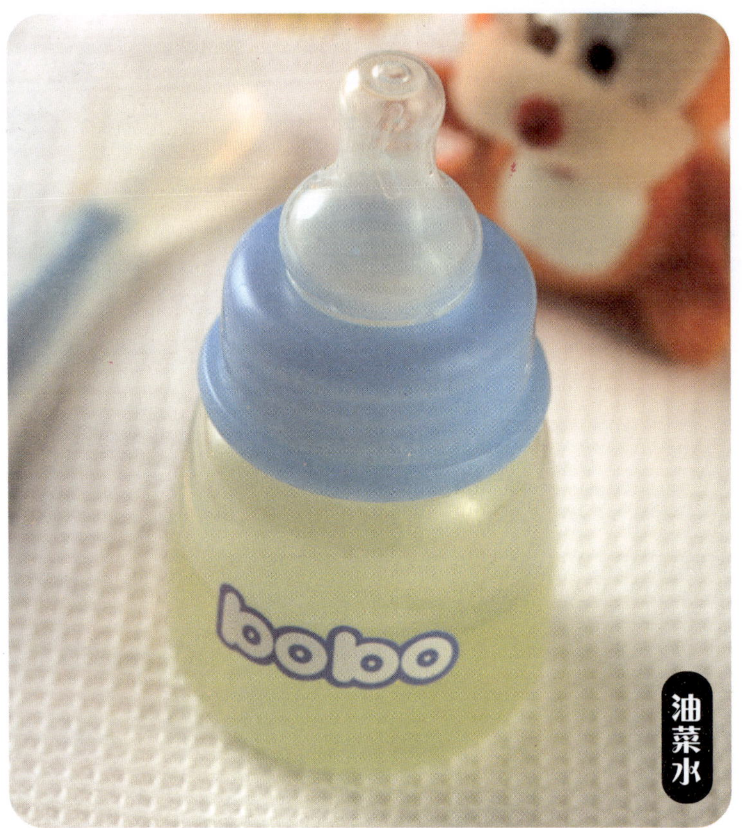

油菜水

□**材料：** 油菜100克

□**调料：** 无

□**做法**

1.选较嫩的油菜洗净，切碎。

2.油菜放入开水中，菜与水的比例约为1：3，煮5～6分钟。

3.滤去油菜，将菜汁装入奶瓶中喂食。

贴心小提示

这款料理可以为宝宝提供丰富的维生素和膳食纤维，让宝宝更健康。

山楂水

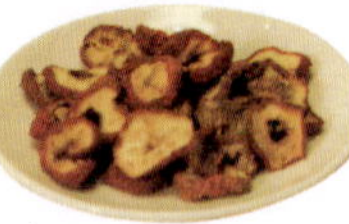

□**材料：** 新鲜山楂20克

□**调料：** 白糖2小匙

□**做法**

1.将新鲜山楂用清水洗净后放入锅内，加水煮沸，再用小火煮15分钟，然后将山楂去皮、去核。

2.将山楂水倒入杯中加白糖调匀，待温后即可。

贴心小提示

这款料理酸甜可口，有健胃消食、生津止渴的功效，对增进宝宝食欲大有益处。

白菜泥

□**材料：** 小白菜50克

□**调料：** 无

□**做法**

1.将小白菜洗净去茎，菜叶撕碎。

2.将撕碎的菜叶放入沸水中煮，待水沸后捞起菜叶，放在干净的钢丝筛上，将其捣烂，用匙压挤，滤出菜泥即可。

贴心小提示

这款料理营养丰富，含多种维生素，可加入粥中或调匀的米粉中喂养宝宝。

西红柿汁

□**材料：** 西红柿1个

□**调料：** 白糖适量

□**做法**

1.将成熟的新鲜西红柿洗净，用开水烫软后去皮切碎。

2.再用清洁的双层纱布包好，把西红柿汁挤入杯内，注意要防止西红柿子落入杯中。

3.在西红柿汁中放入白糖，再用适量温开水冲调后即可喂食。

贴心小提示

这款料理酸甜可口，富含维生素C，非常有益于宝宝的健康成长。注意喂奶之前不要给宝宝喝西红柿汁，因为空腹时胃酸分泌量增多，与西红柿中的胶质、果酸反应，容易造成胃不适、胃胀痛等。

橘子汁

□**材料：** 橘子1个

□**调料：** 无

□**做法**

1.将橘子洗净，剥皮，去核。

2 将橘子和温水一起倒入榨汁机内榨成汁即可。

贴心小提示

橘子是一种酸甜可口的水果，含有丰富的维生素C，可补充宝宝生长发育所需的营养，还能预防坏血病。

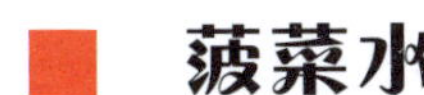

菠菜水

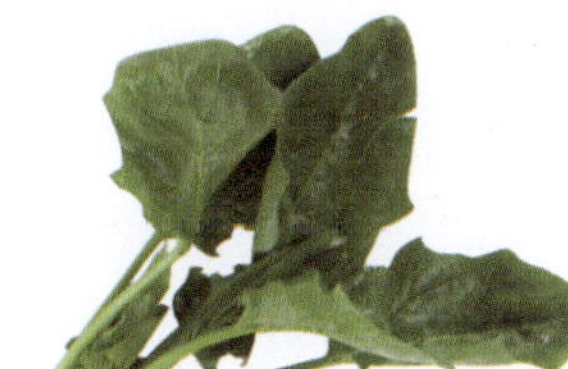

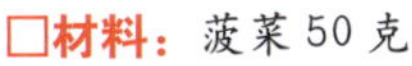

□**材料：** 菠菜50克

□**调料：** 白糖少许

□**做法**

1.将菠菜洗净后浸泡1小时，氽烫后捞出，切碎。

2.锅内加一小碗清水，煮沸后将菜放入。

3.盖紧锅盖再煮5分钟，待温度适宜时去除菜渣，加白糖调匀即可。

贴心小提示

菠菜含有多种维生素和丰富的膳食纤维，对于便秘的宝宝来说，吃菠菜能起到润肠通便的作用。菠菜还含有大量的叶绿素，有助于宝宝健脑益智。

妈妈在调制这道宝宝餐时注意，菜汤应随煮随用，以免久放使维生素失效。

4~5个月宝宝

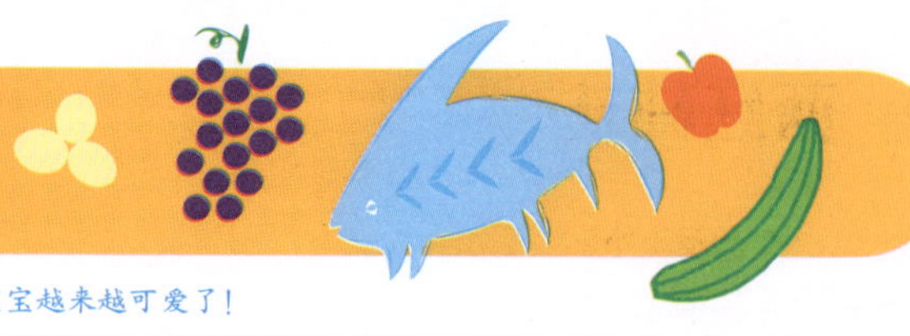

能够更加清楚地表达自己的感情，流露出更多的喜怒哀乐。宝宝越来越可爱了！

○ 宝宝的体格发育特点

虽然月龄仅仅长了一个月，但是宝宝各方面的发育却比上个月更明显了。

>>宝宝的身体发育

	男宝宝	女宝宝
体重	约8.0千克	约7.5千克
身长	约67.0厘米	约65.5厘米
头围	约43.0厘米	约42.1厘米
胸围	约43.0厘米	约41.9厘米
坐高	约42.9厘米	约41.6厘米

○ 宝宝的智能发育

>>感官发育

这个时期的宝宝在语言发育和感情交流上进步较快，高兴时会大声笑，声音清脆悦耳。当有人与他讲话时，他会发出“咯咯咕咕”的声音。对周围的事物有较大的兴趣，喜欢和别人一起玩耍。能识别自己的妈妈和熟悉的人以及经常玩的玩具。

4～5个月的宝宝睡眠时间每日在16～17小时左右，白天睡3次，每次睡2～2.5小时，夜间睡10小时左右。

>>心理发育

4～5个月的宝宝喜欢家长逗他玩，高兴了会开怀大笑，会自言自语。见到妈妈和喜欢的人，知道主动伸手要抱抱。对周围的玩具、物品都会表现出浓厚的兴趣。

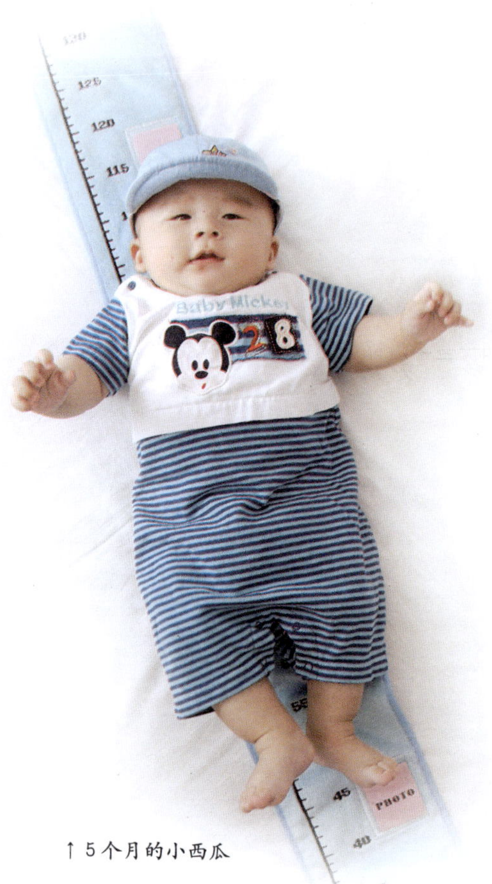

↑5个月的小西瓜

>>动作发育

4～5个月的宝宝做动作的姿势比以前熟练了，把宝宝抱在怀里时，宝宝的头能稳稳地直立起来。俯卧位时，宝宝能把头抬起并和肩胛成90度角；拿东西时，拇指较以前灵活多了；扶他站立的时候两腿能支撑着身体。

妈妈经验谈

>>为宝宝离乳做准备

为什么要离乳

离乳是一种过渡形式，是用其他食物代替母乳喂养的一个过程。这是一个循序渐进的过程。因为每个宝宝的接受状况不一样，所以离乳时间有早有晚，有长有短，家长千万不要和别的宝宝进行比较。

随着月龄的增加，宝宝对各种营养素的需要也逐渐增加，同时由于其消化机能的发育和牙齿萌出，对食物的质和量也不断提出新的要求。单纯依靠母乳或配方奶的营养就显得不足，而且不够全面，需要逐渐添加一些半流体或固体食物，一方面满足营养的需要，同时也为宝宝离乳后吃成人饭做准备。

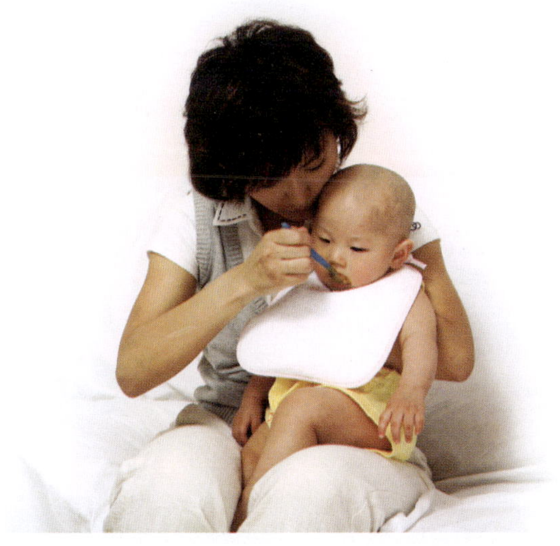

离乳准备的开始时间

离乳准备应从宝宝4～5个月的时候开始，而且应该是逐渐的。即宝宝所需营养从母乳或奶瓶喂奶所得的比例逐渐减少直到停止。

有些家长发现4个多月时宝宝体重不再增加，吃完奶后还意犹未尽，这时宝宝容易出现贫血。这是因为宝宝从母体带来的矿物质铁已经消耗掉，如果日常食物单一，便跟不上身体生长的需要。在离乳时期（一般6个月～2岁）的宝宝，如果得到充足、富含各种营养素、清洁、易于消化的食物，宝宝就能健康成长。如果缺乏或得不到合适的食物，对宝宝的生长发育就很不利，通常反映为生长迟缓、体质和智力的发展受阻碍，易患传染病及各种营养缺乏病。

一般母乳喂养的宝宝在1岁以内生长发育较好，但随后一段时间有的宝宝就会出现生长缓慢或停顿。常看到有的妈妈抱着1岁多的宝宝，抱怨宝宝什么都不吃，只吃妈妈的奶水，而宝宝也会有性情烦躁、消瘦、头发枯黄、体重不足的情况，这主要是因为妈妈没给宝宝预先做好离乳准备，使宝宝在较长时期内只吃母乳，没能及时摄入合适的离乳食物。因此，即使母乳很充足，在6～7个月时也应逐渐给宝宝喂食其他食物。

另一方面，有些人工喂养的宝宝，家长过早地添加辅助食物，如米糊、面糊、糖粥等含碳水化合物较高的食物，这种谷类食物的体积大、水分高，但蛋白质和其他营养素含量较低，致使宝宝虽然体胖，但并不健壮。这也需要注意。

温馨TIPS

宝宝的发育和辅食添加大有关系

根据我国对儿童体格调查的资料显示，城乡宝宝的体重从新生到6个月时是相近的，而6个月以后农村宝宝体重增长渐缓，逐渐出现了城乡差异。与发达国家比较，我国以母乳喂养为主的农村宝宝，在出生后3个月的生长曲线比美国的好，但以后生长发育状况明显低于发达国家。这说明宝宝的健康与离乳时间和添加离乳食物的质量有关。

专家面面谈

>>怎样喂养5个月的宝宝

宝宝长到5个月以后，开始对乳汁以外的食物感兴趣了，即使5个月以前完全采用母乳喂养的宝宝，到了这个时候也会开始想吃母乳以外的食物了。

4～5个月大的宝宝，一般每4个小时喂奶一次，每天吃4～6餐，其中包括一次辅食。每次喂食的时间应控制在20分钟以内，在两次喂奶的中间要适量添加水分和果汁。这个月辅食的品种可以更加丰富，以便让宝宝适应各种辅食的味道。

>>宝宝辅食的营养标准

在给宝宝添加辅食的同时也要注意辅食的营养，以保证宝宝的饮食营养均衡，宝宝辅食的营养必须达到以下标准：

1.必须含有维生素和矿物质群，特别是保持正常身体功能所需的维生素类及铁和钙质等。这类辅助食材主要包括蔬菜、水果、菇类等。

2.必须含有碳水化合物群，这是为身体提供热量的主要来源。这类辅助食材主要包括米、面包、面类、淀粉类及芋类等。

3.必需含有蛋白质群，特别是要含有身体成长所需的必要蛋白质。这类辅助食材主要包括肉、鱼、蛋、乳制品、大豆制品等。

>>不宜给宝宝吃的辅食

- 不宜给宝宝吃颗粒状食品，如花生米、爆米花、大豆等，避免宝宝吸入气管，造成危险。
- 不宜给宝宝吃带骨的肉、带刺的鱼，以防骨刺卡住宝宝的嗓子。
- 不宜给宝宝吃不易消化吸收的食物，如：竹笋、生萝卜等。
- 不宜给宝宝吃太咸、太油腻的食物。
- 不宜给宝宝吃辛辣刺激的食物，如咖啡、浓茶等。

>>适当给宝宝补充维生素C

正常哺喂的食品，基本上都可以满足宝宝身体对维生素C的需要。因为维生素C不能在体内储存，所以每天都应摄入一定量的维生素C。

婴儿每日所需维生素C为40～50毫克。

1日辅食推荐

早上6：00	母乳哺喂15分钟（或给予配方奶150毫升）
上午8：00	菜泥50克，婴儿鱼肝油滴剂（用量遵医嘱）
上午10：00	母乳哺喂15分钟（或给予配方奶150毫升）
中午12：00	鲜果汁50克
下午14：00	蛋黄汤小半碗
下午16：00	白开水适量
下午18：00	母乳哺喂10分钟（或给予配方奶100毫升）；米糊适量
晚上22：00	母乳哺喂15分钟（或给予配方奶150毫升）

温馨TIPS

妈妈乳头破裂怎么办

乳头破裂多半是因为喂奶过程中哺喂姿势不正确引起的，哺乳时一定要将乳头和乳晕一起送入婴儿的口中，特别是乳头凹陷刚刚纠正的妈妈，娇嫩的乳头表面被婴儿频繁的吸吮和湿润的口腔浸泡，很容易发生乳头破裂。

乳头已经破裂的妈妈，每次喂奶时可先喂没有破裂的乳房，后喂破裂的。也可将乳汁挤在消毒奶瓶中，再喂婴儿。每次哺乳前要做乳房按摩 ，用温开水清洗乳房，喂乳后可挤出一滴乳汁涂在破裂乳头的表面。

特别推荐

混合喂养

混合喂养是指如母乳分泌不足或因工作原因白天不能哺乳，需加用其他乳品或代乳品的一种喂养方法。它虽然比不上纯母乳喂养，但还是优于人工喂养。缺点是每次喂奶量不易掌握。采用混合喂养方法喂养宝宝时，要注意以下几点：

1.混合喂养时，应每天按时进行母乳喂养，即先喂母乳，再喂其他乳品。除了定时母乳喂养外，每次哺乳时间不应超过10分钟，然后喂其他乳品。注意观察宝宝能否坚持到下一喂养时间，是否真正达到定时喂养。

2.如妈妈因工作原因，不能白天哺乳，加之乳汁分泌亦不足，可在每日特定时间哺喂，一般不少于3次，这样既可保证母乳充分分泌，又可满足宝宝每次的需要量。

3.其余的几次可给予其他乳品，这样每次喂奶量较易掌握。如混合喂养，应注意不要使用橡皮奶嘴、奶瓶喂宝宝，应使用小匙、小杯或滴管喂，以免造成乳头错觉。

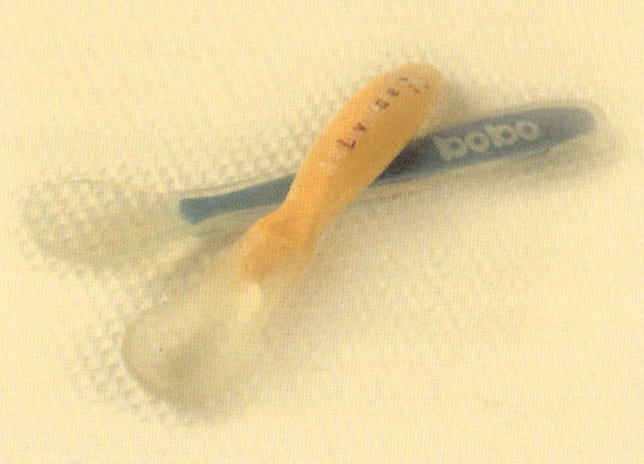

温馨TIPS

乳牙的生长与护理

乳牙是在宝宝处于婴幼儿时期萌出的牙齿，一般情况下半岁左右萌出第一颗乳牙，2岁半左右萌出全部的乳牙，一共是20颗乳牙。

乳牙的萌出有一定的时间和顺序，最先萌出的是一对下中切牙，然后是上中切牙、侧切牙、磨牙等，它们的萌出时间和顺序可以参照下图：

① 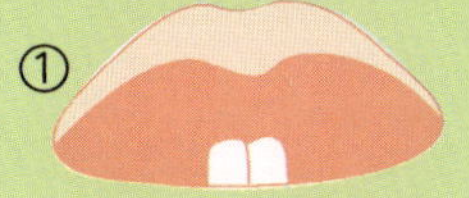

↑下中切牙萌出（2颗）

② 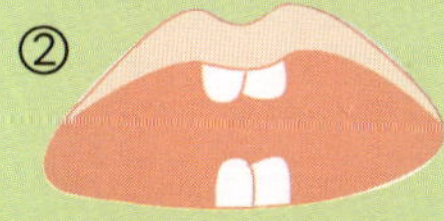

↑上中切牙萌出（2颗）

③ 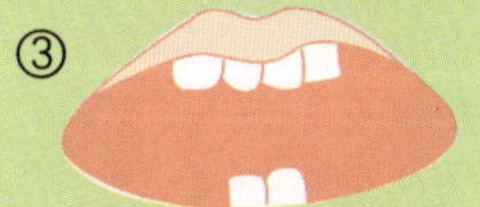

↑上侧切牙萌出（2颗）

④ 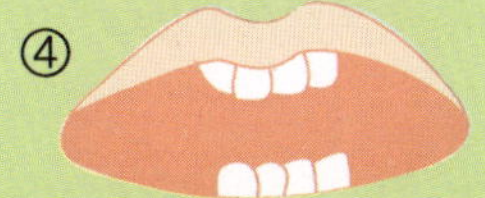

↑下侧切牙萌出（2颗）

⑤ 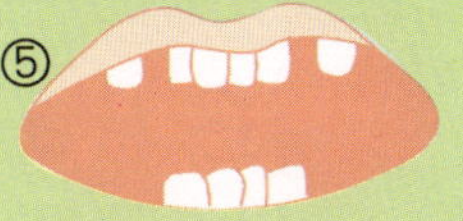

↑上磨牙（2颗）

⑥ 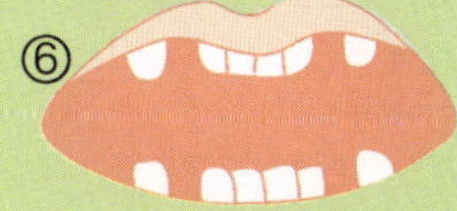

↑下磨牙（2颗）

萌出月份	牙总数
5～10	2
6～14	8
10～17	12
18～24	16
20～30	20

由于每个宝宝的个体存在差异，包括宝宝的营养状况及乳母的营养状况不同，都会影响宝宝乳牙的萌出时间。

而且在宝宝长出第一颗乳牙的时候，就要开始牙齿的护理了。可以每天用消毒纱布蘸上清水，轻轻擦拭宝宝的乳牙和牙龈，不要太用力哟！

宝宝在长出乳牙的时候可能会有一些不适的感觉，表现为不好好吃饭、哭闹等，严重时会影响宝宝对于营养的摄取和吸收。这时我们可以选用市面上销售的牙胶，或者其他柔软可以按摩牙龈的产品给宝宝使用。

推荐宝宝餐

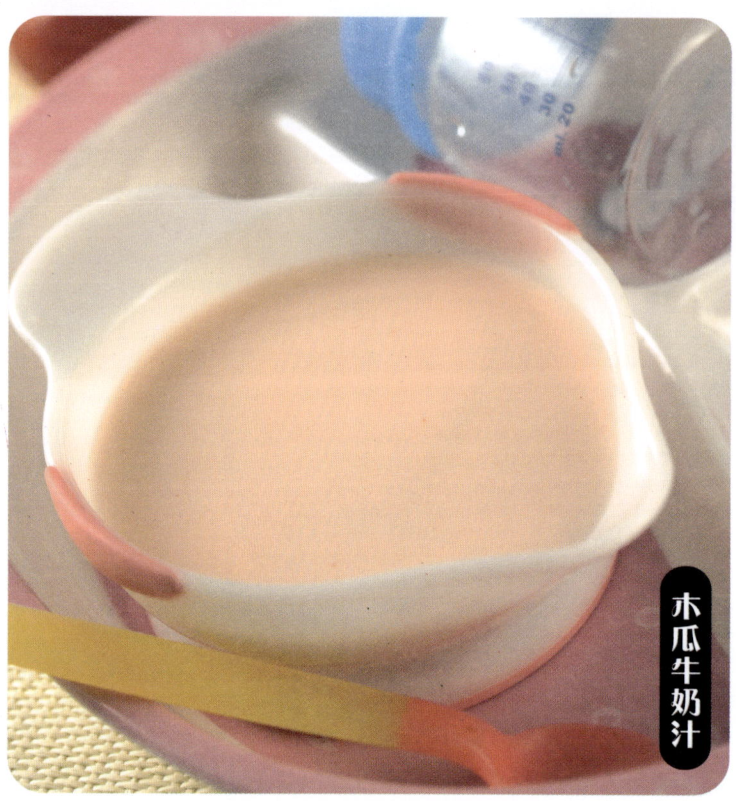

木瓜牛奶汁

□材料：木瓜1/4个，牛奶适量

□调料：无

□做法

1.木瓜洗净，去皮，切块，放入榨汁机中打成泥。

2.将木瓜泥倒出来，加入牛奶中搅拌均匀即可。

贴心小提示

木瓜热量低，富含膳食纤维、维生素等营养素，非常适合离乳期的宝宝食用；牛奶富含蛋白质、脂肪、碳水化合物以及各种婴幼儿必需的多种微量元素等。这款料理十分符合营养配餐的原则，能为宝宝提供均衡的营养，增强宝宝的体质，使宝宝少生病。

豆腐糊

□材料：豆腐块20克

□调料：肉汤适量

□做法

1.把锅里的水烧开，放入豆腐块氽烫一下，捞出。

2.锅置火上，放入肉汤、豆腐块，边煮边用匙子把豆腐研碎。

3.煮好后把豆腐盛入干净的笼布内，把豆腐慢慢地从笼布中挤入碗中，然后再把锅里剩余肉汤倒入，拌匀即可。

苹果藕粉

□材料：藕粉20克，苹果30克

□调料：无

□做法

1.将藕粉和清水调匀；苹果洗净，去皮，切成极细小的颗粒，备用。

2.将苹果粒加水煮熟，备用。

3.将藕粉倒入锅内用小火慢慢熬煮，边熬边搅拌，直至透明为止，将煮好的苹果粒倒入，拌匀即可食用。

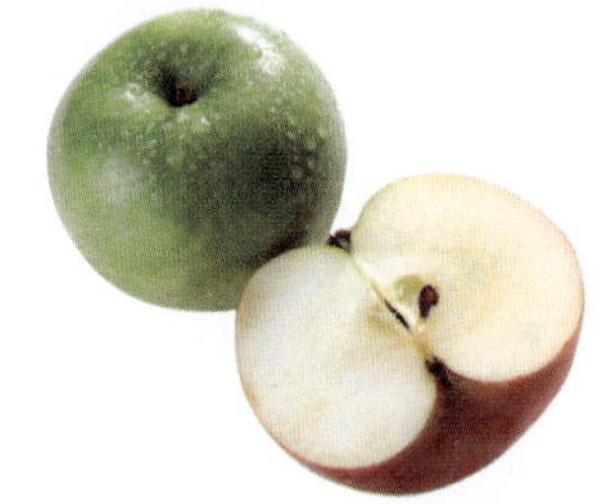

菠菜挂面

□**材料：**挂面40克，熟肝、蛋黄、菠菜各15克

□**调料：**鸡汤适量，盐、香油各少许

□**做法**

1.将肝切末；菠菜择洗干净，切末，用开水汆烫一下；挂面切成小段。

2.鸡汤倒入锅内，加入挂面段、盐一起煮。

3.挂面煮软后，加入肝末、菠菜末稍煮，再将蛋黄调散后淋入锅内，加盐、香油调味即可。

贴心小提示

此面含有丰富的蛋白质、碳水化合物、钙、磷、铁、锌及维生素A、维生素B_1、维生素B_2、维生素C、维生素D、维生素E和烟酸等多种宝宝发育所必需的营养素，不但能为宝宝提供日常活动所需的热量，还有助于大脑与视觉的发育。

注意挂面要煮烂，不要带太多汤。

南瓜羹

□**材料：**甜南瓜10克

□**调料：**肉汤3大匙，盐少许

□**做法**

1.将南瓜洗净，去皮，去瓤，切小块。

2.将南瓜块下锅中，倒入肉汤一起煮。

3.边煮边将南瓜块捣碎，煮至稀软熟烂即可。

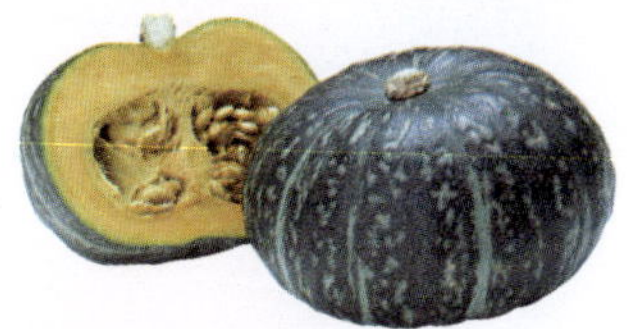

贴心小提示

南瓜中富含β-胡萝卜素，它在人体内可转化为维生素A，对视网膜有极佳的保护作用。

南瓜中的维生素E可帮助肝脏进行解毒，平衡内分泌。因此，南瓜是宝宝增强体力上好的营养来源。

核桃汁

□**材料：**核桃仁100克，牛奶适量

□**调料：**白糖适量

□**做法**

1.将核桃仁放入温水中浸泡5～6分钟后，去膜。

2.将核桃仁用豆浆机磨成汁，用干净的纱布过滤，使核桃汁流入小盆内。

3.把核桃汁倒入锅中，加入牛奶、糖烧沸，待温后即可给宝宝喂食。

贴心小提示

核桃仁是营养丰富的滋补果品，又是健脑益智的良药。核桃汁对宝宝而言，可促进淀粉酶的分泌，润肠通便，增进食欲，提高其营养素的吸收，有助于宝宝的生长和大脑的发育。另外，核桃能够提供充足的热量，相当于米饭热量的3～4倍，因此在冬天常给宝宝吃些核桃可以起到御寒的作用。

注意核桃仁去皮要净，核桃汁磨得要细。

5~6个月宝宝

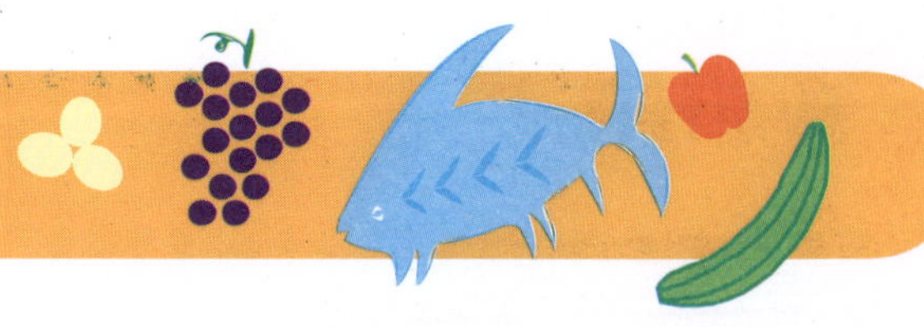

● 这个时期，宝宝在感官和心理上比起上个月成熟了许多。

○ 宝宝的体格发育特点

依然要注意为宝宝提供充足的营养。

>>宝宝的身体发育

	男宝宝	女宝宝
体重	约8.5千克	约7.8千克
身长	约68.6厘米	约67.0厘米
头围	约44.1厘米	约43.0厘米
胸围	约43.9厘米	约43.0厘米
坐高	约43.6厘米	约42.3厘米

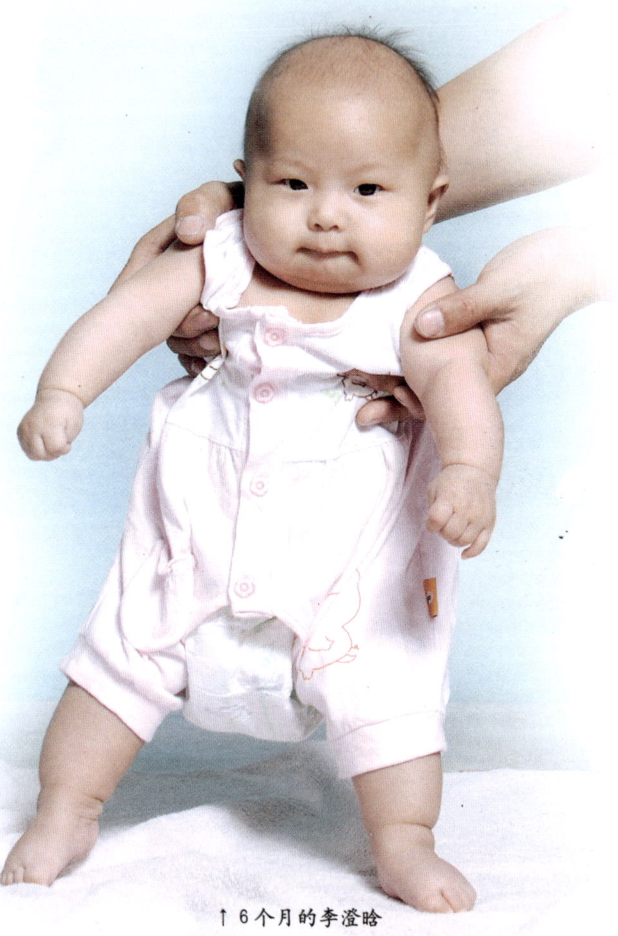

↑6个月的李滢晗

○ 宝宝的智能发育

>>感官发育

5~6个月的宝宝会用表情表达自己内心的想法，能区别亲人的声音，能识别熟人和陌生人，对陌生人做出躲避的姿态。

宝宝这个时期每天约睡15~16小时，夜间睡10小时，白天睡2~3次，每次睡2~2.5小时。白天活动持续时间延长到2~2.5小时。

>>心理发育

这时的宝宝喜欢和人玩藏猫猫、摇铃铛，还喜欢看电视、照镜子，对着镜子里的人笑，还会用东西对敲。和以前相比，宝宝的生活丰富了许多，家长可以每天陪着宝宝看周围世界里丰富多彩的事物。

>>动作发育

5~6个月的宝宝可以自如地变俯卧位，坐着的时候背也挺得很直。当大人扶着宝宝站立的时候能直立。但是爬行还受到一定的限制。这个时期的宝宝会用一只手够自己想要的玩具，并能抓住玩具，但准确度还不够，往往一个动作需要反复好几次。

○ 妈妈经验谈

>>用匙给宝宝喂食物

当宝宝开始品尝奶以外的食品时，因为好多固体食物不能用奶瓶喂，所以就遇到了用匙的问题。为了能给宝宝顺利地添加辅食，让宝宝吃上固体食物，练习用匙喂宝宝是很重要的，这也是为日后能顺利离乳打下基础。

很多妈妈都认为宝宝不喜欢用匙吃饭，其实是因为在开始用匙喂时，宝宝往往不习惯，以往只要唇一吸食物就到嘴，而现在却要面对匙子这样硬邦邦的东西，且不说食物的味道和质地发生了变化，光是匙子本身就足以让他反感。因而宝宝会露出“拒绝”的态度。妈妈可以在每次喂奶前先试着用匙喂些食品或在吃饭时顺便喂些汤水，时间一久，宝宝慢慢就习惯了，等他觉得匙中的食物好吃的时候，就会接纳了。

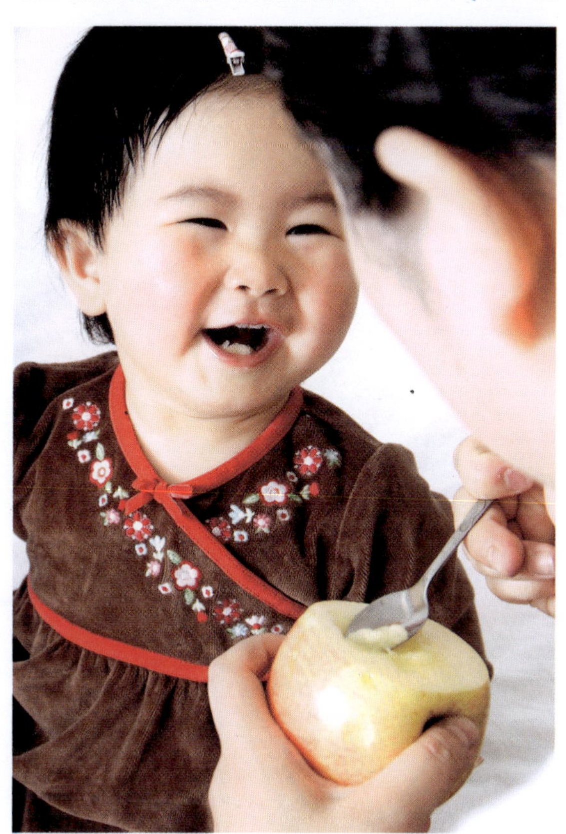

其实，练习用匙喂食物，也是在给宝宝进行食物教育，妈妈关键要引导宝宝主动地去学习吃食物。让宝宝在不断品尝到新的滋味中，激发他们吃食物的热情。只有接受了匙子，宝宝才能在匙中吃到丰富的食物，享受人生的一种新乐趣。

>>适当给宝宝多喂水

很多家长都认为每天给宝宝喂那么多的奶，水完全可以省略不喂。其实这种想法大错特错。

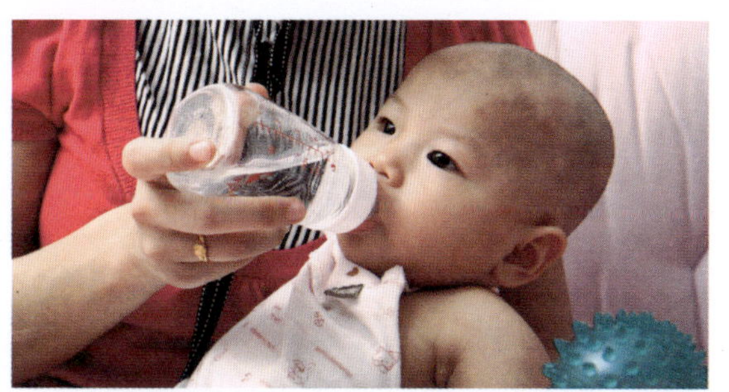

水是人类生存必需的元素，和氧气一样重要。而且水的需要量和人体的代谢还有膳食成分有关。宝宝的新陈代谢比成年人旺盛，所以需要的水也比较多。

一般来说，宝宝年龄越小，每千克体重对于水的需要量也就相对要多一些。一般宝宝每日每千克体重的需水量为500～700毫升。当然，这其中也包括奶量在里面。

需要注意的是，因为配方奶中所含的蛋白质比较多，所以用配方奶喂养的宝宝需要多喂一些水来补充代谢的需要。

>>羊奶与牛奶

现在市面上也有卖羊奶的。当然，按照营养成分来说，羊奶也是良好的营养品。

羊奶的成分与牛奶近似，蛋白质稍高于牛奶，并且乳清蛋白含量较高，乳凝块细而软，易于消化；含脂肪量也较高，其脂肪球较牛奶小，接近于母乳，适于哺喂宝宝。

但是需要指出的是，羊奶所含维生素B_{12}量较牛奶少；叶酸含量甚微，含铁也少，如单纯长期喂羊奶而不注意补充其他营养，会使宝宝发生营养性巨幼红细胞贫血。如能按时合理添加辅食，那么就会避免这种情况。

专家面面谈

>>喂养特点

5～6个月的宝宝由于活动量增加，热量的需求也随之增加，6个月前宝宝只吃母乳就完全能满足宝宝生长发育的需要，现在这个阶段采用母乳喂养却远不能满足宝宝生长发育的需要了。

如果必须采用人工喂养，5～6个月的宝宝主食喂养仍需以乳类为主，配方奶每次可吃到200毫升。除了加些米粉外，还可增加蛋黄的量，在大便正常的情况下，粥和菜泥都可以增加一点。可以用水果泥来代替果汁，已经长牙的宝宝，可以试吃一点饼干，锻炼咀嚼能力，促进牙齿和颌骨的发育。

在辅食上还可以增加一些鱼类，如黄鱼等，这些鱼类肉多，刺少，便于加工成鱼肉泥。鱼肉含磷脂、蛋白质很高，并且细嫩易消化，能满足宝宝发育的营养需要。记得一定要选购新鲜的鱼。

在喂养时间上，仍可以按照上月的安排进行。只是在辅食添加种类与量上稍多一些。鱼肝油每次仍吃2滴，每天3次，钙剂每天1支。

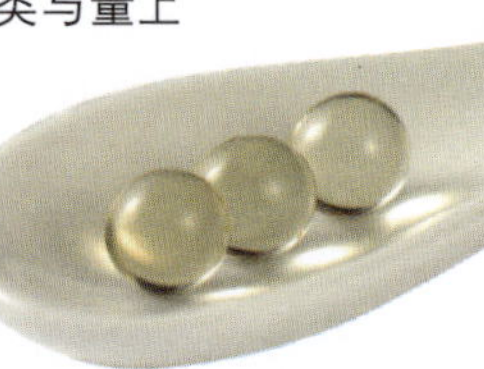

1日辅食推荐

早上6：00	母乳哺喂20分钟（或给予配方奶250毫升）
上午8：00	鲜橙汁或西红柿汁80毫升
上午10：00	鸡蛋米粉1小碗（20克）；鸡蛋黄半个；婴儿鱼肝油滴剂（用量遵医嘱）
中午12：00	新鲜蔬菜汁80毫升
下午14：00	母乳哺喂20分钟（或配方奶250毫升）
晚上18：00	母乳哺喂20分钟（或配方奶250毫升）
晚上20：00	新鲜果泥或菜泥50克
晚上22：00	母乳哺喂20分钟（或配方奶250毫升）
凌晨2：00	母乳哺喂20分钟（或配方奶250毫升）

温馨TIPS

果味饮料不能代替鲜果汁

有些家长图省事，常用果味饮料代替鲜果汁喂宝宝喝，其实这是不对的。果味饮料是人工配制而成的饮料，它除了含白糖、枸橼酸以外，还含有一定量的糖精和色素，有的还兑了少量酒精，这些成分对宝宝具有一定的刺激性。由于宝宝的身体发育还不完善，肝脏的解毒功能和肾脏的排泄功能比较低，因此，如果宝宝喝了果味饮料，其中的刺激性物质就不能尽快排出，蓄积在身体内，影响宝宝的新陈代谢，还会妨碍宝宝的身体和智力的正常发育。

特别推荐

能用微波炉给宝宝加热配方食品吗

现在微波炉已经是十分普遍的家用电器了。因为它使用方便，所以在日常的生活中基本上是不可或缺的了。这种情况下，能不能用微波炉给宝宝加热食物也成了大家关注的焦点。

在讨论这个问题之前，不妨先看一下微波炉的运作原理。

微波炉加热主要是微波穿透食物，使水分子震动，透过摩擦而产生热量。

看了这个原理之后，是不是对于微波炉更了解了呢?

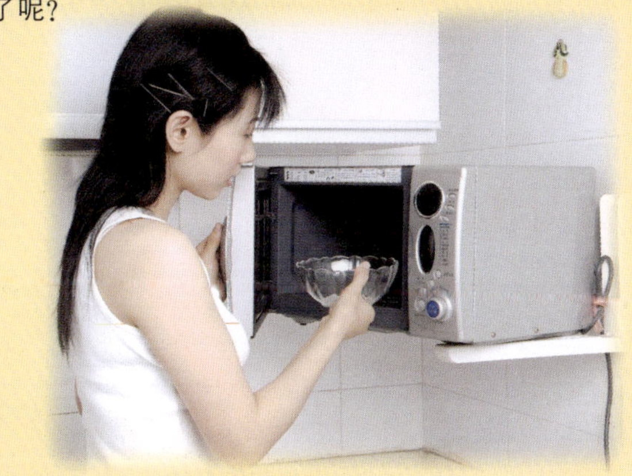

事实上，传统的加热方法因为火候和时间不好掌握，极容易造成食物中的维生素大量流失。相比之下微波炉的优势更加明显了。在微波炉中加热婴儿配方食品，比用传统方法加热食物破坏的维生素要少。

不过用微波炉来加热婴儿配方食品的时候要注意，这些食品可以用玻璃盘或是瓶、罐盛装，但是将食品放到微波炉里的时候不要将盖子盖严，时间控制在半分钟以内，千万不能过分加热，而且要在烹饪中或是在均匀散热之前搅拌一下食品。

还有就是记得给宝宝食用前要自己试一下温度，以免产生加热不匀或者没有达到理想温度。

炼乳可以代替奶吗

很多人都认为炼乳和奶没有什么区别。但是其实这种观点是错误的。

奶，即便是配方奶，也是在原有的牛奶的成分基础上，针对不同阶段宝宝对于营养的需求而做出的调整。可以说配方奶更适合宝宝的营养需要。

而炼乳是一种牛奶制品，是将鲜牛奶蒸发至原容量的2/5，再加入40%的蔗糖装罐制成的。它的特点是可贮存较长时间。炼乳中的碳水化合物和维生素C比奶多，其他成分，如蛋白质、脂肪、矿物质、维生素A等，皆比奶少。

炼乳含糖量可高达40%以上，一般在喂养宝宝的时候应加4.5倍的水稀释。但当甜味符合要求时，往往蛋白质和脂肪的浓度也比新鲜牛奶下降了一半，如果喂食宝宝当然不能满足他们生长发育的需要，还会造成他们体重不增、面色苍白、容易生病等。如果直接食用炼乳，使蛋白质和脂肪的浓度接近新鲜牛奶，那么糖的含量又会偏高，用这样的“奶”喂宝宝也容易引起腹泻。此外，如果宝宝习惯了过甜的口味，会给以后添加辅食带来困难。

推荐宝宝餐

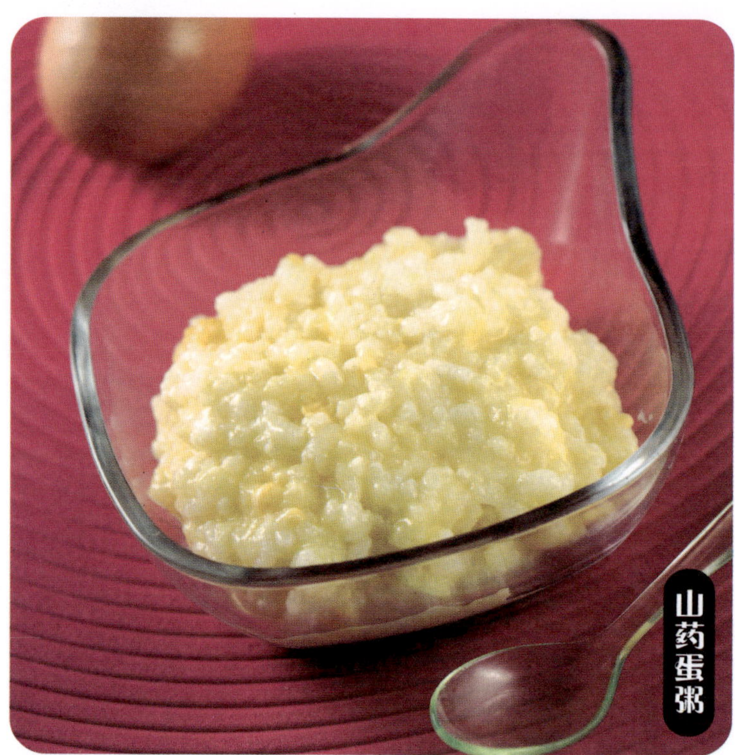

山药蛋粥

材料： 山药60克，蛋黄半个

调料： 无

做法

1.山药和鸡蛋黄分别煮熟。

2.山药压碎，蛋黄捣烂，二者混合拌匀，再倒入少量白开水，煮至黏稠即可。

贴心小提示

这道粥营养丰富而全面，具有健脾和胃的功能，可促进新陈代谢，增强宝宝的免疫功能，提高机体的抗病能力和康复能力。此营养餐还含有较丰富的膳食纤维，具有滑肠作用，能促进肠蠕动，有效预防宝宝便秘。

鱼肉松粥

材料： 大米25克，鱼肉松15克，菠菜10克

调料： 盐适量

做法

1.将大米淘洗干净，放入锅内，倒入清水，用大火煮开，转小火熬至黏稠，备用。

2.菠菜择洗干净，用开水烫一下，切成碎末，放入粥内，加入鱼肉松，加盐调味，用小火熬几分钟即可。

贴心小提示

这款料理营养丰富，富含矿物质和微量元素、蛋白质，具有健脾开胃、补血等功效。

花豆腐

材料： 豆腐50克，青菜叶10克，熟鸡蛋黄1个，葱汁、姜汁各少许

调料： 白糖适量，淀粉2小匙

做法

1.将豆腐洗净，放开水中煮一下，放入碗内研碎。

2.青菜叶洗净，用开水烫一下，切碎放入碗内，加入淀粉、葱汁、姜汁搅拌均匀。

3.将豆腐碎和青菜叶碎放在一个碗里拌匀。再把熟鸡蛋黄研碎撒一层在豆腐表面，加白糖，放入蒸锅内用中火蒸10分钟即可。

冰豆蓉

□材料：豌豆200克，核桃仁2个

□调料：糖适量，淀粉1大匙

□做法

1.将豌豆洗净，放在滚水里，煮软，磨成泥。

2.锅内放水和糖，把豌豆泥放入煮开，用淀粉勾芡，冷却后放入冰箱内冰凉。

3.核桃仁泡在温水中，去膜，放入油里略炸，注意不要炸焦了。

4.把冷冻好的豌豆泥盛在碗里，将炸好的核桃弄碎，撒在上面即可。

贴心小提示

用新鲜豌豆做的甜点，味道很香，也可用冰冻的豌豆来做。豌豆富含叶酸，每100克豌豆中含叶酸达82.6毫克，是蔬菜中叶酸含量较高的品种。另外，豌豆还含有丰富的钙质，对刚离乳6～9个月大的宝宝生长乳牙很有帮助。选择豌豆时，先看能不能把豆荚弄得沙沙作响，如果能，则说明豌豆是新鲜的。多食豌豆会令宝宝腹胀，脾胃虚弱的宝宝不宜多食，以免引起消化不良。

虾末菜花

□材料：菜花30克，虾10克

□调料：酱油、盐各适量

□做法

1.将菜花洗净，切小朵，放入开水中煮软后切碎。

2.把虾放入开水中煮后剥去皮，切碎，加入酱油、盐煮烂，倒在菜花上即可。

贴心小提示

这道菜在做时应注意，要把虾剥净皮，菜花、虾肉要切碎煮烂，以适应宝宝的咀嚼能力。此菜细嫩，味甘鲜美，食后容易消化。

菜花营养丰富，含有丰富的维生素A、B族维生素、维生素C和较丰富的钙、磷、铁等矿物质。尤其是维生素C的含量较多，摄入足量的维生素C后，不但能增强肝脏的解毒能力、促进生长发育，而且有提高机体免疫力的作用，能够防止感冒、坏血病等发生。

鸡蛋面片汤

□材料：面粉40克，鸡蛋黄半个，油菜20克

□调料：香油、酱油、盐各适量

□做法

1.将面粉放入碗内，加入鸡蛋黄，和成面团，揉好擀成薄片，切成小块，备用。

2.油菜择洗干净，切成碎末。

3.将锅内倒入适量清水，放在火上烧开，然后下入面片。

4.煮好后，加入油菜末、酱油、盐，滴入香油即可。

贴心小提示

此汤含有丰富的蛋白质、脂肪、碳水化合物，还含有一定量的钙、磷、铁、锌等矿物质及维生素A、维生素D、维生素E、维生素B_1、维生素B_2和烟酸等。能为宝宝提供所需的充分的热量、矿物质，是宝宝较好的营养食品，可促进宝宝健康生长。

6~7个月宝宝

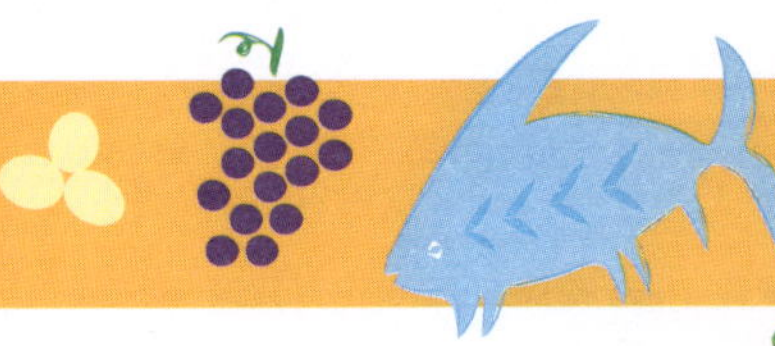

这个时期家长的爱会为宝宝心理健康的发展奠定良好的基础。

宝宝的体格发育特点

这个时期的宝宝无论从哪个方面都有了明显的发展。

>>宝宝的身体发育

	男宝宝	女宝宝
体重	约8.6千克	约8.2千克
身长	约70.1厘米	约68.4厘米
头围	约45.0厘米	约44.1厘米
胸围	约44.9厘米	约43.7厘米
坐高	约44.2厘米	约43.2厘米

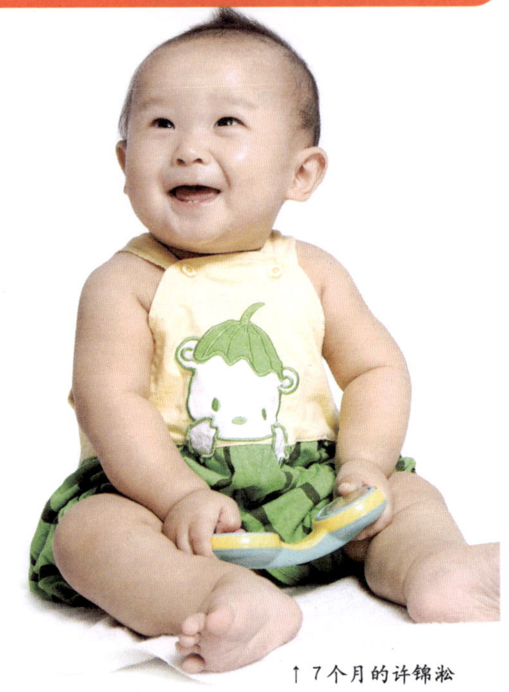

↑ 7个月的许锦淞

宝宝的智能发育

>>感官发育

6~7个月宝宝的听力比以前更加灵敏了，能分辨出不同的声音，并学着发声。而且宝宝已经能够区别亲人和陌生人，看见看护自己的亲人会高兴，从镜子里看见自己会微笑，如果和他玩“藏猫猫”的游戏，他会很感兴趣。这时的宝宝会用不同的方式表示自己的情绪，用笑、哭来表示喜欢和不喜欢。

>>心理发育

6~7个月的宝宝心理活动已经比较复杂了。他的面部表情就像一幅多彩的图画，会表现出内心的活动。高兴时会眉开眼笑、手舞足蹈、咿呀学语。不高兴时会发怒、又哭又叫。他能听懂严厉或柔和的声音。当你离开他时，他会表现出害怕的情绪。

情绪是宝宝的需求是否得到满足的一种心理表现。宝宝从出生到2岁，是情绪的萌发时期，也是情绪、性格健康发展的敏感期。家长对宝宝的爱、对他生长的各种需求的满足以及温暖的胸怀、香甜的乳汁、富有关爱的眼神、甜蜜的微笑、快乐的游戏过程等，都为宝宝的心理健康发展奠定了良好的基础，为宝宝的智力发展提供了广阔的课堂。

>>动作发育

6~7个月的宝宝已经开始会坐，会翻身。如果大人扶着他，能够站得很直，并且喜欢在扶立时跳跃。把玩具等物品放在宝宝面前，他会伸手去拿，并塞入自己口中。

妈妈经验谈

>>可以停止母乳喂养吗

宝宝离乳的过程是多样的

我们发现，在现实生活中，有一些家长误将“离乳”理解为当宝宝开始吃鸡蛋或米粥以后就中断母乳或配方奶的喂养。其实这种理解是错误的。

通过观察，根据宝宝的接受状态不同，离乳的过程可有多种不同的类型。

有的宝宝记住了母乳或配方奶以外的其他食物的味道以后，就渐渐不吃母乳或配方奶了。这样就在不知不觉中过渡到了吃代乳食品。

还有的宝宝始终不想离开母乳或配方奶。这样的宝宝一般夜里也要醒2～3次，醒来以后家长不给奶喝就哭个不停，就是在白天睡前也要吃母乳。如果硬性加以阻止，宝宝就会吮吸手指或咬毛巾。

还有的宝宝在一周岁以后仍要吃母乳，可在一岁半左右时，却出人意料地一下子就从喝母乳过渡到吃米面等食品了。

对于上面这几种宝宝，其实我们不能单纯地去进行强制性的离乳。如果母乳很充足，而且宝宝同时也愿意吃母乳以外的其他食物，那么就没有必要强行给宝宝离乳。

但是如果宝宝只喝母乳而不吃其他食物，同时母乳缺铁（母乳中铁含量较低），就有可能导致宝宝贫血。因此要给宝宝补充铁质，就要想办法给宝宝增加一些能够接受的辅食。

完全停止喂母乳或配方奶不可行

有些家长在宝宝可以接受母乳以外的食物时，会选择不再给宝宝喂母乳或配方奶。其实，完全停喂母乳或配方奶的做法，从营养角度来讲，对宝宝是不利的。

因为完全停止母乳或配方奶的喂养，就意味着宝宝必须吃下与母乳等量的辅食，可是6～7个月的宝宝是怎么吃也吃不下那么多辅食的。因此在母乳同前一个月一样充足，且宝宝本身并不讨厌吃母乳以外的其他食物的情况下，停止喂母乳不仅没有任何好处，反而会剥夺宝宝吃母乳时的快乐。

如果母乳分泌逐渐减少，就需要用配方奶来替换母乳，6～7个月大的宝宝喝奶一般已经不用奶瓶而用杯子喝了。

白天减少的母乳量，可用相应的配方奶来补充，但宝宝起床时的第一餐和夜里哭闹时还是喂母乳比较方便。晚上睡觉前的最后一次喂奶，如果母乳不足，还是喂配方奶比较好些。因为宝宝吃不饱就会在半夜里因肚子饿而哭闹，从而影响宝宝和家长的睡眠。

在离乳期间，有些妈妈无论宝宝夜里怎么哭闹也不喂母乳，而是以哄抱或听音乐的方式取代母乳而让宝宝入眠。这是被“离乳”这个词的表面意思所限而把握不住大局后出现的结果，也是要坚决禁止的。

>>喂养宝宝的小技巧

宝宝能吃辅食后，妈妈在喂宝宝喝果汁时，尽量用杯子装果汁给宝宝喝，而不要用奶瓶，以帮助宝宝学习使用杯子。如果想锻炼宝宝自己拿着杯子喝，可以给宝宝买一只防溢的婴儿学习杯，这种杯子的杯盖是固定的，即使宝宝将杯子打翻或掉落，杯子盖也不会掉下来。

另外，妈妈要为宝宝准备一支汤匙，匙身要覆有一层橡胶或厚塑料，这样的汤匙特别适合正在长牙的宝宝使用，因为宝宝用它吃东西既容易又舒服。

>>给宝宝多吃健脑食物

鱼类、蛋类、动物内脏、蔬菜、水果、核桃、腰果、牛奶、大豆及其制品等含有能促进脑细胞发育的必需营养物质。在宝宝脑发育时期，要多给宝宝吃这些健脑食物。

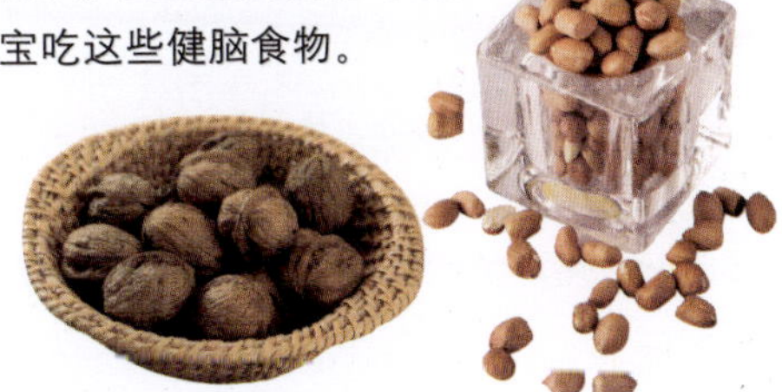

专家面面谈

>>喂养特点

为了宝宝的健康，6～7个月仍要坚持母乳喂养。

如果没有母乳喂养的条件，可以人工喂养。但是要注意这个时候奶量不再增加，每天喂3～4次，每次喂150～200毫升。

6～7个月的宝宝每天可吃两次粥，每次1/2～1小碗，可以吃少量烂面片及适量蛋黄，每日要喂些菜泥、鱼泥、肝泥等，但要注意从少到多逐渐增加辅食。

这个时期的宝宝正是出牙的时候，所以，应该给宝宝一些固体食物如烤馒头片、面包干、饼干等练习宝宝的咀嚼能力，让宝宝磨磨牙床，促进牙齿生长。

>>宝宝的辅食忌咸

在宝宝的饮食中，注意辅食不可太咸。宝宝辅食中适当加点盐，可使其味道鲜美，并能刺激味觉，促进食欲。但由于宝宝肾功能尚未发育成熟，不能像成人那样浓缩尿液以排出大量溶质，若吃的辅食太咸，会使血液中溶质含量增加，肾脏为排出过多的溶质，需汇集体内大量水分来增加尿量，这样，不仅会加重肾脏负担，还会导致身体缺水。另外，宝宝长期吃过咸的辅食，体内钠的含量增加，会影响钾在体内的分布，致使机体内钠、钾比例失调，发生新陈代谢紊乱。因此，宝宝的辅食以清淡为宜，稍稍有些咸味即可。

>>不宜给宝宝多吃甜食

7个月大的宝宝已经开始吃离乳食品，妈妈有时会给宝宝吃一些含糖较多的食物，但这个月宝宝的乳牙渐渐萌出，有的宝宝乳牙已经长出来了，如果此时再给宝宝喂过甜的食物，宝宝容易上瘾，时间久了，可能会造成龋齿。另外，摄入的糖过多也可能会导致宝宝肥胖。因此最好少给宝宝吃含糖量高的食物，需要时，可用水果代替含糖的点心。

1日辅食推荐

时间	辅食
早上6：00	母乳哺喂15～20分钟（或给予配方奶250毫升）
上午9：00	奶糕1/2～1块；蛋黄1/4～1/2个
中午12：00	母乳哺喂15～20分钟（或给予配方奶250毫升），少量鱼肉、菜汤
下午15：00	半个香蕉
晚上17：00	烂粥半碗加菜泥少许
晚上20：00	母乳哺喂15～20分钟（或给予配方奶250毫升）
晚上22：00	母乳哺喂15～20分钟（或给予配方奶250毫升）

温馨TIPS

贫血与脑发育有关吗

我们都知道，大脑是人体最重要的器官，也是人体供血量最多的器官。血液不仅为大脑提供足够的营养，还提供大脑工作时需要的氧气。

宝宝的大脑在婴幼儿时期正处于快速生长发育期，因此还需要血液提供足够的营养用于大脑的生长发育。如果婴儿时期贫血，大脑就得不到充分的养料，这时不仅影响大脑的功能，还会影响宝宝大脑的发育。

贫血的宝宝会出现反应低下、注意力不集中、记忆力差、易怒、烦躁、智力减退等表现。因此，一定要注意预防婴幼儿时期贫血的发生，以保证宝宝大脑的正常发育。

特别推荐

宝宝离乳的时间和方式

离乳时间

很多家长都在发愁，不知道自己的宝宝什么时候离乳合适。有的时候看着同月龄的宝宝已经离乳了，但是自己的宝宝却还停留在原地。不知不觉自己就觉得不安起来。

其实离乳的时间因为宝宝接受能力的不同也会有所差异。

为了宝宝的生长发育和妈妈健康的需要，在宝宝8～12个月时完全离乳是比较合适的。但也要根据具体的实际情况而定。比如说若宝宝正在生病，突然把奶换成其他食物，就容易造成宝宝消化不良，并使病情加重。如果是这种情况，应该等宝宝病愈后再离乳。若是妈妈体质不错，而且奶量也一直很充足，宝宝的辅食添加得比较晚，则可以稍晚些再离乳。

另外，离乳的时间选择还要注意季节，冬天和夏天的时候天气时冷时热，宝宝的消化力弱，抵抗力差，突然改变膳食习惯容易导致宝宝生病，所以离乳时间选在春天和秋天比较好。如果自己的宝宝离乳期正好处于不利于离乳的季节，那么稍微晚一点离乳也是可以的。只要注意给宝宝添加辅食，那么完全不会造成宝宝营养跟不上的状况。

离乳方式

离乳的方式也很重要。就像我们接受什么事物都有一个循序渐进的过程一样，宝宝开始离乳至完全离乳需经过一段时间的适应过程，也就是一顿一顿地用辅助膳食代替母乳，逐渐实行离乳。

有些妈妈平时没有做好给宝宝离乳的准备，也没能逐渐改变宝宝的膳食结构，而是采用在乳头上抹黄连、辣椒汁、清凉油等办法，突然不给宝宝吃奶，致使宝宝因突然改变膳食而适应不了，连续多日又哭又闹、精神不振、不愿吃饭、体弱消瘦，影响其发育，甚至引发疾病，这种方式显然是不正确的。

正确的离乳方式是从4个月起逐渐给宝宝添加些辅食，如米汤等，逐渐过渡到吃蛋黄、烂面条、菜泥、豆腐等；宝宝长牙以后，可吃点饼干、烂饭或面片等，减少哺乳1～2次，使胃肠消化功能逐渐与辅食相适应；10个月后，可以以米面类食物代替主食，奶类为辅食，这样，等到离乳的时候宝宝就适应了。

开始离乳时一定要耐心喂宝宝其他食物，或让宝宝离开妈妈1～2日。千万不要操之过急，以免引起反效果。

宝宝离乳后的营养调配

母乳喂养到6个月以后，由于宝宝迅速生长发育，母乳中的营养成分已经不能满足宝宝的需要。所以从这个时候开始添加的辅食，应该以补充宝宝所缺乏的营养为主要目的。

离乳后，宝宝每日需要的热能大约为1100～1200千卡，蛋白质为35～40克，需要量比较大。这个时期由于宝宝的消化能力比较差，不宜进食固体食物，所以应该在原有的辅食的基础上，逐渐增添新品种，逐渐由流质、半流质软食改为固体食物。

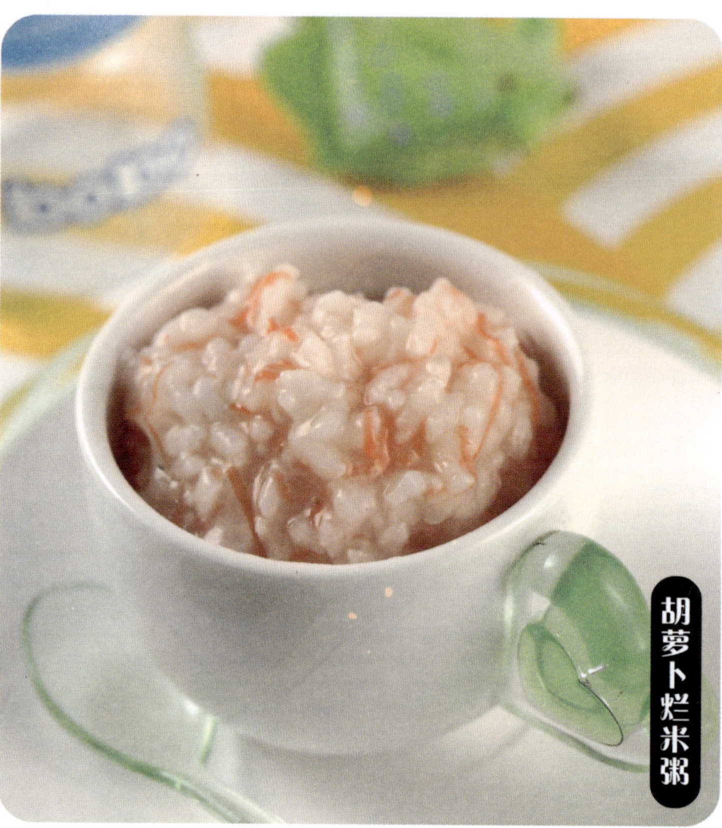

■ 胡萝卜烂米粥

□**材料：** 新鲜胡萝卜1根，粳米适量

□**调料：** 无

□**做法**

1.将胡萝去掉根部、顶部，然后用清水清洗干净。

2.把洗净的胡萝卜切成块，放到笼屉上蒸至烂熟，捣烂成泥。

3.将粳米淘洗干净，放到锅里用小火一直煮至烂熟。

4.往熟粥里加入胡萝卜泥，搅匀后再稍微煮一煮，出锅即可喂食。

贴心小提示

这道宝宝餐含有丰富的胡萝卜素，可以给宝宝当作主食食用。

■ 营养蛋饼

□**材料：** 鸡蛋黄半个，净鱼肉20克，净洋葱10克

□**调料：** 黄油6克，番茄沙司10克

□**做法**

1.将洋葱洗净，切成碎末；鱼肉煮熟，放入碗内研碎。

2.将鸡蛋液放入碗内，加入鱼肉泥、洋葱末调拌均匀成馅。

3.把黄油放入平底锅内熔化，将馅团压成小圆饼，放入油锅内煎炸。

4.煎好后把番茄沙司浇在上面即可。

■ 珍珠汤

□**材料：** 面粉40克，蛋黄1个，虾仁10克，菠菜20克

□**调料：** 高汤200克，香油、盐各少许

□**做法**

1.将鸡蛋磕破，取蛋黄与面粉、水和成稍硬的面团。

2.将面团揉匀，擀成薄面皮，切成黄豆粒大小的丁，再搓成面球。

3.虾仁洗净，用水泡软后切成小丁，菠菜择洗干净，用开水烫一下，切成细末。

4.将高汤放入锅内，置大火上烧开，放入面球煮至六成熟时放入虾仁丁，拌匀。

5.最后煮熟时加入菠菜末、盐、香油拌匀，盛入小碗内即可。

牛奶鲑鱼汤

□**材料：** 鲑鱼肉少许，奶粉3大匙

□**调料：** 无

□**做法**

1.鲑鱼肉放入容器中，洒上少许水，用保鲜膜封起，放入微波炉中加热。

2.取出鲑鱼肉，捣碎。

3.用适量热水溶解奶粉，与捣碎的鲑鱼肉一起放入锅里煮片刻即可。

贴心小提示

鲑鱼含有丰富的ω-3不饱和脂肪酸，可提高宝宝记忆力，对婴幼儿的视力及脑发育十分有利。鲑鱼还含有维生素B_1、维生素B_2、维生素B_{12}和维生素D等营养成分，有益于宝宝的健康发育。奶粉由鲜奶加工而成，基本上保持了鲜奶的营养，能为宝宝提供钙、蛋白质等营养成分。这道牛奶鲑鱼汤富含婴幼儿生长发育所需的多种营养成分，对宝宝的脑发育较有助益。

鲜虾肉泥

□**材料：** 鲜虾肉50克

□**调料：** 盐、香油各适量

□**做法**

1.将鲜虾肉洗净，放入碗内，加水少许，上笼蒸熟。

2.加入香油、盐，搅匀即可。

贴心小提示

做时要注意：要将虾皮剥净，肉要蒸熟、蒸烂。

虾泥软烂、鲜香，含有丰富的蛋白质、脂肪，其中含有多种人体必需的氨基酸及不饱和脂肪酸，是宝宝极佳的健脑食品。

此外，虾还含有钙、磷、铁及维生素A、维生素B_1、维生素B_2和烟酸等营养素。

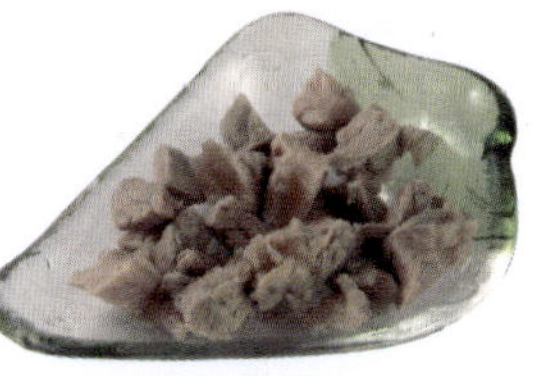

黄金肉末

□**材料：** 瘦肉100克，葱末、姜末各适量

□**调料：** 酱油适量

□**做法**

1.将瘦肉洗净，片去筋络，剁成细末。

2.锅置火上，放入植物油烧热，下入肉末不断煸炒。

3.炒至八成熟时，加入葱末、姜末和酱油，炒至全熟即可。

贴心小提示

肉末含有丰富的营养成分，有滋补肾阴、滋养肝血、润泽皮肤等功效。

宝宝食用这道美味的料理，能促进生长发育，强壮身体。料理时肉末一定要剁细、炒熟。

7~8 个月宝宝

这个月宝宝长乳牙了，家长要注意护理宝宝的乳牙。

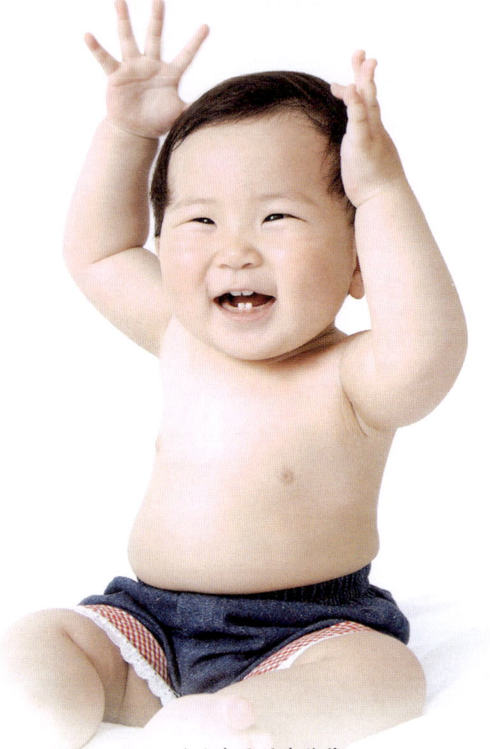

↑ 8个月的武悠然

宝宝的体格发育特点

这个月，宝宝各方面的能力又更进了一步，性格特征也越来越鲜明。

>>宝宝的身体发育

	男宝宝	女宝宝
体重	约9.1千克	约8.5千克
身长	约71.5厘米	约70.0厘米
头围	约45.1厘米	约44.2厘米
胸围	约45.2厘米	约44.1厘米
坐高	约44.7厘米	约43.8厘米

宝宝的智能发育

>>感官发育

7～8个月的宝宝能发出各种单音节的音，会渐渐地从无意识的发音发展到有意识地叫爸爸、妈妈。这标志着宝宝已步入了学习语音的敏感期，家长要敏锐地捕捉住这一教育契机，每天在宝宝愉快的时候，给他朗读图书上的小故事、念儿歌、说说绕口令等，以增强他的语言能力。

>>心理发育

7～8个月的宝宝脸上经常会显露出幸福的微笑，常常模仿家长对他发出的声音，能够感受到更多的情绪变化。

>>动作发育

7个月的宝宝各种动作开始有意向性，会用一只手去拿东西；把玩具拿起来，在手中来回转动；还会把玩具从一只手递到另一只手或用玩具在桌子上敲着玩；仰卧时会将自己的脚放在嘴里啃。

妈妈经验谈

>>宝宝离乳食物的添加顺序

由于宝宝的胃肠功能尚未成熟，因此家长在给宝宝添加辅食时要循序渐进，让宝宝一点一点适应，从而过渡到与大人吃同样的食物。

1. 首先应添加谷类食物

给宝宝首先添加的食物应该是谷类食物，米粉或面包这类谷类食物可以提供碳水化合物和B族维生素。如果给宝宝添加的第一种辅食是大米粉的话效果会更好一些。一般添加米粉两周后，宝宝就能学会吞咽。如果临睡前给宝宝喂些米粉，宝宝睡觉的时间可能会长一些。

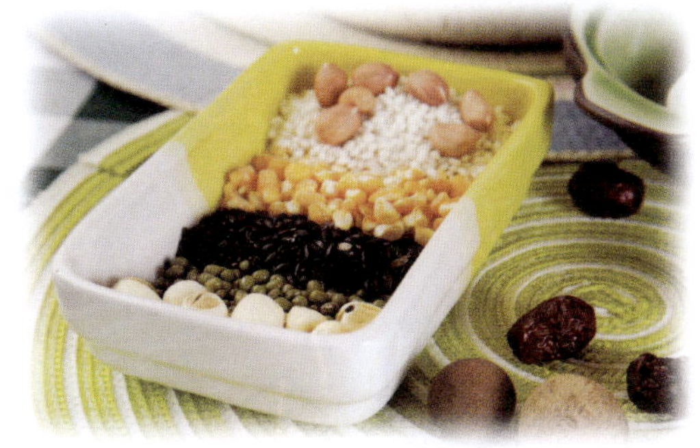

2. 添加蔬菜汁、水果

添加谷类食物一两周后，可以给宝宝在上午时喂些水果泥。一个星期后，可以在午餐时给宝宝喂些蔬菜泥。

蔬菜和水果可提供较多的维生素C和矿物质。可以添加的食物有苹果、梨、香蕉、桃和杏等。水果中，芒果和柠檬易引起过敏反应，因此一岁以内有过敏体质的宝宝不宜食用。

3. 添加肉类食物

在给宝宝添加蔬菜、水果一段时间后，在午餐时可以给宝宝吃点肉类食品。

宝宝生长发育需要蛋白质，富含蛋白质的食物也含铁，畜肉、禽肉、鱼、蛋和动物血都是蛋白质和铁的优良来源，而且它们所含的铁很容易被人体吸收利用。

添加肉类时，可以先喂宝宝鸡肉和羊肉，再喂牛肉，最后喂猪肉和动物肝脏。宝宝也可以吃些肥肉，肥肉不含纤维，比较滑嫩，宝宝很容易接受。

产鱼地区的人们通常最早给宝宝添加的肉类食物是鱼肉，鱼肉比较细嫩，宝宝比较容易适应。但要注意给宝宝喂鱼肉时，一定要将刺剔除干净。

注意不要给宝宝吃含有亚硝酸盐的肉类，如腌肉、熏肉和午餐肉等。

>>不要给宝宝喂过多的牛奶

有的宝宝只爱喝牛奶，不吃其他食品，家长也认为，宝宝喝的牛奶越多就越有营养，其实不然。牛奶中乳糖含量较多，宝宝摄入过量乳糖将影响消化、吸收，导致腹泻。牛奶中的磷含量过高，会“排挤”体内的钙元素，引发低血钙抽筋。牛奶含铁很低，吸收也差，仅为母乳的20%，喂牛奶过多会致使铁不足而发生贫血。

合理掌握喂牛奶的量十分重要，一般牛奶总量一天不要超过600毫克。

温馨TIPS

有的宝宝拒绝辅食怎么办

在离乳期间，有些宝宝每顿辅食总是吃一点就不再吃了，要吃母乳。这种情况是因为宝宝一直恋着妈妈的奶，所以就不肯吃辅食，总想着还有奶可吃。

可以在给宝宝制作饮食的时候，改变一下以往的制作方法，尽量把食物做得精致可爱，这样能够从视觉上刺激宝宝对于食物的需要。

专家面面谈

>>喂养特点

不管是母乳喂养还是人工喂养的宝宝，在7～8个月时每天的奶量仍不变，分3～4次喂养。家长千万不能想着自己的宝宝已经吃了很多辅食了，奶量减少一些也无所谓。

这个时期的辅食除每天给宝宝两顿粥或煮烂的面条之外，还可以适当添加一些豆制品。但是宝宝每天仍要吃菜泥、鱼泥、肝泥等。这个时期，宝宝吃的鸡蛋可以用蒸或煮的方法来料理，但是要注意宝宝这个时期仍然只能吃蛋黄。

在宝宝出牙期间，还要继续给他吃小饼干、烤馒头片等，让他练习咀嚼能力。

>>恰当地给宝宝吃零食

7～8个月的宝宝非常好动，整天活动会消耗掉大量的热能。因此，每天在正餐之间恰当补充一些零食，能更好地满足新陈代谢的需求。研究表明，宝宝恰当吃一些零食会营养更均衡，这是摄取多种营养的一条重要途径。

爱吃零食并不是坏习惯，关键要把握一个科学的尺度。首先，吃零食时间要恰当，最好安排在两餐之间，不要在餐前半小时至1小时吃。其次，零食量要适度，不能影响正餐。另外，要选择清淡、易消化、有营养、不损害牙齿的小食品，如新鲜水果、果干、坚果、牛奶、纯果汁、奶制品等，不宜选太甜、太油腻的零食。

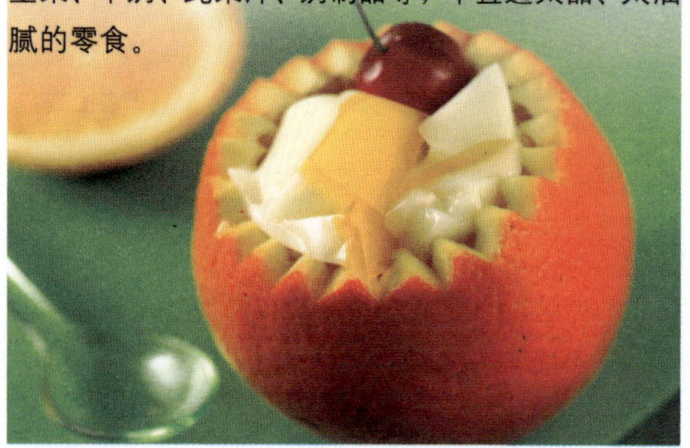

1日辅食推荐

早上6:00	母乳哺喂15～20分钟（或配方奶220毫升，白糖适量）
上午9:00	母乳哺喂10～15分钟（或配方奶110毫升，白糖适量）；馒头1个；炒鸡蛋1个；婴儿鱼肝油滴剂（遵医嘱）
上午10:00	苹果泥（苹果1/4个）
中午12:00	小馄饨1小碗
下午15:00	小蛋糕1个；母乳哺喂10～15分钟（或配方奶110毫升，白糖适量）
下午18:00	豆腐肉末粥1小碗
晚上22:00	母乳哺喂20分钟（或配方奶220毫升）

温馨TIPS

黄豆有哪些营养价值

我们一直都提倡食用豆制品。但是作为豆制品的主流军——黄豆，究竟有哪些营养价值呢？

黄豆是含蛋白质最丰富的植物性食物，它的蛋白质的质量和蛋、奶食物中蛋白质相似，含量却超过肉类、蛋类，约相当于牛肉的两倍，鸡蛋的两倍半，因此，科学家把黄豆称为"蛋白质的仓库"。黄豆中的脂肪含量达18%，以不饱和脂肪酸居多，质量好，极易消化吸收，还含有丰富的必需脂肪酸和亚麻油酸，是人体维持健康不可缺少的。黄豆中含有钙、磷、铁、铜、锌、碘，以及维生素B_2、烟酸、维生素E，黄豆芽中维生素C丰富，因此黄豆芽是矿物质、维生素的良好来源。所以黄豆也是宝宝平衡膳食中必不可少的食品。

特别推荐

培养宝宝良好的膳食习惯

习惯成自然，任何一种良好的习惯的养成，都应该从婴儿时期做起，当然进餐习惯也不例外。有了良好的进餐习惯，才能保证宝宝的进食量，使宝宝获得充足的营养，保证身体的健康。

培养宝宝良好的膳食习惯应该从下面6点开始：

1.进餐的次数和进餐的时间要有规律。

2.注意食物的色、香、味俱全。需要注意的是宝宝的食物要软和烂，便于宝宝咀嚼和吞咽。

3.培养宝宝清洁的卫生习惯。

4.培养宝宝逐步适应使用餐具，训练宝宝正确的握匙姿势和使用匙子盛饭。

5.尽量避免宝宝养成挑食和偏食的习惯，让宝宝各种食物都要吃。

6.饭前不要让宝宝吃零食和喝水。

在这里要提醒家长的是，良好的膳食习惯是需要长期努力坚持的。所以家长一定要有意识和有毅力地来培养宝宝的习惯，不要因为宝宝的任性而一时妥协。另外，好的榜样对于宝宝来说也是非常重要的，家长一定要做到以身作则。

温馨TIPS

酸奶成分与鲜牛奶相似吗

有的人觉得酸奶和鲜奶都是奶，所以应该差不多吧？

如果你有这种想法的话，那么就要看一下下面的内容了。

首先我们来看牛奶。我们都知道牛奶中营养成分丰富，每100克牛奶含水分87克、蛋白质3.3克、脂肪4克、碳水化合物5克、钙120毫克、磷93毫克、铁0.2毫克、维生素A 140国际单位、维生素B_1 0.04毫克、维生素B_2 0.13毫克、烟酸0.2毫克、维生素C1毫克，可供热量69千卡。

其中，牛奶中含有的磷对促进宝宝脑发育有着重要的作用；维生素B_2有助于视力的提高；钙可增强骨骼、牙齿的强度，并促进智力发育；乳糖可促进人体对钙和铁的吸收，增强肠胃蠕动，促进排泄等。

接下来我们来看酸奶。酸奶的成分与鲜牛奶相似，但酸度增加了一些，乳凝块也变细了，利于消化吸收，并可以刺激胃酸分泌。这时牛奶中的乳糖已被发酵成乳酸，有“乳糖不耐受症”的宝宝喝酸奶不会出现腹痛、腹泻的情况。因而酸奶尤其适合于胃肠消化力较弱或患腹泻的婴儿。

推荐宝宝餐

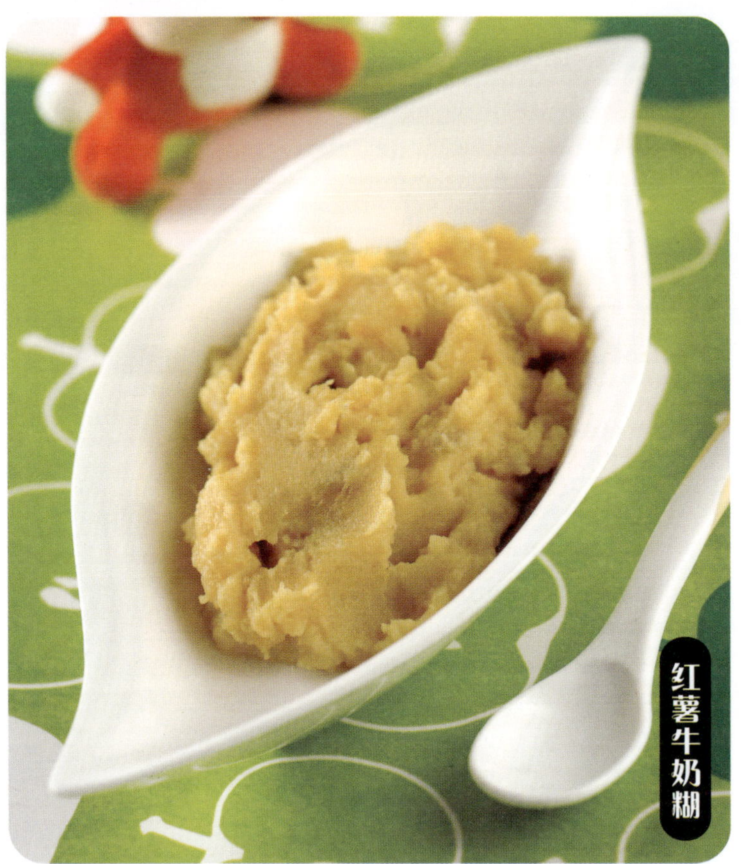
红薯牛奶糊

红薯牛奶糊

□材料：红薯60克，牛奶100毫升

□调料：无

□做法

1.红薯洗净，去皮煮熟，用汤匙压成泥。

2.把牛奶倒入薯泥中，将两者混合搅拌均匀即可。

贴心小提示

这款料理含有丰富的蛋白质、膳食纤维、矿物质、维生素，十分适合宝宝食用。

土豆泥

□材料：土豆50克

□调料：白糖适量

□做法

1.将土豆去皮，洗净，蒸熟。

2.将蒸熟的土豆用勺压烂成泥，加适量白糖拌匀即可。

贴心小提示

这款料理软烂，富有营养。土豆含有丰富的膳食纤维，能促进宝宝胃肠蠕动，防止便秘，是婴幼儿较好的辅助食品。

素腊肠西红柿

□材料：西红柿20克，素腊肠10克

□调料：肉汤适量

□做法

1.将西红柿洗净；用热水烫后去皮，去子，切碎；素腊肠切碎。

2.锅置火上，放入肉汤，下入西红柿碎、素腊肠末，边煮边搅拌，并将其研成糊状即可。

贴心小提示

这款料理的特点是软烂，鲜香。此菜含有多种营养素，可增强宝宝免疫力，对宝宝生长发育特别有益。

四色豆糖水

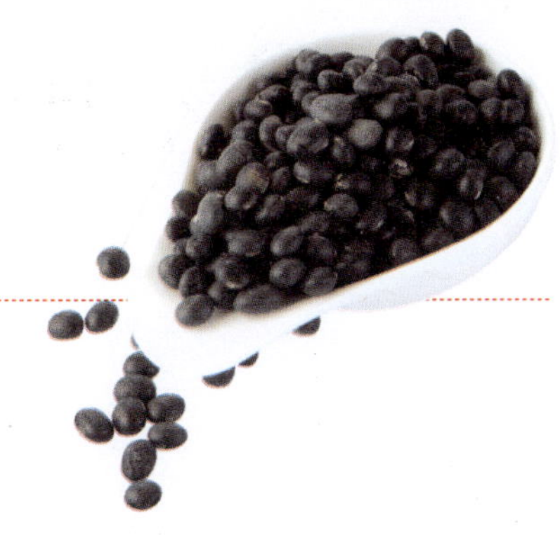

□材料：红豆、绿豆、黄豆、黑豆各100克，陈皮1块

□调料：糖适量

□做法

1.将红豆、绿豆、黄豆、黑豆洗净，去皮。

2.陈皮浸软，将陈皮瓤刮去，洗净，备用。

3.将红豆、绿豆、黑豆、黄豆、陈皮一起放入煲中加适量水煲煮。

4.大火煮开后，改用小火煲90分钟，加入糖再煲10分钟即可。

贴心小提示

黄豆含丰富的蛋白质，味甘，性平，能宽中下气，消肿毒，利大肠；红豆含淀粉、蛋白质和多种维生素，可改善泻痢湿热症状；黑豆味甘，性平，能养血补气，滋补肾脏；绿豆能解暑，止湿利尿，解热毒。

这款料理能清热解毒，补肾养肝，利尿，止泻痢，十分适合宝宝在夏季饮用。

鸡肉末豆腐

□材料：鲜嫩豆腐1小块，鸡肉50克，蛋黄半个，细油菜丝、细火腿丝各适量

□调料：盐适量，淀粉少许

□做法

1.先把鸡肉洗净，剁成泥，加上蛋黄和少许淀粉一同搅拌成鸡肉末。

2.把豆腐洗净，用开水氽烫一下，研成泥。

3.锅里放油后先放入豆腐泥炒好，再放入鸡蓉翻炒几下，然后撒上细火腿丝和细油菜丝炒熟即可。

贴心小提示

豆腐含有丰富的优质植物蛋白、钙质，鸡肉中富含优质动物蛋白，这两种食物结合在一起，更能促进宝宝的生长发育。

磨牙果酱薄饼

□材料：面粉60克，蛋黄2个，牛奶150克，肥肉1小块

□调料：黄油1大匙，果酱适量

□做法

1.将面粉放入碗中，加入蛋黄，用竹筷搅拌均匀，再加上化开的黄油、牛奶，搅拌约20分钟成面糊状。

2.锅置火上，用肥肉把锅四周抹一下，倒入一汤勺面糊烙成薄饼。

3.在薄饼上放一点果酱，卷起即可。

贴心小提示

此饼含有多种宝宝生长发育所必需的营养素，不但能满足宝宝的营养需求，还能让长牙期间的宝宝当成磨牙食品。

此饼如一次吃不完，可密封后放入冰箱中保存。

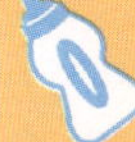

8~9个月宝宝

这个时期宝宝已坐得很好，即使大人放开手，也能坐得稳稳当当了。此时家长应该培养宝宝坐便盆的习惯。

○ 宝宝的体格发育特点

这个时期大部分宝宝已经开始出牙。

>>宝宝的身体发育

	男宝宝	女宝宝
体重	约9.2千克	约8.6千克
身长	约72.7厘米	约71.3厘米
头围	约45.3厘米	约44.3厘米
胸围	约45.6厘米	约44.4厘米
坐高	约45.7厘米	约44.7厘米

○ 宝宝的智能发育

>>感官发育

8~9个月的宝宝看见熟人会用笑来表示认识他们，看见亲人或看护他的人便要求抱，如果把他喜欢的玩具拿走，他会哭闹；对新鲜的事情会引起惊奇和兴奋；从镜子里看见自己，会到镜子后边去寻找；能模仿大人发出单音节词，有的宝宝已经会发出双音节词“妈妈”了。

>>心理发育

8~9个月的宝宝常有怯生感，怕与家长尤其是妈妈分开，这是宝宝正常心理的表现，一般在短时间内可自然消失。对宝宝的怯生，可以在教育方式上加以注意，如经常带宝宝逛街、上公园等，这样可使宝宝怯生的程度减轻。扩大宝宝的接触面，尊重他的个性，不要过度呵护，培养宝宝勇敢、自信、开朗、友善、富有同情心的良好心理素质。

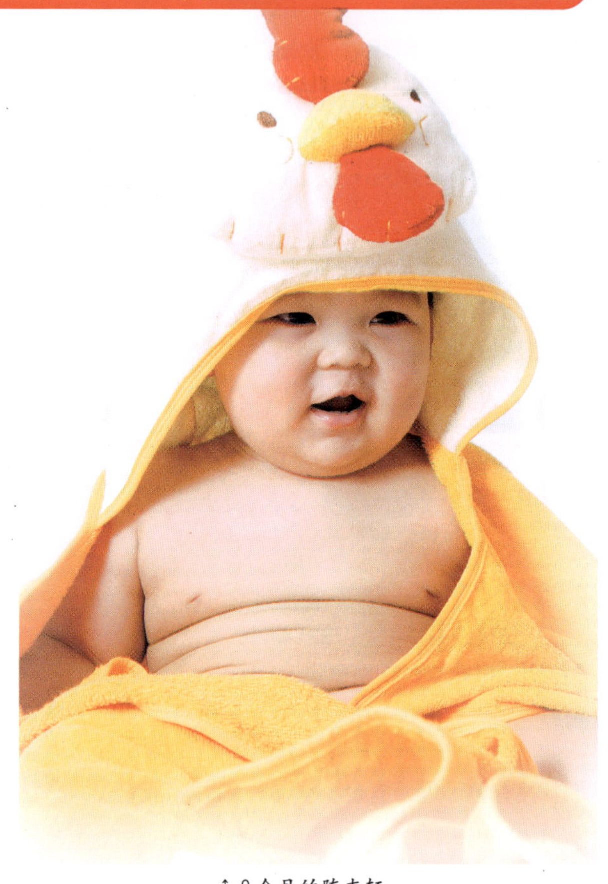

↑ 9个月的陈志轩

>>动作发育

8~9个月的宝宝不仅会独坐，而且能从坐位躺下，扶着床栏杆站立，并能由立位坐下，俯卧时用手和膝趴着能挺起身来。会拍手，会用手挑选自己喜欢的玩具玩，会独自吃饼干。

妈妈经验谈

>>喂养宝宝的误区

有时候，家长们喂养宝宝总是用理所当然的想法来喂，殊不知已经陷入了很多误区之中。究竟你有没有陷入这些误区呢？现在我们一起来看看下面的内容便知道了！

误区 1：用葡萄糖代替其他糖

如果常用葡萄糖代替其他糖，肠道中的双糖酶和消化酶就会失去作用，使胃肠懒惰起来，时间长了就会造成消化酶分泌功能低下，导致消化功能减退，影响宝宝生长发育。

误区 2：用麦乳精代替奶粉

麦乳精的营养价值远远低于奶粉，如麦乳精中蛋白质的含量仅为奶粉的 35%，食用麦乳精只能增加热能，不能供给机体足够的营养。

误区 3：用市售果汁代替水果

一些新妈妈常给宝宝喝市售的橙汁、果味饮料或橘子汁，以代替吃新鲜水果，这种做法是错误的。因为新鲜水果不仅含有丰富的营养成分，而且在宝宝吃水果时，还可锻炼咀嚼肌及牙齿的功能，刺激唾液分泌，促进宝宝的食欲。而各类果汁里皆含有食用香精、色素等食品添加剂，且甜度高，会影响宝宝食欲。

误区 4：用鸡蛋代替主食

过多吃鸡蛋会增加宝宝胃肠负担，甚至引起消化不良性腹泻。因此，宝宝吃鸡蛋不宜多，此时一般每天不超过 1 个鸡蛋就足够了。

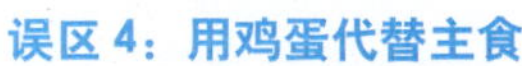

←鸡蛋虽然营养丰富，但 1 岁以内的宝宝不宜多吃。

误区 5：给宝宝吃的食物品种很单调

很多妈妈认为，宝宝太小，只要喂饱了他们的小肚子就行了，她们在食物上很少变花样，烹调方法也很单一。每天给宝宝不是吃青菜、鱼和蛋黄，就是将菜粉、鱼粉等拌在稀粥或稀饭里。

但长久这样下去，难以促进宝宝的味觉发育，使他们不会分辨各种食物的味道和质地，时间久了还会因营养不均衡而发生营养不良。因为没有任何一种天然食物含有人体所需的各种营养素，只有通过给宝宝喂多种食物才能使他们得到全面的营养。这样也容易使宝宝不愿意接受新的食物，养成挑食和偏食的饮食习惯。

营养专家主张，宝宝到了 1 岁以后，每天至少提供 10 种以上的食物，以后再逐渐增加到 30 种为好，这样才有利于宝宝的生长发育。

温馨 TIPS

用豆制代乳粉喂养宝宝可以吗

豆制代乳粉是以大豆为基础原料配制的代乳粉，基本成分有黄豆粉、米粉或麦粉，加入糖、植物油、骨粉、蛋黄、盐、维生素等配制而成，其营养成分及热量近似于牛奶，基本上能满足宝宝生长发育的需要。

在母乳缺乏而乳及乳制品又供应不足的地区，可以用豆制代乳粉来喂养婴儿，也可用于喂养对牛奶过敏及有乳糖不耐受症的宝宝。

在经济条件差的地区，也可利用当地资源，在家用黄豆粉、米粉或面粉，加入鸡蛋、蛋壳粉、芝麻等食品自制简易代乳粉喂养宝宝。

但是要注意的是，市场上售卖的糕干粉、奶糕等主要为米粉和糖混合制成，其中的主要营养成分如蛋白质、脂肪、钙等含量偏低，且质量差，不能满足宝宝生长发育的需要，不宜作为婴儿代乳品来喂养婴儿，只能代替粥或面糊作为4个月后婴儿的辅助食品。

专家面面谈

>>喂养特点

从宝宝8个月的时候开始，很多妈妈都发现自己的母乳开始减少了。有些妈妈的奶量虽没有减少，但质量已经下降。所以此时必须给宝宝增加辅食，以满足宝宝生长发育的需要。宝宝8～9个月时，消化蛋白质的胃液已经充分发挥作用了，可以多吃一些富含蛋白质的食物，如豆腐、奶制品、鱼、瘦肉末等。

但是要注意宝宝吃的肉末，必须是新鲜瘦肉，可以剁碎后蒸烂吃。如果宝宝对于猪肉的接受程度不高，那么鱼肉是很好的选择，注意要把鱼肉上的刺全部剔除掉。

如果现在宝宝仍然处于离乳期，那么一定要注意观察宝宝对于辅食的接受状态，以免因为一时的疏忽造成宝宝的营养不良。而且离乳的过程一定要记得循序渐进，只要宝宝能够接受辅食，那么迟一些离乳也是可以的。

但是要注意，如果宝宝对于辅食的接受程度不高，没有任何兴趣的话，一定要去咨询育儿专家，根据实际的情况来分析并制定对策。

>>不要给宝宝盲目地过量补锌

有些妈妈一听说宝宝有点缺锌，除了服用锌制剂外，同时还让宝宝吃很多锌强化食品，并长期以大量这类食品代替富含锌的日常食物。

锌对宝宝的生长发育固然不可缺少，但也并不是多多益善，补充过多也会损害宝宝的健康。

儿科专家指出，补锌过量可使吞噬细胞的功能被抑制，因而杀菌能力下降，免疫功能被削弱；会影响铁在体内的吸收和利用，使血液、肝脏、肾脏等器官含铁量下降，导致缺铁性贫血发生；还会刺激消化道黏膜，使宝宝产生恶心、呕吐、消化不良及腹部疼痛等不适症状；使宝宝体内的性激素增多，促使性腺提早发育或发育得过快，引起性早熟。

因此，妈妈在为宝宝补锌时不可盲目地乱补，一定要在医生指导下正确补充。

1日辅食推荐

时间	辅食
早上6：00	母乳哺喂15分钟（或配方奶220毫升），鲜肉小包子2个
上午9：00	饼干15克，鲜果汁100毫升，婴儿鱼肝油滴剂（用量遵医嘱）
中午12：00	蛋花青菜面1小碗
下午15：00	母乳哺喂15分钟（或配方奶220毫升），甜橙1个
晚上18：00	清蒸带鱼；米粥1小碗
晚上20：30	母乳哺喂20分钟（或配方奶220毫升）

温馨TIPS

宝宝需要添加含蛋白质丰富的食物吗

我们知道，蛋白质是构成人体的重要物质，身体中各种组织肌肉、骨骼、皮肤、神经等都含有蛋白质。

由于各种食物中氨基酸的含量、所含氨基酸的种类各异，且其他营养素（脂肪、糖、矿物质、维生素等）含量也不相同，因此，给宝宝添加辅食时，除了常规我们知道含有丰富蛋白质的食物之外，还可以根据当地的特产，因地制宜地为宝宝提供富含蛋白质的食物。

蛋白质食品价格均较昂贵，家长可以利用几种廉价的食物混合在一起，提高蛋白质在身体里的利用率，例如，单纯食用玉米的生物价值为60%、小麦为67%、黄豆为64%，若把这三种食物按比例混合后食用，则蛋白质的利用率可达77%。

特别推荐

改变宝宝不爱吃蔬菜的5大步骤

很多妈妈都觉得自己的宝宝不爱吃蔬菜，并且因此而倍感苦恼。其实让宝宝吃蔬菜并不是那么困难的事情。

现在让我们从改变食物的外观开始，5大步骤让宝宝爱上蔬菜！

步骤1：改变食物的外观，有形变无形

可将蔬菜切碎，剁成菜泥或者打成蔬菜汁，在里面加上冰糖来调味。也可以用各种模具将味道较重的蔬菜切成各种形状，如小动物、小星星、小月亮的形状，吸引宝宝的注意力。

步骤2：改变烹饪方法

同样的蔬菜，利用不同的烹饪方法，也可以做出完全不一样的口感。同时要注意色、香、味俱全，这让才能让宝宝胃口大开。比如把生菜和火腿混合在一起夹进三明治里面。

步骤3：使用障眼法

购买造型可爱的餐具可以增加宝宝进食的乐趣，或者把蔬菜剁碎包在饺子、包子里面，把蔬菜和宝宝喜欢的食物一起烹煮。喂宝宝的时候，可以把宝宝喜欢的食物放在上面，不喜欢的食物埋在下面，使宝宝忽略他不喜欢的部分。

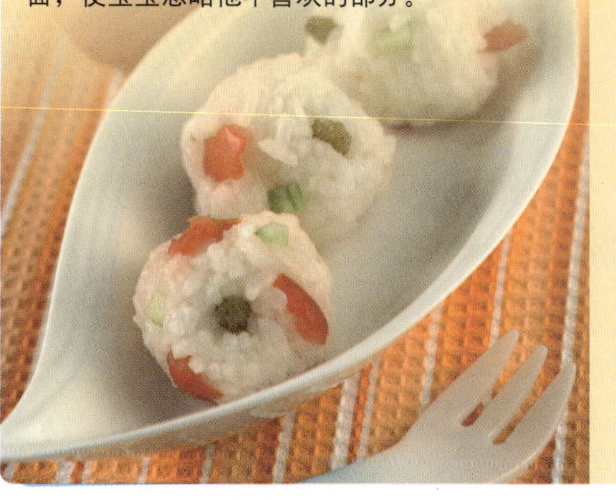

步骤4：借力使力

对于年龄大些的宝宝，可以利用宝宝喜欢的故事中的人物或者动物，编成故事来诱使宝宝吃蔬菜。比如，“大力水手就是吃了菠菜力气才会变大的！如果你想要和大力水手一样强壮，那么就要多吃菠菜哟！”“兔宝宝就是吃了胡萝卜才那么可爱呢！如果你想和兔宝宝一样被大家喜欢，那么是不是应该多吃些胡萝卜呢？”

步骤5：以身作则

很多长大懂事的宝宝都会看着家长来进行一些行动。所以有的家长不爱吃蔬菜的话，那么宝宝不吃蔬菜的可能性也比较大。甚至有的宝宝还会以此为借口来反驳家长。所以建议家长在宝宝的面前不要有偏食的不良示范，最好表现出吃什么都津津有味的样子，并且向宝宝解释吃蔬菜的好处和不吃蔬菜的坏处，让宝宝自然而然地喜欢上吃蔬菜。

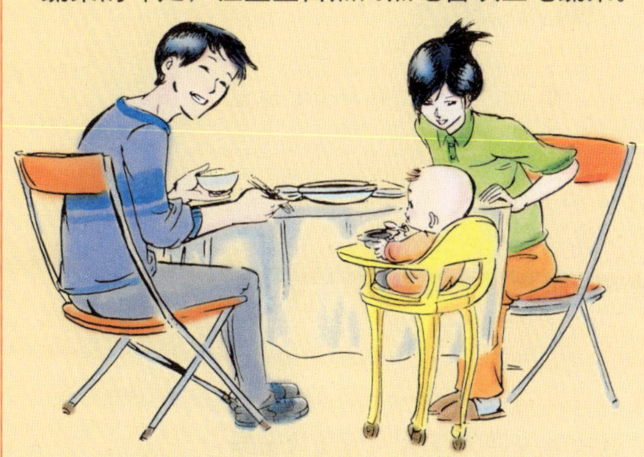

↑如果想让宝宝不偏食，大人就要以身作则。

推荐宝宝餐

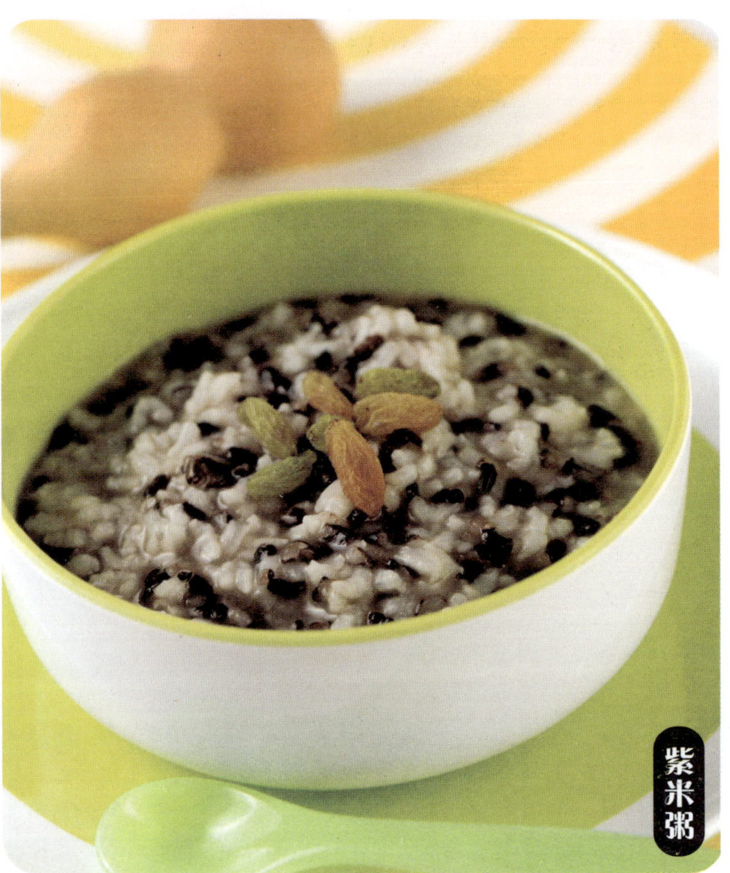

紫米粥

□**材料：** 紫米、芸豆、葡萄干各适量

□**调料：** 无

□**做法**

1.将紫米、芸豆分别洗干净，一起放入锅内，加适量水煮熟。

2.在粥上面撒上葡萄干，以增进宝宝的食欲。

贴心小提示

这款粥里含有丰富的维生素和碳水化合物，作为主食给宝宝食用非常合适。

红小豆花生糖水

□**材料：** 红小豆、花生各100克，红枣12颗，麦芽50克

□**调料：** 白糖适量

□**做法**

1.将红小豆浸洗，备用；红枣洗净，去核，备用；花生、麦芽分别洗净，备用。

2.将红枣、麦芽、红小豆、花生放入煲中，大火煮开后，改用小火煲90分钟。

3.最后放入白糖煮溶即可。

飘香米粥

□**材料：** 大米、紫米各50克，芝麻10克，山楂糕20克，生山楂1个

□**调料：** 糖桂花

□**做法**

1.芝麻炒香，备用；山楂糕切成小块；山楂洗净，去核，切碎。

2.紫米、大米淘洗干净，加水和碎山楂一起入锅，煮成软烂的粥。

3.把炒过的芝麻剁碎，撒进粥锅中搅匀。

4.把粥盛进小碗，上面撒上山楂糕碎末，加一点糖桂花即可。

贴心小提示

紫米含有多种氨基酸及多种微量元素，能促进宝宝健康发育。

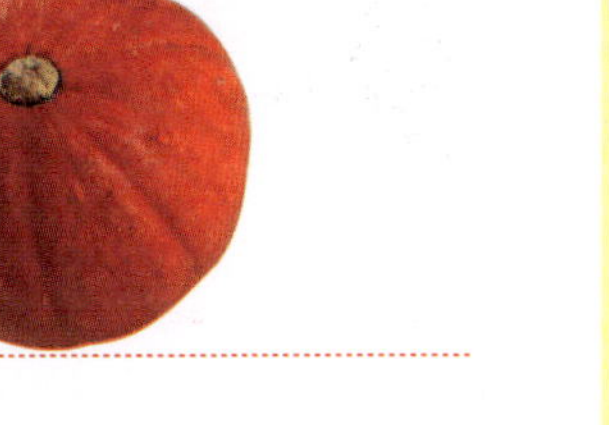

南瓜拌饭

□材料：南瓜1片，大米50克，白菜叶1片

□调料：盐适量

□做法

1.南瓜去皮后，洗净，取一片切成碎粒；白菜叶洗净，切末。

2.大米淘洗干净，放进电饭煲内，加2杯清水一起煮。

3.待水沸后，加入南瓜碎粒、白菜末同煮至糜烂，略加盐调味即可。

贴心小提示

宝宝吃了过分油腻或不适应的难消化食物，一般多会产生便秘，引致腹痛、腹胀，而南瓜则有消炎止痛的作用，可减轻宝宝的不适。

南瓜含维生素A、维生素B_1、维生素B_2、维生素C、胡萝卜素及蛋白质，同时还具有驱除蛔虫、绦虫的功效，对宝宝的健康非常有益。

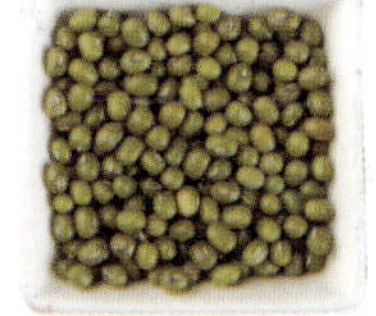

空心菜绿豆沙

□材料：空心菜250克，绿豆150克

□调料：白糖适量

□做法

1.绿豆洗净沥干水分，备用；空心菜洗净，切长段，用清水洗3次，备用。

2.将适量水注入煲内，放入绿豆煮滚，然后将绿豆壳捞出弃掉。

3.再放入空心菜段续煲30分钟，最后放入白糖煮溶即可。

贴心小提示

绿豆味甘性凉，能止渴利尿、解暑、益肠胃、除烦热；空心菜又名通菜，味甘性平，能利尿凉血，清热解毒。

这款料理能解热毒，除烦解暑，化痰止咳。

赤小豆冬瓜糖水

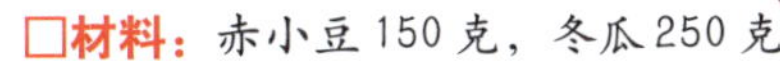

□材料：赤小豆150克，冬瓜250克

□调料：糖适量

□做法

1.赤小豆洗净，备用；冬瓜洗净，刮去冬瓜瓤，连皮切成厚片。

2.将冬瓜片、赤小豆放入煲内，加适量水一起煮。

3.大火滚开后，改用小火煲90分钟，放入糖，再煲5分钟即可。

贴心小提示

赤小豆味甘酸，性平，含碳水化合物、蛋白质、铁、磷、钙、维生素A、B族维生素、维生素C；冬瓜味淡，性凉，能解热毒，利小便，除烦止渴，解暑祛湿。

这款料理能补肺止咳、消暑解渴及健胃助消化。

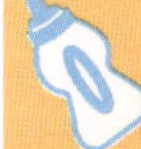

9~10个月宝宝

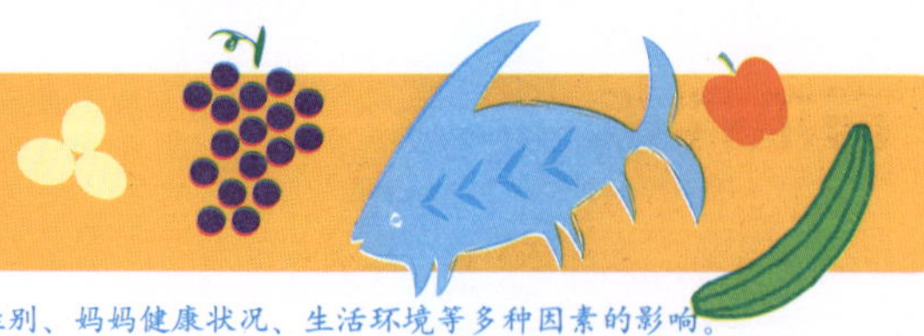

宝宝的高矮与营养状况有密切的关系，但同时也受到遗传、性别、妈妈健康状况、生活环境等多种因素的影响。

宝宝的体格发育特点

宝宝身高平均每月增长1.2厘米左右。

>>宝宝的身体发育

	男宝宝	女宝宝
体重	约9.4千克	约8.9千克
身长	约73.9厘米	约72.5厘米
头围	约45.8厘米	约44.8厘米
胸围	约45.7厘米	约44.6厘米
坐高	约46.0厘米	约45.2厘米

宝宝的智能发育

>>感官发育

9~10个月的宝宝知道自己的名字，叫他名字时他会答应。这个时期的宝宝已经开始懂得简单的语意了，这时大人和他说再见，他也会向大人摆摆手；给他不喜欢的东西，他会摇摇头；玩得高兴时，他会“咯咯”地笑，并且手舞足蹈，表现得非常欢快活泼。能模仿发出双音节词如“爸爸”、“妈妈”等。

>>心理发育

9~10个月的宝宝在心理要求上丰富了许多，喜欢和小朋友或大人做一些合作性的游戏，喜欢照镜子观察自己，喜欢观察物体的不同形态和构造，喜欢家长对他的语言及动作技能给予表扬和称赞，喜欢用拍手欢迎、招手再见的方式与周围的人交往。

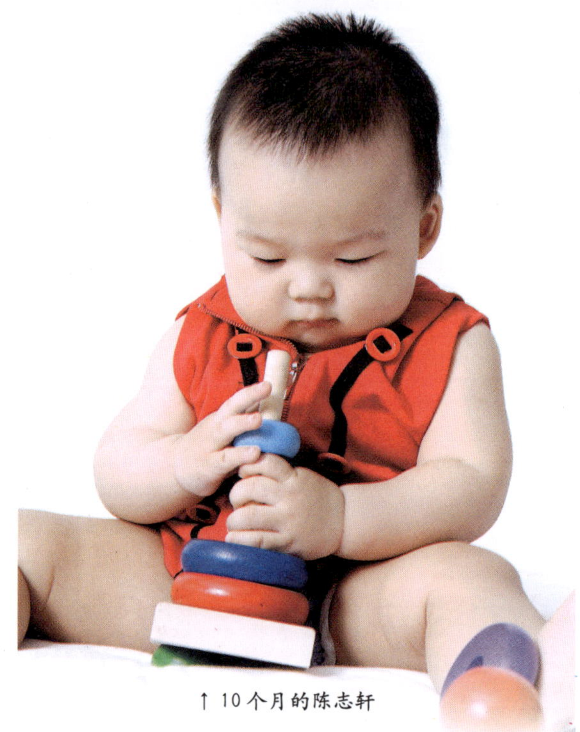

↑10个月的陈志轩

>>动作发育

9~10个月的宝宝能够坐得很稳；能由卧位坐起而后再躺下；能够灵活地前、后爬；能扶着床栏站着并扶着沿床栏行走；会抱娃娃、拍娃娃，模仿成人的动作；双手会灵活地敲积木，会把一块积木搭在另一块上或用瓶盖去盖瓶子口。

妈妈经验谈

>>怎么给宝宝服用维生素

随着人们营养意识的增强，很多家长都会给宝宝服用维生素补充剂。

但在使用时，很多家长将这些维生素加到婴儿配方食品中，但营养专家不建议这么做，因为液体维生素可能会和牛奶一起附着在瓶壁上，如果宝宝没有整瓶都喝完，他就不会摄取全部的维生素。

建议使用以下的方法来给宝宝服用维生素。

对于年龄较小的宝宝

1.将维生素直接滴在宝宝的舌头上，不但可以精准地计量，服用效果也更加有效。宝宝通常较喜欢这种味道。

2.如果宝宝能喝完，还可以将维生素与少量的果汁（或水）混合。

3.宝宝开始食用固体食物时，可以将维生素放到汤匙中，只要放进他们的嘴里就行了。

对于较大的宝宝

1.宝宝可以试试维生素咀嚼片，但是要检查标签，因为许多咀嚼片中含有一定量不必要的糖分。

2.利用很容易与果汁和食物混合的液体制品。

3.用一根针刺破维生素A或维生素E胶囊，将液体挤到汤匙上，然后再与少量蜂蜜混合喂给宝宝。

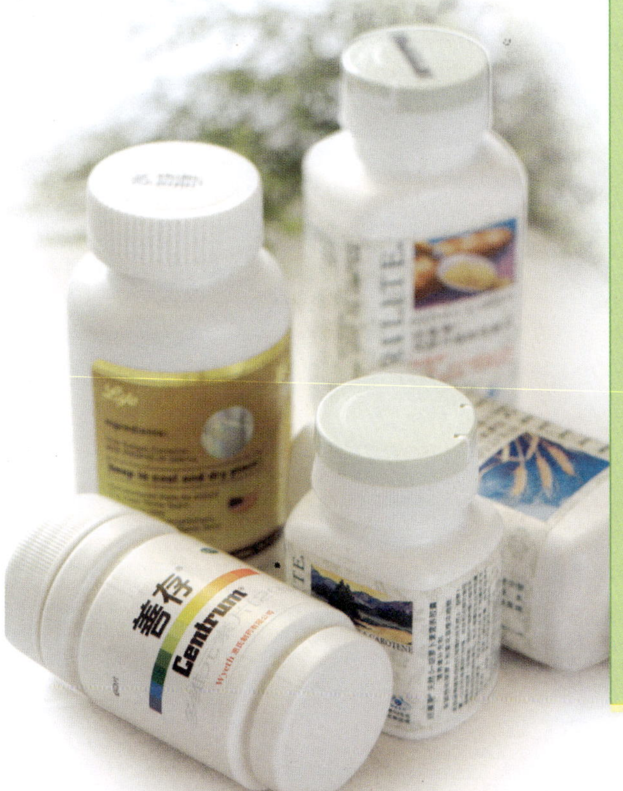

>>让宝宝练习用杯子

这一时期，宝宝要逐渐地离乳，并以其他食物替代母乳或奶粉。宝宝除了练习吃食物外，还要开始学着使用杯子，起初可以将水或果汁等倒在杯子里给宝宝饮用，待操作熟练后就可以将牛奶倒在杯子里让宝宝喝。

刚开始使用杯子时，妈妈可以坐在宝宝的后面，握着宝宝的双手，练习把杯子放到嘴边再拿开的动作。宝宝如果做得好，就要用称赞进行鼓励，使宝宝乐于独立使用杯子。开始练习时宝宝可以用塑料杯，熟练后可使用较重的杯子。

温馨TIPS

维生素的选购和保存

虽然现在维生素制剂的种类越来越丰富了，但是还是天然的维生素最好！

尽管从化学上来说，天然维生素和合成维生素的效果是一样的，但是天然的维生素已经被认定几乎不会引起宝宝胃肠不适。而且更重要的是，当服用超过平日用量时，天然的维生素不会像合成维生素一样产生毒性反应。

可是如果担心天然维生素不能满足宝宝的营养需求，也可以购买维生素制剂，但是在购买和储存的时候要注意以下几点：

1.在购买矿物质补充剂时，要选择螯合矿物质，这样能被更快吸收，而且更加有效。

2.所有维生素在储存时要避光、避热和避潮。

3.将维生素瓶口的棉花除去。

4.注意维生素的日期（如果标签上没有日期），而且开瓶一年后的维生素应该扔掉（未开瓶的维生素可以保存两年）。

5.将所有维生素放在宝宝拿不到的地方，以免宝宝误食。

专家面面谈

>>喂养特点

9～10个月宝宝的喂奶次数应逐渐从3次减到2次，每天500毫升左右配方奶就足够了，而辅食要逐渐增加，以满足宝宝的营养需求。

这个时期应该给宝宝增加一些土豆、红薯等含糖较多的根茎类食物，增加一些粗纤维的食物，如蔬菜，来促进宝宝的肠胃蠕动和消化。

这个时期，因为宝宝已经长牙，有了咀嚼能力，所以可以给他啃一些硬一点的东西。

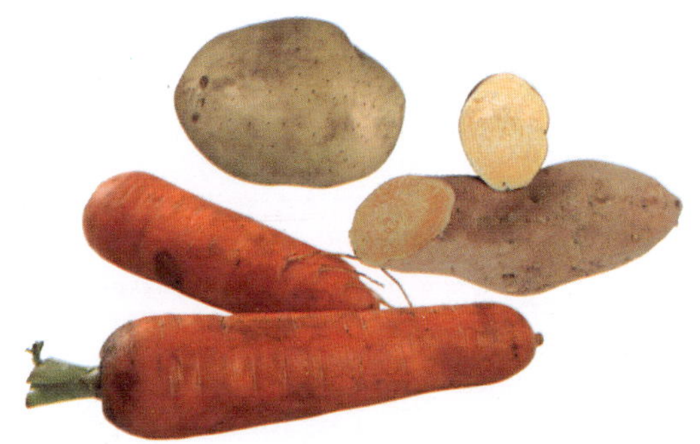

>>宝宝的发育变慢了

在9～10个月里，很多爸爸妈妈发现宝宝的身高、体重的增长没有前几个月快了，宝宝的食欲也好像有所下降，于是家长们开始担心宝宝的身体，担心宝宝是不是生病了，是不是出现了生长发育障碍。其实，这种变化是正常现象。因为，通常情况下，宝宝发育的规律是年龄越小，生长发育速度越快。宝宝出生后6个月内生长发育最迅速，以后逐渐减慢，10个月时较为明显，到2周岁后又以比较恒定的速度增长至青春期。所以，在这个月里，如果发现宝宝的食欲下降，也不必担忧，吃饭时不要强喂硬塞，不要严格规定宝宝每顿的饭量，以免引起宝宝厌食，只要一日摄入的总量不明显减少，体重继续增加即可。

1日辅食推荐

时间	辅食
早上6：00	母乳哺喂20分钟（或配方奶250毫升）
上午8：00	果汁：鲜橙汁或西红柿汁180毫升
上午10：00	鸡蛋米粉1小碗；蛋黄适量；婴儿鱼肝油滴剂（用量遵医嘱）
中午12：00	肉末大米粥1小碗
下午15：00	新鲜水果40克
晚上18：00	新鲜果泥或蔬菜泥30克
晚上22：00	母乳哺喂20分钟（或配方奶250毫升）

温馨TIPS

让宝宝愉快地就餐

一个人情绪的好坏，会直接影响着这个人的中枢神经系统的功能。一般来讲，就餐时如果能让宝宝保持愉快的情绪，就可以使他的中枢神经和副交感神经处于适度兴奋状态，会促使宝宝体内分泌各种消化液，引起胃肠蠕动，宝宝也就有了饥饿感，为接受食物做好准备。接下来就是有机体可以顺利地完成对食物的消化、吸收、利用，使得宝宝从中获得各种营养物质，宝宝的身体也随之得到了很好的生长和发育。

如果宝宝进餐时生气、发脾气，就容易造成宝宝食欲不振、消化功能紊乱，而且宝宝因哭闹和发怒失去了就餐时与家长交流的乐趣，家长为宝宝制作的美餐，既没能够满足宝宝的心理要求，也达不到提供营养的目的。因此，家长要创造一个良好的就餐环境，让宝宝愉快地就餐，才能提高身体对各种营养物质的利用率。

特别推荐

宝宝抓食利与弊

宝宝长到10个月，本事可大多了。他会翻身，会爬，会坐；也不是光喝奶了，还要吃饭、吃菜、吃水果……他的小手用途也多了，不仅会拿玩具，会“打哇哇”，会“抓挠儿”，还会抓吃的。

妈妈用小匙喂宝宝吃饭的时候，宝宝会不满足于等着妈妈喂，还会不停地用手抓食物往嘴里填。有不少妈妈认为宝宝抓食不卫生，是没规矩的行为，所以大多数家长都会反复纠正宝宝抓食。但是只要把宝宝的小手洗干净，抓食就有利于宝宝形成良好的进食习惯。

抓食的好处

宝宝抓食是他学习进食的一个必经阶段。

这个时期宝宝吃奶、喝水都已经会自己用小手拿瓶子了。宝宝用小手抓弄食物，不仅是为了吃，还是认识食物的一种手段。通过抓弄可以认识和了解各种食物的形状、性质、软硬、凉热……逐渐熟悉这些食物。从科学的角度讲，没有宝宝不喜欢吃的食物，关键在于宝宝是否熟悉它。宝宝抓食各种食物，有利于预防挑食、偏食的坏毛病。

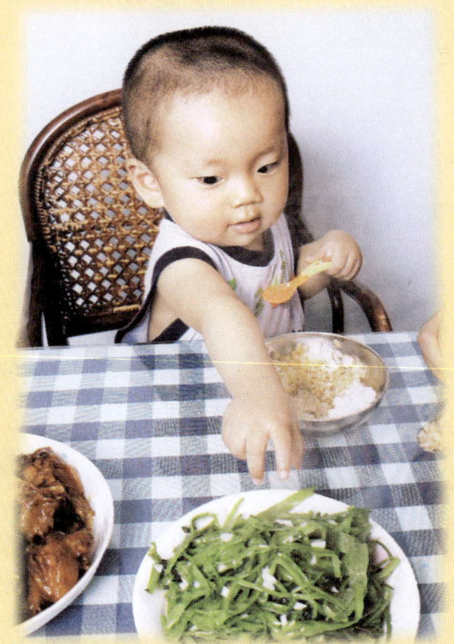

从心理学的角度讲，只有让宝宝自己体会到进食是一件愉悦的事，才能增进他的食欲，提高他进食的信心。而宝宝用手抓食，对他来讲就是一个游戏，是一件乐事。

抓食的弊端

抓食虽然有利于宝宝成长，但也有弊端。宝宝可能会把一些危险的、有毒的东西误吞入腹中，造成危害。

凡是与食物颜色相近，或气味相近，或大小适合抓起的东西，都可能被宝宝抓起来送入口中，这其中最危险的是烟头、食物干燥剂、杀虫樟脑块、纽扣、硬币等。误食烟头会引起中毒，出现呕吐、腹痛、腹泻、心律失常、肌肉痉挛等症状；误食防虫剂也会呕吐、腹泻、皮肤青紫、呼吸急促、心率加快，甚至出现意识障碍等症状。家长千万要留心这些东西，让它们远离宝宝。

宝宝抓食被噎住怎么办

随着宝宝的小手的用途越来越大，宝宝的危险也跟着增加了。趁着家长不注意的时候，宝宝极有可能抓起一件东西便往嘴里塞，有可能造成被噎住的情况。

发生这种情况的时候，家长千万不要着急，一定要冷静处理和对待。

刚发生时，在噎住宝宝的物体处于位置较浅的情况下，让宝宝采取俯卧位，用手适当用力捶压背部，使物体被吐出。

但是如果被噎住的位置比较深，那么一定要马上将宝宝送往医院，路上注意不要让宝宝平卧，采取俯卧。

○ 推荐宝宝餐

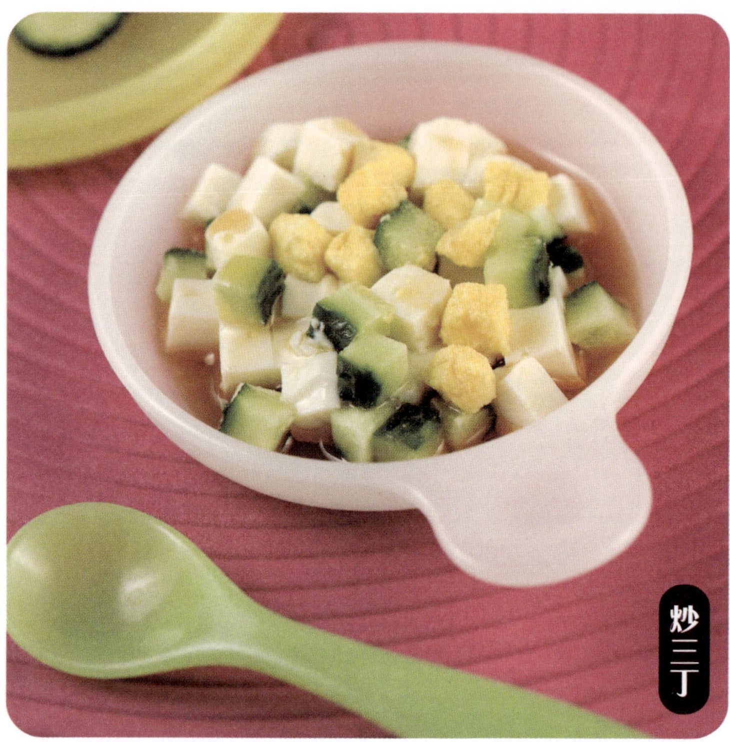

炒三丁

□**材料：** 蛋黄、豆腐、黄瓜、葱末各适量

□**调料：** 盐、水淀粉各少许

□**做法**

1.将蛋黄放入碗内调匀，倒入抹匀油的方盘内，上屉蒸4分钟，取出切成小丁。

2.豆腐、黄瓜洗净，切成丁，备用。

3.把植物油烧热，用葱末炝锅，放入蛋黄丁、豆腐丁、黄瓜丁，加适量水及盐，烧透入味，用水淀粉勾芡即可。

贴心小提示

这道营养餐可增强宝宝的身体素质，提高宝宝的免疫力，增进宝宝食欲，促进胃肠蠕动。

香肠西红柿

□**材料：** 西红柿20克，香肠10克

□**调料：** 盐、肉汤各适量

□**做法**

1.将西红柿洗净，用热水烫后剥去皮，去子，切碎；香肠切碎。

2.将锅置火上，放入肉汤，下入西红柿末、香肠末。

3.边煮边搅拌，并用勺子背将其研成糊状，加入盐调味即可。

贴心小提示

此菜软烂、咸鲜，含有多种营养素，对宝宝生长发育特别有益。

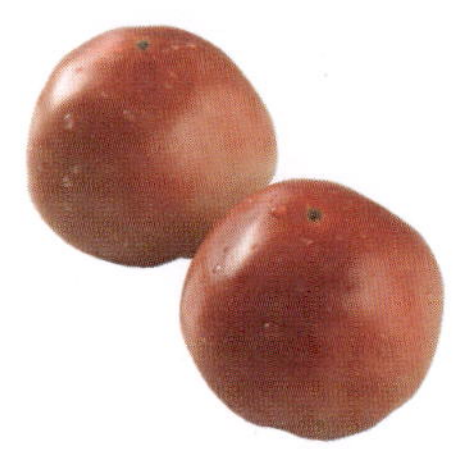

胡萝卜肝粥

□**材料：** 胡萝卜蓉、粳米饭、肝末各30克

□**调料：** 酱油、香油各适量

□**做法**

1.先将胡萝卜蓉、肝末和香油、酱油放在一起调匀。

2.10分钟之后，同粳米饭一起放入锅中，加入适量清水，置于大火上，烧沸后，改为小火煮成稀粥即可。

豆腐蒸肉

□材料：豆腐 20 克，鸡脯肉 15 克，洋葱 10 克，鸡蛋 8 克

□调料：盐、香油、酱油各适量，淀粉少许

□做法

1.将豆腐洗净，放入锅内煮一下，沥去水分，研成泥，摊入抹过香油的小盘内。

2.将鸡脯肉洗净，剁成细泥，放入碗内；洋葱洗净，切碎，放入盛鸡肉泥的碗内，再加入鸡蛋、盐、酱油及淀粉，调至均匀有黏性，摊在豆腐上面。

3.用中火蒸 12 分钟即可。

贴心小提示

这款料理松软，味美。在做法中要注意的是，要把鸡肉、洋葱剁成细泥，搅至有黏性，再与豆腐同蒸。

豆腐含有丰富的植物蛋白质，与动物蛋白质相互补充，对宝宝生长发育能起到很好的作用；洋葱能健胃杀菌，提高宝宝对疾病的抵抗能力。

黄鱼小馅饼

□材料：净黄鱼肉 100 克，鸡蛋 1 个，牛奶 50 克，洋葱 25 克

□调料：盐适量，淀粉少许

□做法

1.将净黄鱼肉制成泥；洋葱洗净，切末。

2.将鱼泥放入碗内，加入洋葱末、牛奶、鸡蛋、盐、淀粉，搅成稠糊并有黏性的鱼馅，备用。

3.平锅置火上，烧至温热，放入油，把鱼馅制成小圆饼放入锅内，煎至两面呈金黄色即可。

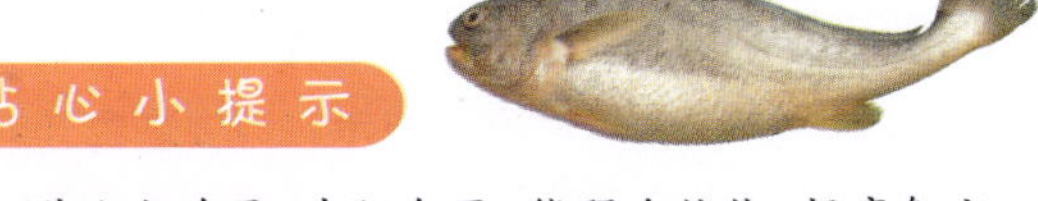

贴心小提示

黄鱼与鸡蛋、牛奶合用，能强身健体，提高智商，促进宝宝生长发育。

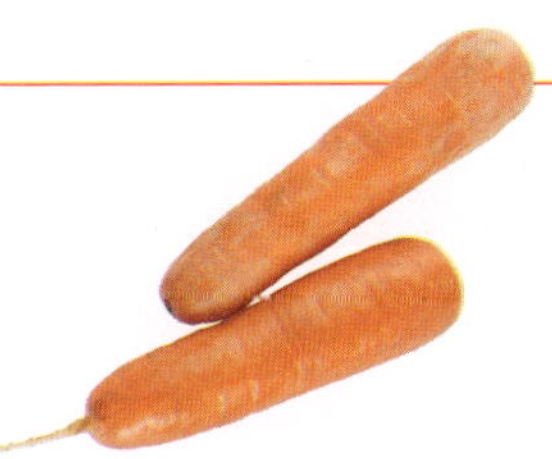

肉松饭

□材料：软米饭 75 克，鸡肉 20 克，胡萝卜 1 片

□调料：盐、糖、酱油、料酒各适量

□做法

1.将鸡肉洗净，剁成极细的末，放入锅内，加入盐、酱油、糖、料酒，边煮边用筷子搅拌，使其混合均匀，煮好后放在米饭上面一起焖。

2.饭熟后盛入小碗内，将切好的胡萝卜片放在米饭上面做装饰即可。

贴心小提示

鸡肉与米饭同食，营养价值较为全面，可促进宝宝健康地生长发育。

在烹调时，注意米饭要软烂，鸡肉要切极细的末，以免不消化。

10～11个月宝宝

在这个月里，宝宝的睡眠时间减少了，有的宝宝一天只需睡12小时就足够了。

宝宝的体格发育特点

虽然说10～11个月的宝宝一般出了几颗牙齿，但也有些宝宝这时才刚开始出牙。这也是正常的，家长不必担心。

>>宝宝的身体发育

	男宝宝	女宝宝
体重	约9.7千克	约9.1千克
身长	约75.3厘米	约74.0厘米
头围	约46.3厘米	约45.2厘米
胸围	约46.2厘米	约45.1厘米
坐高	约46.9厘米	约46.0厘米

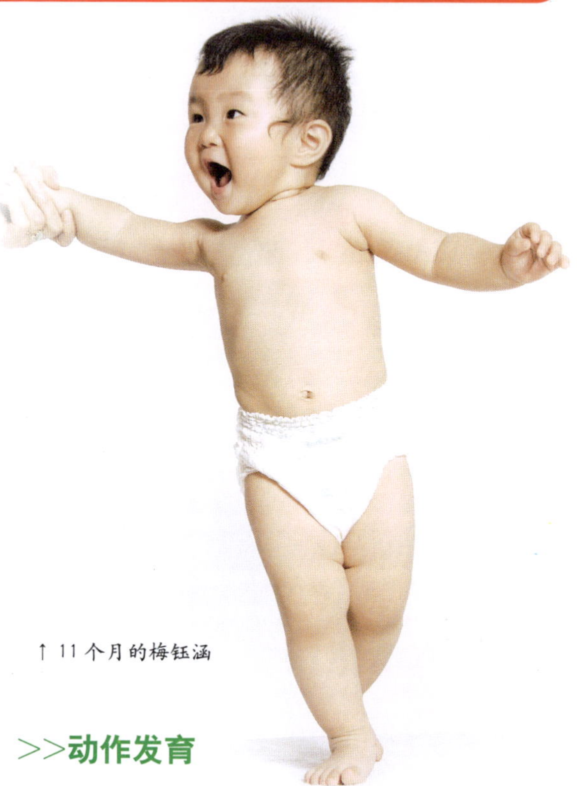

↑11个月的梅钰涵

宝宝的智能发育

>>感官发育

这个阶段的宝宝，最喜欢模仿说话，因此家长应抓住这一时期多对宝宝进行语言教育。家长此时要尽量与宝宝多说话，内容是与他的生活密切相关的短语。如周围亲人、食物、玩具名称和日常生活动作等用语。注意在学习的过程中，要让宝宝保持愉快的心情。

>>心理发育

10～11个月的宝宝喜欢模仿着叫妈妈，也开始迈步学走路了。喜欢东瞧瞧、西看看，好像在探索周围的环境。

>>动作发育

10～11个月的宝宝能稳坐较长时间，能自由地爬到想去的地方，能扶着东西站得很稳；拇指和食指能协调地拿起小的东西；会做招手、摆手等动作。

妈妈经验谈

>>怎么喂养不喜欢吃米饭的宝宝

不吃米饭会影响宝宝的发育吗

有的宝宝天生就不喜欢吃米饭，但是也有的宝宝是因为天气太热而吃不下米饭。因此有的家长就担心，不吃米饭会影响宝宝的正常发育。

如果宝宝吃的米饭较少，但只要宝宝能吃鱼、鸡蛋或肉类等，就不会影响其正常的生长发育。只要宝宝每日增重5～10克，就属正常。特别是在盛夏时节，宝宝一点米饭都不吃时，体重可能会停止增加，但只要宝宝精神状态良好，就不必担心。

实际上，在人的成长过程中，并不是不吃米饭就不行。米的营养成分是糖和植物性蛋白质，如果宝宝吃面条等食物，同样可以充分摄取到糖和淀粉。在鱼、肉和蛋类中，含有比植物性蛋白质生物效能更好的动物性蛋白质，所以宝宝即使不吃米饭也不必为之苦恼。

宝宝吃的米饭少也没有关系

不喜欢吃米饭的宝宝，如果喜欢吃小食品的话，也可以给他吃。但是这个前提是宝宝并不是因为吃小食品而不吃米饭的。

还有一种情况，并不是宝宝不吃米饭，而是这些宝宝原本食量就很小。很多妈妈都认为宝宝快满1周岁了，应该吃得比以前更多才对，但是实际上宝宝却不会因为快满1周岁了就突然能多吃饭了。食量小也不会对他的生活有什么影响，强迫进食并不能使宝宝食量变大。

>>让宝宝和大人一起用餐

10～11个月，宝宝的进餐已经接近规律，每日三餐可以和大人的进餐时间安排在一起。当宝宝看到大人吃饭的样子时，宝宝的嚼食动作也会有所进步。

当宝宝和大人一同进餐时，吃饭时间要以宝宝为中心，如果有家庭成员回家较晚也不要再等了，应按原定时间吃饭，以养成宝宝规律进餐的习惯。在吃饭时，妈妈要先喂宝宝，然后自己再吃。

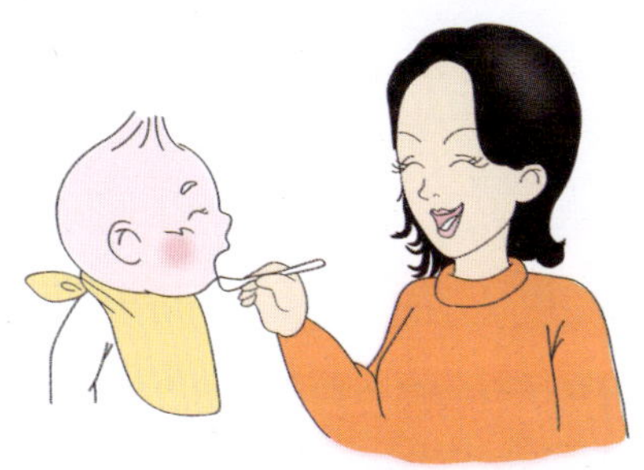

↑进餐时，妈妈先要喂宝宝吃。

有时宝宝会想吃大人的食物，但是不要给他，因为大人的食物对宝宝来说又硬又咸。另外，家长也不要把自己咀嚼过的食物给宝宝吃，以免把大人口中的细菌带进宝宝的体内而引发各种疾病。

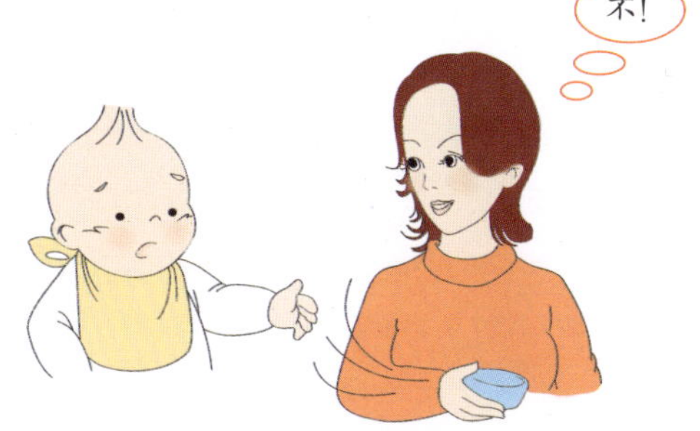

↑宝宝要吃大人的食物时，要拒绝他。

温馨TIPS

怎样给宝宝喂稠粥

一般来说，米、面经加工后成粥或软饭会使容积增加2.5～3倍，但1岁内婴儿的胃容量每餐只能容200～300毫升的食物，所以宝宝的食物既要保证营养素的供给，还要考虑宝宝胃的容量大小是否能接受。

如果量过大，宝宝吃不下，就会影响营养素的供给。随着月龄的增长和对辅食的适应过程，使胃肠道已能逐渐适应，10～11个月的宝宝适应了吃稀粥后，就可以食用稠粥了。稠粥是宝宝离乳期膳食配方中的主要成分。

一般来说，稠粥的配制，用粳米较好，每餐可用40～50克。

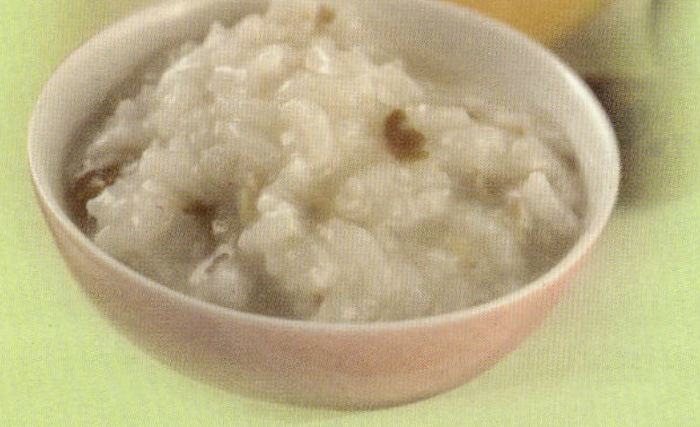

专家面面谈

>>喂养特点

10～11个月的宝宝每天早6：00、晚22：00吃两顿奶，上午、中午、下午吃三顿辅食。

这个阶段的宝宝仍以稀粥、软面为主食，可以适量增加鸡蛋羹、肉末、蔬菜之类的食物。

多给宝宝吃些新鲜的水果，也可以让宝宝尝试直接吃一些并不是特别硬、好咀嚼的水果，但是吃前要帮他去皮、去核。

>>宝宝饥饿性腹泻不宜限制饮食

治疗宝宝腹泻时适量限制饮食量，可使消化道充分休息，减少腹泻次数。但长时间地控制饮食，宝宝食量过小，使胃肠功能减弱，再稍增加乳量，也可引起腹泻，即饥饿性腹泻。此时患儿大便多呈黏液便，不成形。虽然次数多，但每次量少，化验无异常，大便培养呈阴性。这说明此种腹泻是非感染性的，无需用药，只要逐渐加强营养，改善喂养方法，增加辅食即可好转，绝不可滥用抗生素，也不可反复限制饮食。

>>注意给宝宝补充钙和磷

钙、磷能促进人体骨铬与牙齿的生长发育，在这个月里，宝宝正处在长牙期，所以在饮食上要注意钙与磷的摄入。宝宝体内的钙约占体重的0.8%，至成年时为1.5%，宝宝每日约需钙600毫克、磷400毫克。钙与磷摄入的比例是1：1.5较为相宜，并关系到它们的利用程度。钙与磷过高或过低，都会影响其吸收利用。宝宝缺乏钙、磷，可患佝偻病及牙齿发育不良、心律不齐和手足抽搐、血凝不正常、易于流血不止等症。因此，在给宝宝添加辅食时应多选用大豆制品、奶粉、蛋类、虾皮、绿叶蔬菜等。

1日食谱推荐

早上6：00	母乳喂养20分钟（或配方奶250毫升）
上午8：00	鲜橙汁或西红柿汁200毫升
上午10：00	鸡蛋米粉1小碗（50克）；蛋黄适量；婴儿鱼肝油滴剂（用量遵医嘱）
中午12：00	蔬菜肉末粥1小碗
下午15：00	新鲜水果40克；饼干15克
晚上18：00	白菜鱼片粥1小碗
晚上22：00	母乳喂养20分钟（或配方奶250毫升）

温馨TIPS

补充营养要健康

人们都知道健康这个词，但是有没有听说过补充营养也要健康呢？营养是保证宝宝正常生长发育、身心健康的重要因素，良好的营养可促进体格生长和智力的发育，而精神心理的正常是宝宝养成良好的生活、卫生、行为习惯的前提，使小宝宝的各种活动都会成为自觉的行动。如到进餐时，消化液就开始分泌，胃肠就开始蠕动，有饥饿感，为接受食物做准备，从而保证营养物质的摄入。

宝宝对营养的需要与成年人一样，所需的各种营养素最好都是由食物供给的，尽量避免通过保健食品给宝宝补充营养，因为食物是保证合理营养的物质基础。每种食物含的营养素不同，科学研究表明，没有任何一种天然食物能包含机体所需要的全部营养素。因此，只有保证宝宝营养食品的品种尽可能多样化，使热量和各种营养素数量充足，比例恰当，才能保证宝宝的健康。

特别推荐

给宝宝喂什么样的点心好

点心的主要成分与粥、米饭和面条的成分基本相同。

如果宝宝能很好地吃米饭或面条的话，从营养学的角度来讲，就没有必要给宝宝点心吃，因此说并不是过了10个月的宝宝都必须喂点心。但给宝宝吃点心既可增加宝宝的乐趣，又能增加营养，那么如何把握好作为乐趣和营养品的点心的供给呢？这就要看宝宝的营养状况了。

糕点、饼干的给法

体重过重的宝宝：对过胖，并已限制其粥、米饭和面食食量的宝宝，再给他饼干和蛋糕吃，那么这限制就失去了意义。这类宝宝给他吃点心还不如给他水果吃。不过，香蕉的含糖量比较高，因此不宜给这类宝宝吃。

饭量较大的过胖宝宝，一般都非常喜欢吃烤饼、蛋糕，这样的宝宝常常是给多少就吃多少。这时候如果想给宝宝增添吃辅食的乐趣，可先给宝宝水果，待宝宝米饭吃得少了些的时候，再给点心。如果不是特别胖的宝宝，应在正餐之间尽量给宝宝吃点心。

体重过轻的宝宝：对那些只吃一点点粥、米饭、面包等体重增长得不能令人满意的宝宝，在中餐和晚餐之间要给一些点心。虽然宝宝只吃三四口粥或米饭，但如果宝宝喜欢吃点心，就应该给他吃。

也许有人会说是因为给了宝宝点心吃，宝宝才不吃饭了。而实际上有些宝宝，即使一点点心也不给他吃，他也不会吃很多粥和米饭的，体重过轻的宝宝如果不喜欢吃饼干或蛋糕之类的甜食，那就给他吃咸味的饼干。

其他点心的给法

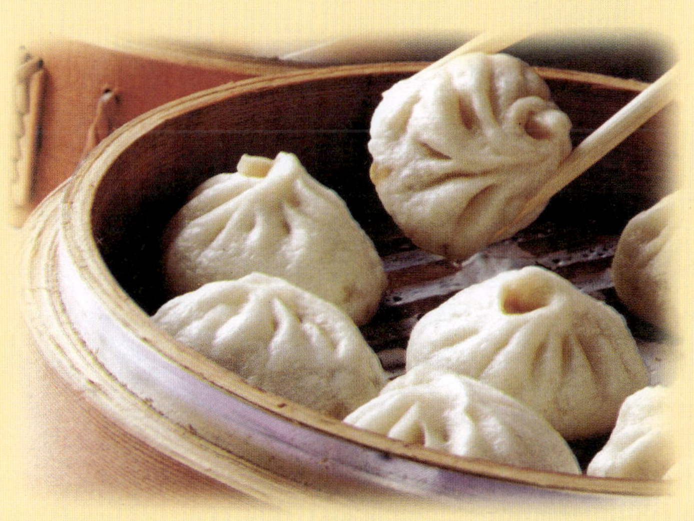

像糖块这样的东西，对10个月前后的宝宝，还有卡喉咙的危险。其他一些如年糕等，如果不是1厘米以内的小块的话，也会有危险。

新鲜又卫生的豆沙包也可以给宝宝吃。但在小摊上摆放的则最好不要给10个月以内的宝宝吃。因为小摊上的食品卫生很难得到保证，一旦有细菌混入，就会危害宝宝的健康。

家长可把给宝宝吃点心的时间固定下来。在宝宝吃完后，要让宝宝喝点凉开水漱一下口，这样做可以预防龋齿。

○ 推荐宝宝餐

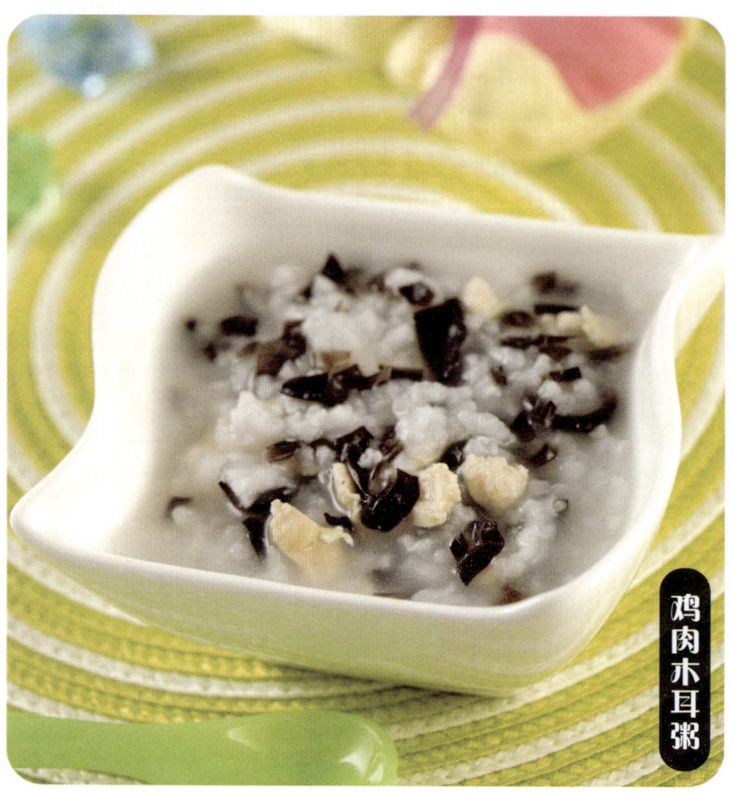

鸡肉木耳粥

□**材料：** 鸡肉150克，木耳50克，大米30克

□**调料：** 盐少许

□**做法**

1.鸡肉洗净煮熟，切成细丝；木耳用清水泡发，摘洗干净，切小块。

2.米煮成稀粥，加入鸡丝和木耳块，继续煮20分钟。

3.放入盐调匀即可。

贴心小提示

对于离乳期间的宝宝来说，这款粥不但能为宝宝提供生长发育所需的营养，还能提高宝宝的抗病能力。同时还能预防宝宝患便秘和缺铁性贫血等疾病，并增强宝宝的免疫功能。

香蕉陈皮绿豆沙

□**材料：** 香蕉2个，绿豆250克，陈皮1块

□**调料：** 冰糖适量

□**做法**

1.香蕉去皮，切小粒，备用；绿豆洗净，浸泡1小时，备用；陈皮浸软刮瓤，洗净。

2.将绿豆、陈皮放入煲内，注入水，大火煮开后，放入冰糖改用小火煲1小时。

3.最后放入香蕉粒，拌匀即可。

牛奶窝蛋莲子露

□**材料：** 莲子200克，西米100克，鲜奶2杯，鸡蛋2个，姜2片

□**调料：** 冰糖适量

□**做法**

1.西米用清水浸15分钟，略洗，沥干水分，备用；莲子去芯，洗净。

2.将适量清水注入煲中，放入莲子和姜片，用小火将莲子煮软。

3.捞出姜片弃掉，加入冰糖煮溶。

4.注入鲜奶、西米煮滚，并将鸡蛋逐个打入鲜奶莲子粥内即可。

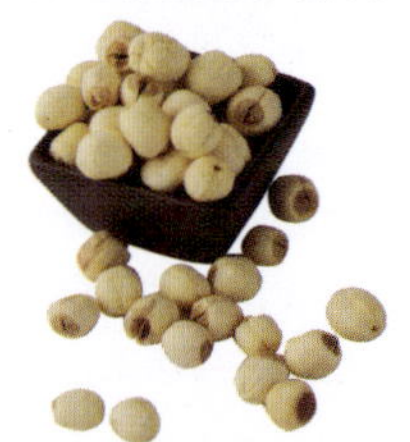

煎西红柿

□**材料：** 西红柿25克，面包粉10克，熟芹菜末少许

□**调料：** 盐适量

□**做法**

1.将面包粉放入平底锅内，烤成焦黄色；西红柿洗净，用开水烫一下剥去皮，切成薄片。

2.将色拉油放入平底锅内烧热，放入西红柿片煎至两面焦黄，盛入小盘内，撒上面包粉、熟芹菜末、盐即可。

贴心小提示

这款料理色泽美观，十分可口，能诱发宝宝食欲。制作这一食品时应注意的是，要先将西红柿放入油锅内煎至两面焦黄时，再将面包粉和芹菜末撒在上面。

此料理中含有丰富的钙、磷、铁、锌、锰、铜、碘等重要微量元素，这些物质对宝宝生长发育特别有益。常吃此料理，能让宝宝的皮肤更加嫩滑。

木瓜糖水

□**材料：** 木瓜1个

□**调料：** 白糖适量

□**做法**

1.将木瓜洗净，去皮，去瓤，切片。

2.将木瓜放入煲中，加适量水，大火煮开后改用小火煲30分钟。

3.加入白糖调味即可。

贴心小提示

木瓜味甘，性平微寒，能助消化、健脾胃、润肺、止咳、消暑解渴。

木瓜使用时要注意，木瓜中有胡萝卜素，此物见光即分解为黑色素。所以建议宝宝吃完木瓜后4个小时内不要晒太阳。

这款料理能舒筋去湿，滋润五脏，而对十二指肠溃疡、咳嗽、吐泻亦具食疗作用。

雪梨冰糖西米露

□**材料：** 雪梨2个，西米半杯

□**调料：** 冰糖适量

□**做法**

1.西米用清水浸15分钟，略洗沥干水分，备用。

2.将雪梨洗净，一个去皮，去核，磨成雪梨蓉；将另一个切成小块，备用。

3.将适量水放入煲中煮滚，放入西米及冰糖，用中火煮滚，至西米呈透明及冰糖溶化。

4.最后将雪梨蓉及雪梨块一同放入，拌煮数分钟即可。

贴心小提示

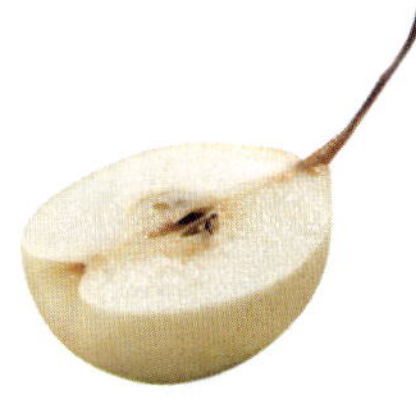

雪梨含多种营养物质，能润肺凉心，《本草纲目》中称雪梨为“百果之宗”；西米又名西谷米，有健脾温中、健脾胃及促进消化等功能。

宝宝如果经常有痰粘在喉部，致干咳易伤肺，多饮此糖水可润肺防燥，有益身心。

11～12个月宝宝

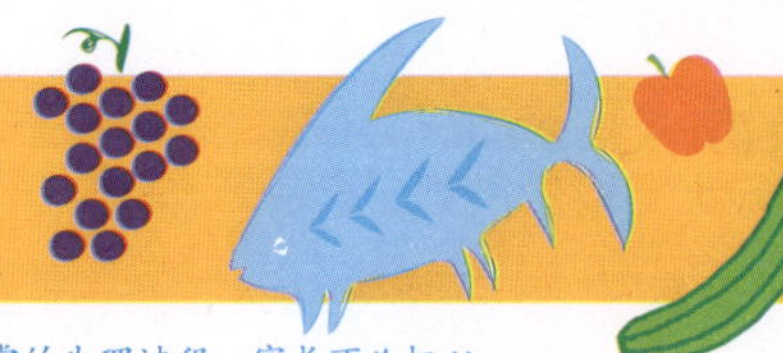

宝宝在体格生长上比以前慢了一点，因此食欲也会稍下降一些，这是正常的生理过程，家长不必担心。

宝宝的体格发育特点

有规律地安排宝宝睡和醒的时间，这是保证宝宝良好睡眠的基本方法。

>>宝宝的身体发育

	男宝宝	女宝宝
体重	约10.1千克	约9.5千克
身长	约77.3厘米	约75.9厘米
头围	约46.5厘米	约45.4厘米
胸围	约46.5厘米	约45.4厘米
坐高	约47.8厘米	约46.7厘米

宝宝的智能发育

>>感官发育

11～12个月的宝宝喜欢和家长在一起玩游戏，看书画，听大人给他讲故事；喜欢玩藏东西的游戏；喜欢认真仔细地摆弄玩具和观赏实物。这个时期的宝宝喜欢的活动很多，除了学翻书、看图画外，还喜欢玩搭积木、滚皮球；如果听到喜欢的歌谣就会做出相应的动作来。

>>心理发育

11～12个月的宝宝，每天的活动是很丰富的。随着宝宝在动作上从爬、站立到学行走的技能日益增加，他的好奇心也随之增强，宛如一位侦探，喜欢把房间里每个角落都了解清楚，都要用手摸一摸。

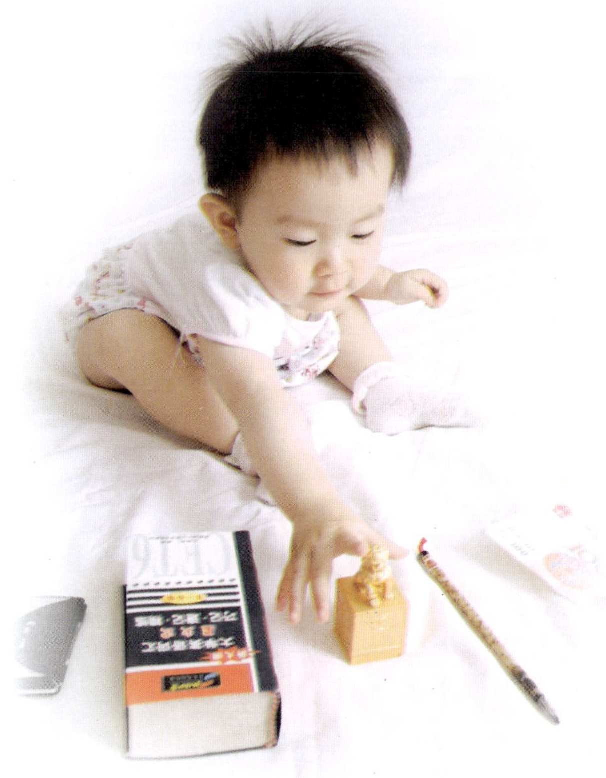

↑1岁的肖昱婷

为了宝宝心理的健康发展，在安全的情况下，要尽量满足他的好奇心，鼓励他的探索精神不断发展，千万不要随意恐吓宝宝，以免伤害他正在萌芽的自尊心和自信心。

>>动作发育

坐着时能自由地左右转动身体；能独自站立；扶着一只手能走；推着小车能向前走；能用手捏起扣子、花生米等小东西，并会试探地往瓶子里装；能从杯子里拿出东西然后再放回去；双手摆弄玩具很灵活。

○ 妈妈经验谈

>>给宝宝适当喂点硬食

家长总是喜欢给宝宝喂易嚼的食物，其实这是对宝宝能力的低估，宝宝此时已经有了一定的咀嚼能力。适当给宝宝一定硬度的食物，如烤薯片、干面包等，就给了宝宝锻炼牙齿的机会。在不断的练习中，宝宝的咀嚼能力将会变得越来越强。

应注意的是所说的硬食不包括铁蚕豆、核桃等过硬的东西，这样的东西容易损伤宝宝的牙齿。

>>土豆处理法

土豆有“地下苹果”之称，质地细柔，是此阶段宝宝不可或缺的辅食。土豆富含糖类，含有较多的蛋白质和少量脂肪，也含有粗纤维、钙、铁、磷等，还含有维生素 B_1、维生素 B_2 以及分解产生维生素 A 的胡萝卜素，是离乳婴儿的优良食品。

土豆的烹调重点

1.土豆表面含有多余的淀粉及涩味，烹调时，应将切好的土豆放入水中浸泡 5 分钟左右。

2.洗净后无需拭去水分，连皮直接包好，放入微波炉中加热至竹签可轻易插穿为止。

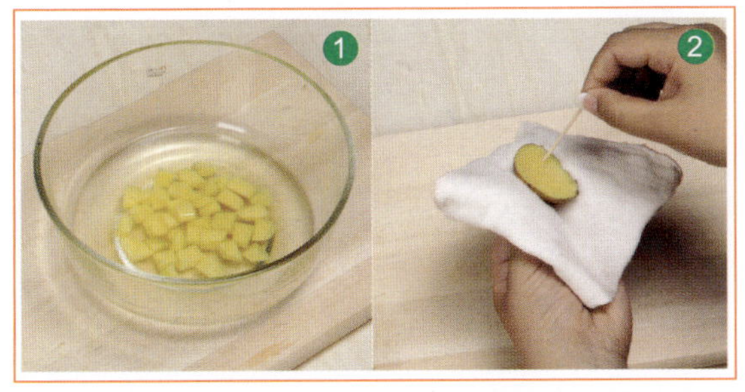

>>让宝宝离乳

一般情况下，宝宝8个月就可以逐渐减少哺乳次数，并以辅食等代替。家长要尽量做好衔接，以便于宝宝生理和心理上的适应。为了让宝宝顺利离乳，妈妈不妨利用下面这些小技巧：

慢慢延长哺乳的间隔时间

如果宝宝两小时喝一次奶，妈妈可以慢慢延长到三四小时喂一次奶，或是用其他食物来替代。这样，可逐渐减少宝宝喝母乳的次数，而妈妈也会因为宝宝喝得少而使奶水变少。

改变宝宝喝奶的习惯

宝宝会有仪式性的喝奶需求，这种喝奶的习惯可以先戒除。例如，宝宝早上起床习惯喝母乳、中午必须喝完母乳再睡觉。那么妈妈可以改变自己，让宝宝无法维持这些习惯。例如，妈妈可以比宝宝更早起床，让宝宝无法直接在床上喝奶；中午改成让宝宝到公园去玩耍，玩累了就回家睡觉。总之就是尽量让宝宝不要处在让他想喝母乳的情境中。

睡前喝奶习惯可最后改变

对晚上睡觉前习惯喝母乳再睡觉的宝宝来说，这个动作代表他和妈妈之间的亲密，喂母乳也可以让宝宝停止哭泣，具有安抚的效果，所以，这一餐可以放到最后再戒。

以其他方式陪伴宝宝

有些宝宝在妈妈没有办法陪他玩并感到无聊时也会喝母乳。如果妈妈们有这样的情况，就可以尽量放下手边做的事，多陪宝宝玩，或者做其他有趣的事情，让宝宝不会感到无聊而想喝奶。

让宝宝不容易喝母乳

例如妈妈可穿上比较紧身的衣服，让宝宝不容易随意掀开衣服喝母乳。

跟宝宝玩游戏

有些妈妈会与宝宝约定好每隔两天才喝一次母乳，当宝宝认真玩这场游戏时，他就会慢慢离乳。逐渐减少喂奶次数，妈妈的奶水也会慢慢变少，等真的离乳了妈妈也不会为奶水胀而苦恼了。

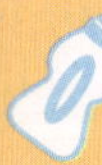

专家面面谈

>>喂养特点

11～12个月的宝宝虽然已经可以完全接受辅食了，但是仍然应每天早晚喂配方奶、三餐喂饭。

宝宝出生之后是以乳类为主食，要经过一年的时间逐渐过渡到以谷类为主食。快1岁的宝宝可以吃软饭、面条、小包子、小饺子了。注意每天三餐应变换花样，使宝宝有食欲。

也可以单独给宝宝做一些形象非常可爱的造型的面食，这样更能吸引宝宝的注意力，让宝宝更加喜欢食物。

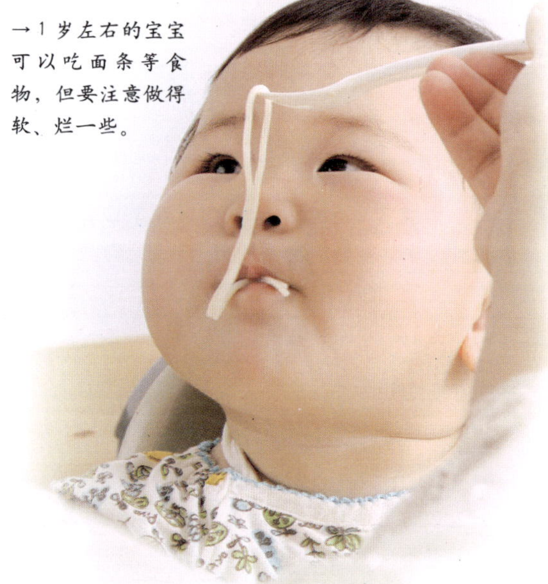

→1岁左右的宝宝可以吃面条等食物，但要注意做得软、烂一些。

>>宝宝不要多吃肥肉

肥肉以脂肪为主，肉质越是肥美，它所含的脂肪就越多，供给人体的热量也就会越多。如果宝宝过多地食用肥肉，就会引起下面的问题。

1.导致体内脂肪的成分过多。

2.还会导致体内产热过剩，埋下肥胖症的祸根。

3.吃后易产生饱食感，会影响宝宝的进食量。

4.高脂肪的饮食会影响宝宝对钙的吸收。

1日食谱推荐

早上6：00	配方奶100毫升加20克麦片
上午9：30	饼干15克；豆奶100毫升，白糖适量；婴儿鱼肝油滴剂（用量遵医嘱）
中午12：00	猪肝炒菜花，紫菜汤1小碗，烂饭50克
下午15：00	鲜肉小馄饨1小碗，香蕉1根
晚上18：00	西红柿鸡蛋面1小碗
晚上21：00	配方奶100毫升

温馨TIPS

1岁以内的宝宝忌食蜂蜜

峰蜜含有丰富的果糖、葡萄糖和维生素C、维生素B_6以及多种有机酸和人体必需的微量元素等。许多年轻的父母，喜欢在喂宝宝的牛奶中加入蜂蜜，以加强宝宝的营养。实际上1周岁以下的宝宝，是不宜食用峰蜜及花粉类制品的。

这是因为在百花盛开之时，尤其是夏季，蜜蜂难免会采集一些有毒植物的蜜腺和花粉，若正好是用有致病作用的花粉酿制的蜂蜜，就会使人得荨麻型风疹，而食用含雷公藤、山海棠花的蜂蜜，则会使人中毒。

另外，蜂蜜可能还会把带有肉毒杆菌的花粉和蜜带回蜂箱，使蜂蜜受到肉毒杆菌的污染，极微量的肉毒杆菌毒素就会使宝宝中毒，其症状与破伤风相似。因此，专家建议，为防患于未然，使宝宝健康成长，对1周岁以内的宝宝，以不喂食蜂蜜为宜。

特别推荐

1岁以下的宝宝不要外食

有的时候在饭店经常可以看到家长带着不满1岁的小宝宝去吃饭的场景。虽然说偶尔出去调剂一下生活，吃一些外面的东西无可厚非，但是1岁以下的宝宝仍应以奶类为主食，并不适合外食。

宝宝不适合外食，主要原因如下：

不利于宝宝消化和吸收

外面的食物含油量比较大，调味也比较重，而宝宝此时肠胃发育并不完善，仍然十分脆弱，并不能消化和吸收外面的食物。

因为饭店的食物都是为了肠胃都已经十分成熟的大人准备的，所以有些食物可能会生冷或者硬，并不适合宝宝的肠胃。

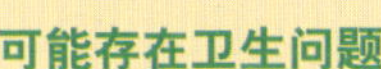

可能存在卫生问题

虽然说现在饭店的卫生环境都很好，但是也不能保证所有的食物都比家里自己做的卫生，为了防止宝宝患肠胃疾病，最好还是要让宝宝吃自己做的食物。

就餐环境不利于宝宝进食

外面饭店的环境十分嘈杂，而此时的宝宝正处于好奇心比较旺盛的时期，在这种环境中宝宝很难安静下来吃东西。宝宝很有可能因为不适应饭店的环境随时大哭大闹，这样不仅会影响周围客人的心情，也会影响家长的心情。所以如果自己的条件允许，可以在出去就餐的时候将宝宝托付给其他的家人，避免带宝宝去饭店这样嘈杂的地方。

温馨TIPS

宝宝健康成长5要点

怎样能让宝宝更加健康地成长呢？关于这一点，不同的专家、家长有各自不同的经验和想法。但是实际上，能够让宝宝健健康康成长，离不开下面几个要点。

吃：吃得有营养，提倡自然食物，均衡膳食。

喝：多喝白开水，拒绝甜饮料。

玩：鼓励宝宝多游戏、多运动，养成爱活动、爱劳动的习惯。

乐：让宝宝快乐，保持精神卫生，促进心理健康。

睡：保证宝宝拥有充足的睡眠。

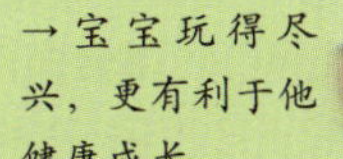

→宝宝玩得尽兴，更有利于他健康成长。

推荐宝宝餐

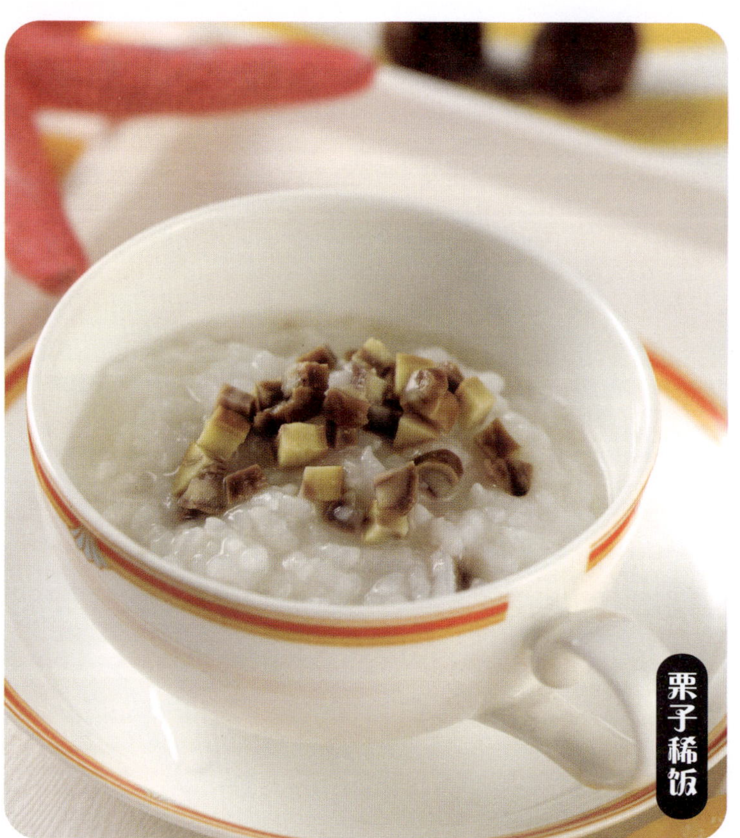

栗子稀饭

□材料：栗子100克，大米适量

□调料：无

□做法

1.栗子去壳，去皮；大米淘洗干净，用清水泡10分钟。

2.将栗子与大米一起熬成稀饭即可。

贴心小提示

当宝宝能吃辅食后，也要适当控制宝宝的体重，防止宝宝过于肥胖。这款料理是一道营养十足的宝宝减肥餐，宝宝吃了既能吸收营养，又不会长胖。

山楂菊花酸梅汤

□材料：山楂350克，酸梅12颗，白菊花15克

□调料：糖适量

□做法

1.山楂去子，浸洗，沥干水，备用；酸梅洗净，备用；白菊花洗净，沥干水，备用。

2.将酸梅、山楂放入煲中，加水适量煮开后改用小火煲1小时。

3.然后加白菊花续煲15分钟，最后放入糖拌匀即可。

贴心小提示

山楂味酸，性微温，能活血祛淤，开胃消食；白菊花又称甘菊，能养肝肾、明目；酸梅味酸，性温，能驱蛔虫、止泻、生津。

木瓜姜糖水

□材料：生木瓜1个，姜50克

□调料：冰糖适量

□做法

1.生木瓜洗净，去皮，切开去瓤，切成小块，备用；姜刮皮，洗净，用刀背拍松，切片，备用。

2.将适量清水注入煲中，放入木瓜块、姜片。

3.大火煮滚后放入冰糖，改用小火煲90分钟即可。

香芒西米露

□**材料：** 芒果2个，西米3大匙

□**调料：** 冰糖适量

□**做法**

1.西米用水浸30分钟，沥干，备用。

2.将3杯水放入煲中煮滚，放入西米，煲5分钟后熄火焖片刻，至西米呈透明状时，倒入隔网中不停用水冲洗西米至没有胶质黏液，之后沥干水分，备用。

3.芒果去皮，取肉，放入榨汁机中，加水打成芒果蓉，备用。

4.将2杯水注入煲中，大火滚开后改用小火，并放入西米。

5.最后加入芒果蓉及冰糖，一边搅，一边煮至冰糖溶化即可。

贴心小提示

芒果有解渴、开胃功能；冰糖能补中益气，润肺和胃，增进食欲。宝宝食欲不振，宜饮此露。

选购芒果时，以当季水果为宜；挑选无药斑、无病斑、无灰尘污染的外观，如红皮芒果以转色部分起越多越好，而黄皮芒果则以橙黄较好；同时要拿起放在鼻处闻一下，一颗正常及完全成熟可食用的芒果应具有浓郁的果香，否则，可能是成熟度不够或果实有异常。

滋味苹果杯

□**材料：** 苹果2个，米饭1碗，鸡腿肉100克，玉米粒50克，青豆粒30克

□**调料：** 盐适量

□**做法**

1.苹果洗净，去核，挖出中间部分的肉切成粒，苹果杯备用；鸡腿肉切粒；玉米粒、青豆粒洗净。

2.油锅烧热，先将鸡腿肉粒、玉米粒、青豆粒炒熟，再放入苹果粒和米饭，加盐炒匀。

3.将炒好的馅料装入苹果杯中即可。

贴心小提示

苹果中含丰富的维生素C，是天然的抗氧化剂，可保持人体免疫系统的正常运作。另外，苹果中糖的含量也较高，且代谢缓慢，有利于血糖的控制。适当给宝宝吃点苹果，还能预防宝宝便秘。

苹果色拉

□**材料：** 苹果20克，橘子2瓣，葡萄干5克

□**调料：** 酸奶酪1小匙

□**做法**

1.将苹果洗净去皮后切碎，橘瓣去皮、核，切碎，葡萄干用温水泡软后切碎。

2.将苹果、橘末、葡萄干放入小碗内，加入酸奶酪，拌匀即可。

贴心小提示

此色拉色美、酸甜，含有丰富的蛋白质、碳水化合物、维生素C、钙、磷；另外，维生素A、维生素B_1、维生素B_2和烟酸、铁等的含量也较高。具有助消化、健脾胃的功效，尤其适宜消化不良的宝宝食用。

12～15个月宝宝

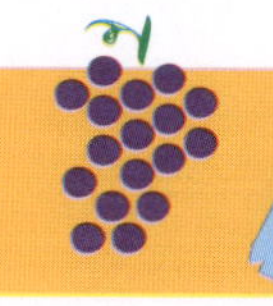

宝宝满1周岁后，开始迈入了新的成长阶段。

宝宝的体格发育特点

与婴儿时期相比，1岁宝宝需要更多的营养！

>>宝宝的身体发育

	男宝宝	女宝宝
体重	约10.7千克	约10.0千克
身长	约78.3厘米	约76.7厘米
头围	约46.6厘米	约45.5厘米
胸围	约46.6厘米	约46.0厘米
坐高	约48.4厘米	约47.5厘米

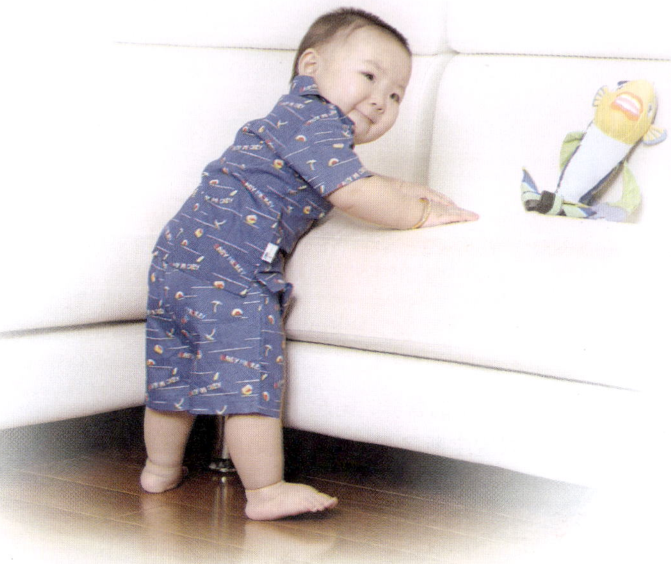

↑15个月的张博涵

宝宝的智能发育

>>感官发育

12～15个月的宝宝更喜欢看图画、学儿歌、听故事，并且能模仿大人的动作；能搭1～2块积木；会盖瓶盖；有偏于使用某一只手的习惯；喜欢用摇头表达自己的意思；如果你问他喜欢这个玩具吗，他会点头或摇头来表达；你要问他几岁了，他会用眼注视着你，竖起食指表示1岁了。

这个时期的宝宝在语言上、动作上进步很大，能够表情丰富地和爸爸妈妈交谈；喜欢牵着拖拉玩具到处走；喜欢参与家庭生活小事。

>>心理发育

此时的宝宝，虽然刚刚能独自走几步，但是总想蹒跚地到处跑；喜欢到户外活动，观察外边的世界，对人群、车辆、动物都会产生极大兴趣；喜欢模仿大人做一些家务事，如果家长让他帮助拿一些东西，他会很高兴地尽力拿给你，并想得到大人的夸奖；房间里每个角落都了解得很清楚，都要用手摸一摸。

对别人的帮助很不满意，有时还大哭大闹以示反抗。要试着自己穿衣服，拿起袜子知道往脚上穿，拿起手表就往自己手上戴，给他个香蕉他也要拿着自己剥皮。这些都说明宝宝的独立意识在增强。

>>动作发育

满周岁的宝宝已经能够直立行走了，这一变化使宝宝的眼界豁然开阔。这时的宝宝开始厌烦妈妈喂饭了，虽然自己能拿着食物吃得很好，但还是用不好汤匙。

妈妈经验谈

>>断了母乳不能断配方奶或牛奶

离乳期间要给宝宝喝奶，那么是不是说如果宝宝完全离乳之后，就可以不用再喝奶了呢？

其实正确的做法是即便断了母乳之后还要继续给宝宝喝牛奶或配方奶。

因为牛奶中含有优质的蛋白质，含有人体所需的全部必需氨基酸，而且其消化率高达90%。

此外，牛奶中还含有其他各种营养素，尤其是钙的含量较高，每100毫升牛奶约含120毫克的钙，如果宝宝每日喝上一杯牛奶（大约200毫升）则可以从牛奶中获得250毫克的钙，大约相当于宝宝每日需钙量的一半。牛奶中还含有维生素A、B族维生素等。

而配方奶粉则是根据宝宝成长的需要来调配的，里面富含丰富的营养，比起牛奶更加适合宝宝食用。

所以宝宝断了母乳之后不能断牛奶或配方奶，宝宝每日至少要喝600毫升左右的牛奶。

>>给宝宝吃点蔬菜

蔬菜是除水果外饮食中维生素C的唯一来源，也是胡萝卜素、叶酸、维生素B_1、维生素B_2的重要来源。经常吃绿叶菜可摄入大量维生素C，维生素C能提高免疫力，并具有很强的抗氧化作用，有益于宝宝的身体健康。这些营养素能帮助宝宝的身体免受感染及抵抗疾病。

菠菜、油菜、西红柿、菜花、胡萝卜、南瓜等黄绿色蔬菜都适合宝宝食用。这些蔬菜营养丰富，最好让宝宝经常摄取。

对于南瓜、土豆等容易处理的食物，可以先蒸熟再用汤匙碾碎，然后将每次使用量分妥，用保鲜膜包好后放入冷冻库保存。使用以前用微波炉解冻即可。而带叶蔬菜处理起来，稍微有些麻烦，妈妈可以根据下面的步骤进行操作：

1.先将蔬菜用热水烫软，再放入冷水中浸泡。

2.蔬菜叶上的纤维较多，需要仔细纵向及横向切细。

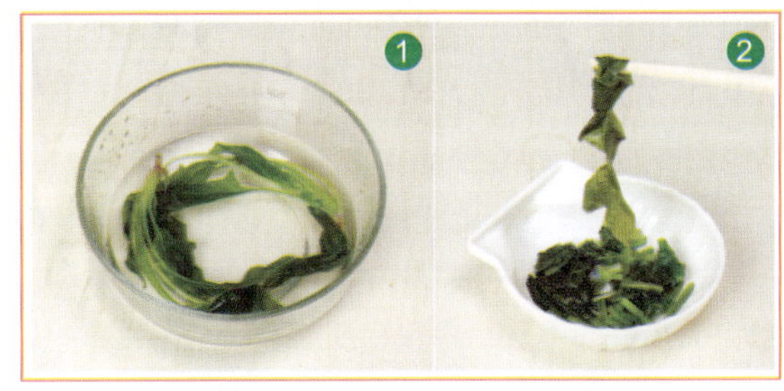

>>宝宝偏食、挑食也不要太在意

1～2岁的宝宝开始对不同食物表现出自己的喜好，会变得偏食或挑食。其实，只要食物的种类齐全，宝宝自己选择食物就能达到营养均衡，这时宝宝偏食或挑食对其饮食并没有太大的影响。因此家长在安排宝宝的饮食时，需要有一定的灵活性，只要做宝宝喜欢吃的食物就行了，切不可根据大人的口味给宝宝挑选食物，更不要强迫宝宝吃不喜欢吃的食物，或想方设法把宝宝不喜欢吃的东西伪装起来给他吃，那样只会招致宝宝的反感和厌食。如果宝宝不喜欢吃某种食物，可以挑选另一种宝宝喜欢吃、又含有类似营养成分的食品。另外，可以在饥饿时给宝宝一些新食物。

温馨TIPS

宝宝奶粉的转换

宝宝1岁以后，需要从婴儿配方奶粉升级到幼儿成长奶粉，以便满足宝宝对营养的需求。

但由于这个时期宝宝的肠道适应力较弱，不建议突然更换奶粉，以免宝宝出现肠胃不适。正确的换奶粉的步骤：第1步：每天喂一次新奶粉；第2步：每天喂两次新奶粉；第3步：每天喂三次新奶粉。

注意事项：如果宝宝经常有肠胃不好的情况，也可以每隔2天增加一餐新奶粉，即用6天的时间更换奶粉。如果遇到感冒、腹泻、服用药物期间还需要暂缓奶粉的替换。妈妈还需注意，除了奶，还需要注意给宝宝补充水分。

专家面面谈

>>喂养特点

1 岁左右的宝宝，膳食逐渐变为以一日三餐为主，早、晚以牛奶为辅，慢慢过渡到安全离乳。如果正好在夏天，为了不影响宝宝的食欲，可以略向后推迟 1～2 个月再离乳，最晚不要超过 15 个月龄。

以三餐为主后，家长一定要注意保证宝宝辅食的质量。如肉泥、蛋黄、肝泥、豆腐等含有丰富的蛋白质，是宝宝身体发育必需的食物；而米粥、面条等主食是宝宝补充热量的来源；蔬菜可以补充维生素、矿物质和纤维素，促进新陈代谢，促进消化。

要想宝宝长得健壮，家长必须仔细调理好宝宝的三餐膳食，将肉、鱼、蛋、菜等与主食合理调配。这么大的宝宝，牙齿还未长齐，咀嚼还不够细腻，所以要尽量把菜做得细软一些，肉类要做成泥或末，以便宝宝消化吸收。1 岁的宝宝，还要将鱼肝油增加到 3 滴，每日两次；钙片每次 1 克，每日两次。

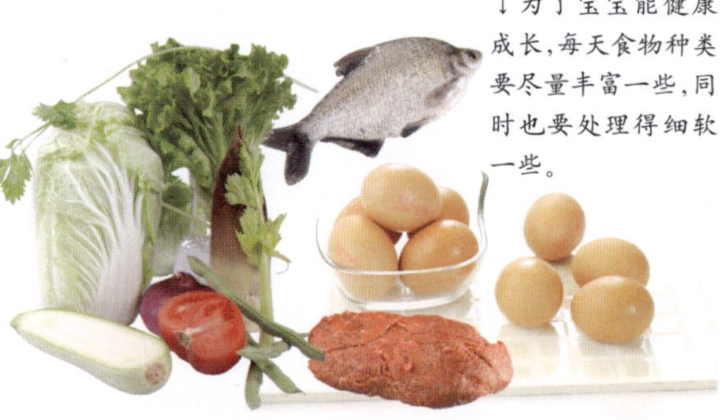

↓为了宝宝能健康成长，每天食物种类要尽量丰富一些，同时也要处理得细软一些。

>>培养宝宝规律的排便习惯

1 岁左右的宝宝逐渐形成了规律的排便习惯。但在宝宝能够意识到自己的大小便时，并不等于宝宝能够完全自我控制，宝宝也会随地便溺。为了尽快培养宝宝规律的排便习惯，家长可以给宝宝准备一个小马桶，在“情况不妙”时，以便宝宝排便。但要注意在宝宝排便时，不要让宝宝看他感兴趣的读物或摆弄玩具，这样不仅可能引起宝宝排便不畅，还不易养成宝宝良好的排便习惯。

1 日食谱推荐

早上 6：00	配方奶300毫升，婴儿鱼肝油滴剂（用量遵医嘱）
上午 8：00	面包 1～2 小片，奶酪 5 克，稀粥 1 小碗
中午 12：00	意大利面 1 小碗，鸡蛋 1 个，香肠炒青菜；正餐之间可给宝宝多喝些白开水，吃点水果、牛奶、点心，但不可过多，以免影响宝宝正餐食欲
晚上 18：00	米饭 1 小碗，清蒸鱼半块，青菜豆腐汤
晚上 21：00	配方奶 300 毫升

温馨 TIPS

给宝宝补锌要适当

锌是人体必需的矿物质之一，如果人体内缺锌，细胞就无法将氨基酸合成蛋白质。因此，宝宝一旦缺锌，将无法增生骨骼细胞，引起生长发育的障碍，甚至引发某些疾病。

要预防宝宝缺锌，在日常饮食中就要多摄取含锌的食物，如：瘦肉、肝、蛋、奶、奶制品、莲子、花生、芝麻、核桃、海带、虾类、海鱼、紫菜、栗子、杏仁、红豆等。此外，动物性食物含锌量一般比植物性食物高。

在宝宝发烧、腹泻时间较长时，也要注意补充富含锌的食品。若怀疑宝宝缺锌，一定要去医院检查，确诊为缺锌时，才可以服药治疗。一旦症状改善，就应该停止服用，切不可以将含锌药物当成补品给宝宝吃，以防锌中毒。

特别推荐

宝宝饮水要科学

宝宝的膳食营养要科学，同时宝宝的饮水也要讲究科学。

宝宝性急，当口渴难耐的时候，如果没有开水或者凉开水而让宝宝直接饮用生水，那么宝宝非常容易发生胃肠疾病。

另外，宝宝年龄比较小，肠胃发育不健全，如果直接饮用冰水的话也会引起胃黏膜血管收缩，影响宝宝的消化功能。而且如果温度太低，还会刺激肠胃蠕动加快，出现肠痉挛，引起腹痛。

有些宝宝喝水特别快，特别是口渴的时候一下子喝很多水，这非常容易造成急性胃扩张，同时也不利于水的吸收。

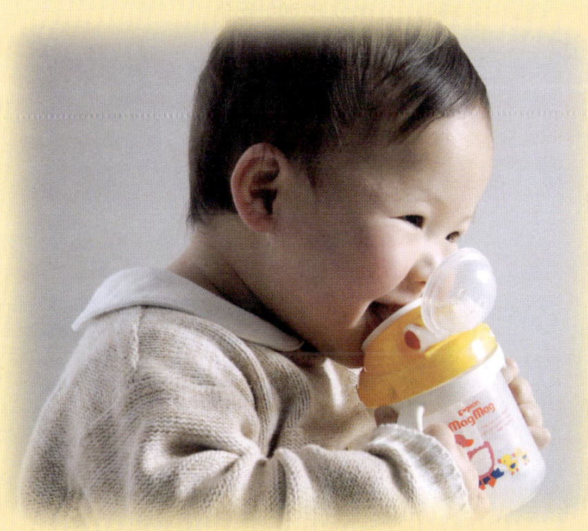

要注意的是，虽然是说让宝宝记得喝水，但是也不是说水喝得越多越好。由于宝宝这个时候还没养成良好的控制排尿的习惯，所以宝宝在大量喝水之后容易遗尿，而且还会因为被尿憋醒而影响宝宝的睡眠质量。

宝宝一定要养成良好的饮水习惯，家长在给宝宝喂水的时候也要注意，喂水的速度不要过快，以免呛到宝宝。同时也不要给宝宝喝成年人的饮料，更不能让宝宝多喝茶水。

如果宝宝想喝果汁，那么可以自己在家鲜榨一些蔬果饮料给宝宝喝。

宝宝的四季饮水要点

季节	饮水种类	原因
春季	淡盐水	春天天气渐渐转暖，空气潮湿，细菌开始繁殖。在开水中放少许食盐，让宝宝饮用淡盐水，有预防上呼吸道感染、减轻咽喉疼痛的作用
夏季	凉开水	夏天天气炎热，宝宝容易出汗。因此要备足凉开水，以便让宝宝在活动后及时补充水分
秋季	温开水	秋高气爽，气候干燥，宝宝在户外活动时容易感到口干舌燥，很想喝水，这时给宝宝喝的水不能太冷也不能太热，以温开水最佳
冬季	热开水	冬天天气寒冷，有的宝宝不愿意喝水，这不利于身体的代谢。这时可让宝宝喝些温热开水，让宝宝双手捧住热乎乎的杯子，既温暖了手又喝了水

○ 推荐宝宝餐

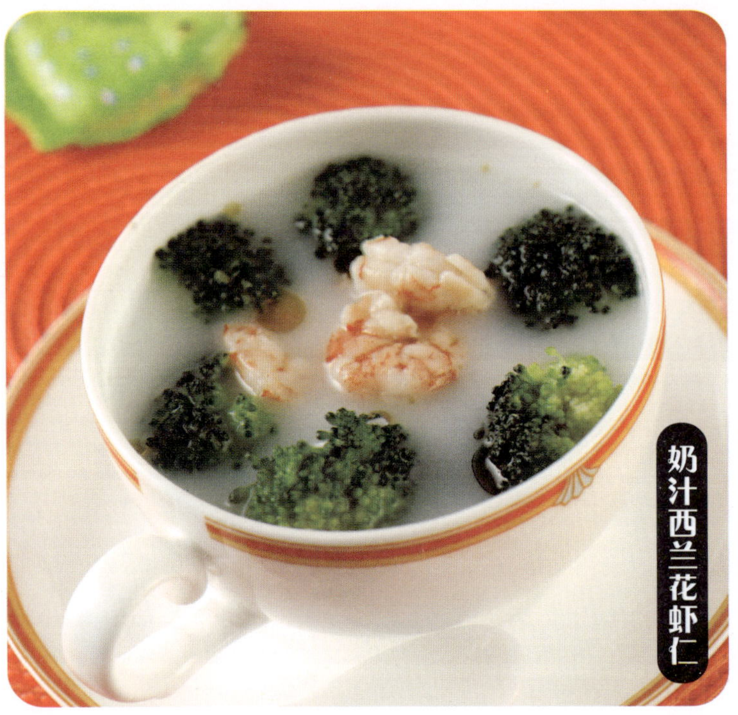

奶汁西兰花虾仁

□**材料：** 西兰花、虾仁各50克，奶酪片1片

□**调料：** 蔬菜高汤1/4杯，牛奶2大匙

□**做法**

1.西兰花洗净，切小朵；虾仁去肠泥，洗净，放入滚水中汆烫至变色，捞出沥干。

2.蔬菜高汤与牛奶倒入锅中，以小火煮至温热后，加入奶酪片拌煮至奶酪片完全融化。

3.再放入西兰花与虾仁拌匀，倒入小烤碗中，放入预热好的烤箱，以180℃烘烤15分钟即可。

贴心小提示

西兰花含有丰富的维生素，奶酪中含有丰富的蛋白质，二者搭配食用能健胃温中，强身补血，滋润解燥。

胡萝卜泥

□**材料：** 胡萝卜适量

□**调料：** 白糖适量

□**做法**

1.把胡萝卜洗净，切块蒸烂。

2.取出晾凉后捣烂成泥。

3.加入适量的白糖拌匀后即可。

贴心小提示

胡萝卜味甘性平，有健脾助消化的功效，并含有胡萝卜素、B族维生素、糖类等，同时还含大量果胶，有收敛和吸附作用，宝宝腹泻时食用可以抑制肠道蠕动。

清热花茶

□**材料：** 花茶1包

□**调料：** 白糖适量

□**做法**

1.花茶用水浸洗5分钟，再用水浸洗一遍，去水，备用。

2.先将花茶放煲中，然后加适量水，大火煮开后改小火煲2小时。

3.将花茶渣滤除，放入适量白糖调味即可。

贴心小提示

此茶可以帮助宝宝清热降火，是保健养生的好帮手。但不要过量饮用，否则会伤及孩子的脾胃，干扰了营养的吸收利用，反而适得其反。

红枣陈皮豆腐羹

□材料：豆腐1块，红枣12颗，陈皮1小片

□调料：冰糖适量

□做法

1.豆腐用水洗净，切厚块，备用；红枣浸软，洗净，去核，备用；陈皮浸软，去瓤，备用。

2.将陈皮放入煲中，注入适量水稍煮片刻。

3.再加入豆腐块和红枣煲15分钟，继续用小火煲30分钟。

4.最后加冰糖煮溶即可。

贴心小提示

豆腐是由黄豆加石膏制成的，它含有钙及镁盐，是宝宝牙齿及骨骼生长的必需物质，而豆腐亦有和脾胃、消胀满等功能；红枣味甘，性微温，能补脾和胃、生津益气，兼可增强肌力，增加体重；陈皮能化痰，补气健脾。

这款料理能促进宝宝骨骼及牙齿生长，兼能宽中和气，和脾健胃。

无花果炖荸荠露

□材料：荸荠10个，无花果4个

□调料：蔗糖适量

□做法

1.无花果洗净，切开，备用。

2.荸荠洗净，去皮，切成小粒。

3.将全部材料放入炖盅中，加适量水和蔗糖，盖上盅盖，隔水炖两小时即可食用。

贴心小提示

无花果味甘性平，清热润肺，对治疗消化不良、便秘、干咳有一定功效。无花果含糖量也较多，具抗癌作用。

荸荠有温中益气、生津、消食、化痰、明目、清热的功效，但荸荠不宜生吃，要用热水烫数分钟后再吃比较安全。

蛋炒牡蛎

□材料：牡蛎肉300克，鸡蛋2个，姜末、葱花各适量

□调料：盐适量，淀粉少许

□做法

1.牡蛎洗净，用盐、淀粉略腌；鸡蛋打散，备用。

2.油锅烧热，倒入牡蛎，加姜末翻炒至八成熟。

3.倒入鸡蛋液，快速翻炒至成块，最后撒葱花，加盐调味即可。

贴心小提示

蛋黄中所含丰富的卵磷脂被酶分解后，能产生出丰富的乙酰胆碱，进入血液又会很快到达脑组织中，可增强记忆力；牡蛎能提供大脑发育所需的蛋白质，可缓解宝宝的不安情绪。

需要注意的是，鸡蛋一般每天不可超过两个，肥胖宝宝尤其忌多食。

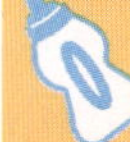

15～18个月宝宝

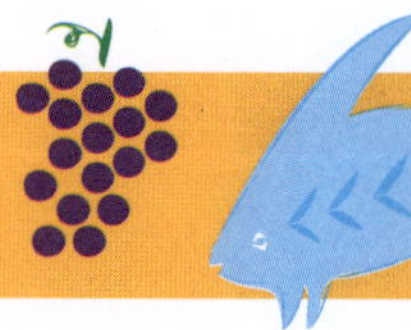

这个时期宝宝的独立意识加强了，很多家长都觉得宝宝没有以前听话了。

宝宝的体格发育特点

宝宝的发展比起1岁之前要相应缓慢一些。

>>宝宝的身体发育

	男宝宝	女宝宝
体重	约11.3千克	约10.6千克
身长	约81.4厘米	约79.9厘米
头围	约47.1厘米	约46.0厘米
胸围	约47.4厘米	约46.3厘米
坐高	约49.8厘米	约48.8厘米

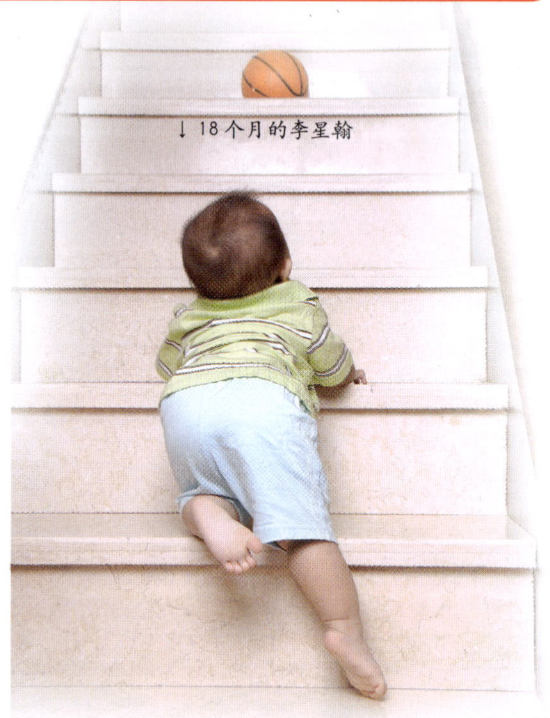
↓18个月的李星翰

宝宝的智能发育

>>感官发育

宝宝走路越走越稳，话也说得多了，与外人交往也多了，这正是鼓励他与别的小朋友交往的好时机。开始宝宝不知道怎样与别的小朋友交往，但通过与新面孔的接触、交往、交换玩具等简单活动，宝宝能得到很多乐趣。每星期最好有2～3次机会让他与同龄的小朋友一起玩耍，让宝宝用自己的独特方式接触别人，大人要多鼓励，千万不要加以干涉，宝宝经过尝试，会找到自己更合适的方法。

>>心理发育

1岁多的宝宝，路走得稳了，活动范围大了，知识也在增长，脾气也在增大，随之而来的是其独立意识开始萌生。当不如意时，他会扔东西、发脾气，表示不服从。当宝宝发脾气时，不要呵斥他，小宝宝的注意力很容易分散，用别的事情吸引他，他会很快忘掉不愉快的事情。

家长的温情和爱抚在1岁多的宝宝眼中，已经不如以前那么重要了。家长的关照可能变成了一种限制，会引起他的不耐烦，在安全的范围内，家长要适当地放手让宝宝自由活动。

>>动作发育

宝宝经过前一阶段的努力，已经能独自走得较稳当了，不但在平地上走得很好，而且很喜欢爬台阶，下台阶时知道用一只手扶着下。

这个时期的宝宝会用杯子喝水了，但自己还拿不稳，常常把杯子里的水洒得到处都是。吃饭的时候，宝宝常喜欢自己握匙取菜吃，但是还拿不稳。这么大的宝宝平衡能力还比较差。

○ 妈妈经验谈

>>不要让宝宝积食

原因

宝宝现在可以自己进食了，但是自我控制能力还很差，只要是自己喜欢吃的食物，就会不停地吃，没有节制，尤其是在节假日或家庭聚会时，热闹的气氛会使宝宝更加活跃。

但是吃了过量的油腻、冷的或甜的食物，宝宝的小胃胀得鼓鼓的，这样很容易引起消化不良、食欲减退，中医学中称为“积食”。

宝宝“积食”后，常常有腹胀、不思膳食或恶心、呕吐症状。因为宝宝的消化系统发育仍不完善，胃酸和消化酶分泌较少，而且消化酶的活性相对较低，对于食物在质和量发生较大的变化时很难较快地适应，加上神经系统对胃肠的调节功能比较弱，很容易引发胃肠道疾病。因此，爸爸妈妈一定要避免宝宝“积食”。

对策

当宝宝出现“积食”时，可以在膳食方面进行适当调节。

控制进食量，较平常稍少一点点即可。

食物最好软、稀、易于消化，如米汤、面汤之类，尽量少食多餐，以达到日常总进食量。

此外，还要带宝宝多到户外活动，以帮助宝宝消化和吸收食物。

↑多带宝宝到户外活动，以促进食物消化，防止积食。

温馨TIPS

健康营养9要点

1.一日三餐要定时进餐。

2.要提高烹调质量，注意食物色、香、味、形。

3.要选择多种食物。牛奶、瘦肉、鱼及蛋等优质蛋白应充分供应，新鲜蔬菜及水果也不可缺少；还要注意添加豆浆、豆腐等豆制品食物。总之，各类食物应适量。

4.要注意食物的均衡搭配。各类食物要粗、细粮搭配；动物性蛋白与植物性蛋白的比例应适宜；蔬菜与水果不能互相代替；每天保证喝600毫升牛奶；香油、盐宜少吃。

5.要注意用餐习惯的培养。

6.要培养良好的饮食习惯。

7.要多吃一些粗纤维含量丰富的食品。

8.要纠正偏食、挑食等不良饮食习惯。

9.要定期进行营养咨询。

专家面面谈

>>喂养特点

这个时期随着乳牙的陆续萌出，宝宝咀嚼消化的功能较以前成熟了，在喂养上与前两个月相比略有变化，每日进餐次数为5次，3餐中间上下午各加一次点心。有条件的家庭还可以继续每天喂1个鸡蛋和250克奶。

宝宝的膳食安排尽量做到花色品种多样化，荤素搭配，粗细粮交替，保证每日能食入足量的蛋白质、脂肪、糖类以及维生素、矿物质等。

培养宝宝良好的膳食习惯能使宝宝保持较好的食欲，避免宝宝挑食、偏食和吃过多的零食。

这个时候宝宝对于食物已经有一些比较明显的倾向了，家长一定要注意及时纠正宝宝不良的饮食习惯，以免宝宝偏食。

>>宝宝忌吃补品

补品中含有的激素或激素样物质会引起幼儿骨骼提前闭合、缩短骨骼生长期，而导致个头矮小，还会干扰生长系统发育，导致宝宝出现性早熟的症状。因此，对于5岁以内正处于发育关键期的幼儿，不宜服用人参、蜂王浆等补品。

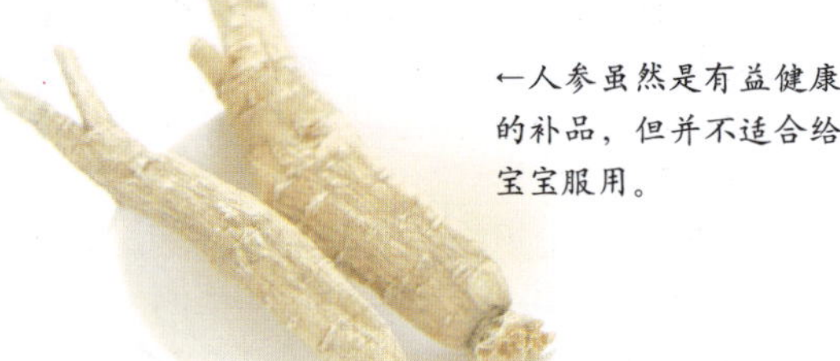

←人参虽然是有益健康的补品，但并不适合给宝宝服用。

>>关乎宝宝健康的无机盐

人体内含有多种无机盐，这些无机盐虽然不能为人体供给热量，但是对于维持人体正常生理机能来说却是不可缺少的物质。无机盐一旦缺乏或过量都会造成人体功能失调，甚至影响人的生命。无机盐中与宝宝关系最大的是钙、铁、钾、碘、锌、钠等。因此，在宝宝的膳食中，家长必需注意适量补充这几种无机盐。

1日食谱推荐

早上7：00	配方奶250毫升，豆沙包1个，婴幼儿鱼肝油滴剂（用量遵医嘱）
上午10：00	香蕉1根
中午12：00	米饭1小碗，糖醋白菜，炒猴头菇
下午15：00	柑橘1个
下午18：00	什锦炒饭，黄豆排骨汤
晚上21：00	配方奶适量

温馨TIPS

进餐，让宝宝自己来

宝宝1岁以后，妈妈的喂食已不能满足宝宝的进食意愿，宝宝会要求自己拿汤匙来进食。

此时的宝宝自己进食的热情很高，但由于还无法灵活地使用汤匙，因此每舀一汤匙，食物就会溢出。于是，宝宝干脆就用双手抓取食物送入口中，已弄脏的手再碰触到四周其他的东西，结果弄得一塌糊涂。有些爱干净的妈妈可能无法接受这种情况，但在此时妈妈要深呼吸，稳定情绪，绝对不能斥责宝宝。

虽然宝宝自己进餐会把食物弄脏、弄乱，但这种想自行进食的意愿是非常重要的。如果妈妈因无法接受宝宝的到处捣乱而抢走汤匙亲自喂食宝宝，不仅会伤及宝宝自行进食的意愿，也无法切身培养宝宝养成正确的进餐习惯。

特别推荐

怎么给宝宝挑选零食

随着人们生活水平的提高，市场上的零食是琳琅满目，应有尽有。一些家长为了让宝宝高兴，总是满足宝宝要吃零食的愿望。这样下去宝宝的主食就可能减少，宝宝的营养反而不足或者因营养过剩而成为肥胖儿。

那么，怎样在“形形色色”的零食中给宝宝挑选比较有营养的零食呢？

下面就简单举一些有营养的零食的例子吧！

名称	功效
葵花子	在瓜子的家族中，葵花子是主要成员之一。它含有蛋白质、糖类、β－胡萝卜素等
南瓜子	含有氨基酸、脂肪、蛋白质、维生素A、B族维生素，且含有胡萝卜素，具有驱蛔虫和抗血吸虫的作用。另外，它还可以防止宝宝营养不良、百日咳等症状
西瓜子	脆嫩、清香爽口、解馋，含有丰富的蛋白质和不饱和脂肪酸，还含有一些B族维生素。西瓜子生吃可以化痰、去垢；炒吃具有凉血、止咳的功能，可以治疗宝宝吐血等症
核桃	核桃中含有较多的蛋白质，还含有维生素E等，是良好的滋补品，可以用它辅助治疗宝宝百日咳、小便频繁、皮炎湿疹、耳道脓肿等
松子	松子有润肺止咳、通便的功效
花生	花生中含有大量的蛋白质类物质，能够润肺和胃，补充营养
枣	含有较多的糖、蛋白质、脂肪、钙、磷等，能滋补脾胃，是调理脾胃的常用食品
栗子	糖炒栗子能和胃健脾
梅子	梅子几乎集酸于一身，因此，它能促进胃肠的运动和消化液的分泌，能够生津、润肠、止泻，对金黄色葡萄球菌、绿脓杆菌、大肠杆菌等也有一定的抑制作用

○ 推荐宝宝餐

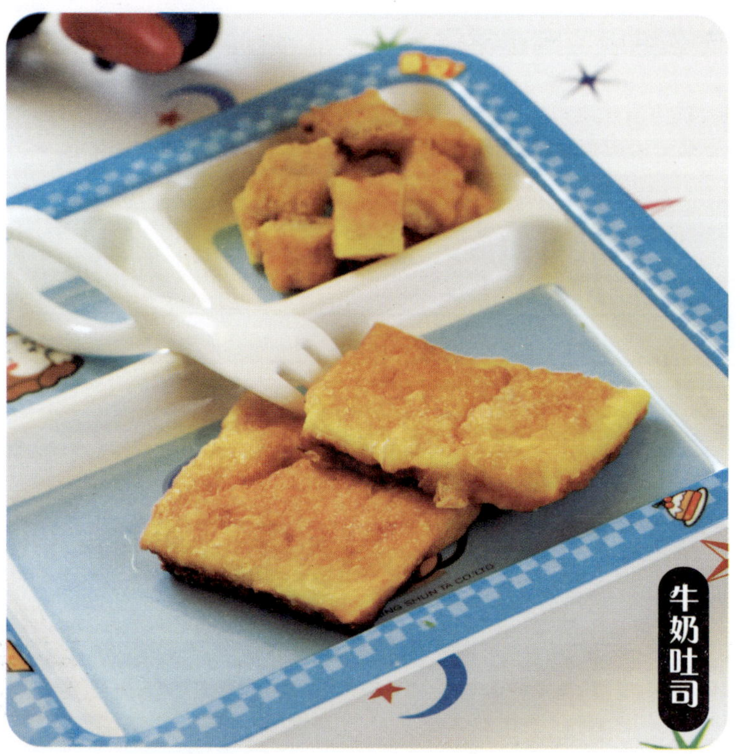

牛奶吐司

□材料：含钙吐司1片，鸡蛋液半大匙，牛奶2大匙

□调料：白糖1/4小匙

□做法

1.牛奶与白糖拌匀。

2.吐司放入牛奶1中浸泡，取出沾上鸡蛋液，入平底锅中，加少许油将两面煎黄。

3.起锅后切成宝宝适口大小即可。

贴心小提示

这款料理不但营养丰富，还能让宝宝自己拿着食用，增进食欲。另外，此料理含有特别丰富的钙，钙是宝宝骨骼和牙齿的主要成分，而婴幼儿时期是宝宝发育最快的时候，因此应多吃含钙食品。

鱼味蛋饼

□材料：鸡蛋2个，猪肉50克，葱花、姜末、蒜末各适量

□调料：番茄酱、盐、糖、米醋、水淀粉各适量

□做法

1.鸡蛋打入碗中放少许盐，鸡蛋打散后，备用。

2.猪肉洗净，切成绿豆大小的粒状，备用；锅置火上，烧热后放少许油，倒入鸡蛋液摊成厚薄均匀的饼状，两面略金黄，完全成熟，盛入一盆中。

3.油锅烧热，再放入葱花、蒜末、姜末，煸出香味，放入适量番茄酱，及少许汤汁煸出红油，再放入肉粒煸炒，加盐、糖炒至肉粒成熟后淋少许米醋，以水淀粉勾芡，盛出即可。

雪菜黄鱼汤

□材料：雪菜100克，黄花鱼1条，姜2片，葱末、粟粉各适量

□调料：盐、胡椒粉、料酒各适量

□做法

1.雪菜用清水略浸，洗净，切长条。

2.黄花鱼清洗干净，用少许盐、粟粉、胡椒粉略腌。

3.起油锅，先爆香姜片，再捞起姜片弃掉，再放入黄花鱼。

4.黄花鱼煎香，浇料酒，加水煮滚。

5.再放入雪菜滚10分钟，最后撒些胡椒粉、葱末即可。

香香炒米饭

□材料：米饭50克，土豆、黄瓜、鸡肉丁各10克，黑木耳5克，葱花少许

□调料：料酒、盐各适量

□做法

1.将土豆去皮，与黄瓜一起洗净，均切成丁；黑木耳用水泡发后，洗净，略用刀切几下，备用。

2.油锅烧热，先放入鸡丁煸炒片刻，再加入少许水。

3.烧开后，略微焖烧一会儿，等鸡丁熟烂后放入土豆丁和黑木耳，烧煮片刻取出备用。

4.另一炒锅置于火上，加少许油烧热，放入米饭、葱花煸炒几下，再放入黄瓜丁及其他材料，加入少许料酒、盐一起煸炒至入味即可。

贴心小提示

米饭在这个时候可以慢慢变成宝宝的主食，如果宝宝不爱吃，妈妈可在里面加一些装饰的东西，就会使米饭看起来很丰富，从而引起宝宝的兴趣。这款料理里面含有土豆、黄瓜、黑木耳、鸡肉，可以充分提供身体所需的营养。

黑木耳丝瓜肉片汤

□材料：黑木耳25克，丝瓜2条，瘦肉200克，姜1片，粟粉适量

□调料：盐、酱油、白糖、香油、胡椒粉各适量

□做法

1.黑木耳浸软，发胀后洗净，剪去蒂，备用；丝瓜削去硬边，留青，洗净后切滚刀块，备用。

2.瘦肉洗净，抹干后切薄片，用适量酱油、盐、白糖、粟粉、香油、胡椒粉拌匀，略腌片刻。

3.将适量水煮开后放入姜片，煮滚再放入黑木耳、丝瓜、瘦肉，改用小火煮10分钟。

4.最后放入盐调味即可。

贴心小提示

丝瓜能止烦渴，清暑热，润肠燥；黑木耳含植物胶质，对人体有益，亦能润肺生津，和血益气，养胃滋阴，强心补脑。

这款料理能消暑解渴，清热生津，开胃醒神，益气强身。

松子毛豆炒干丁

□材料：松子200克，香干4片，毛豆50克，姜末适量，枸杞子10克

□调料：盐、白糖、香油、高汤各适量

□做法

1.将松子入锅上火炒香，备用。

2.毛豆用滚水烫熟后再经冷水冲洗，沥水备用。

3.香干切成小丁；枸杞子冲洗干净，备用。

4.色拉油入锅，油热后爆香姜末，再倒入香干丁、枸杞子调味，煸炒一会儿，倒入毛豆，拌炒均匀，放入盐、白糖和适量高汤。

5.收汤后，撒上松子拌匀，最后淋上香油即可。

贴心小提示

这款料理可以给宝宝当作磨牙的食品，提高宝宝的牙齿咀嚼能力。但是要注意，因为松子、毛豆都是属于小颗粒食物，在宝宝吃的时候一定要让宝宝细嚼慢咽，不要被卡住。

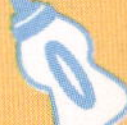

18～21个月宝宝

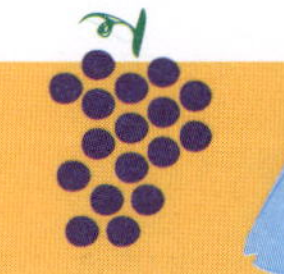

● 1岁半以上的宝宝已经能够控制自己的大小便了，如果来不及去厕所，尿湿了裤子也会主动示意。

○ 宝宝的体格发育特点

这个时期的宝宝肚子仍比较大，腹部向前突出。

>>宝宝的身体发育

	男宝宝	女宝宝
体重	约11.7千克	约11.0千克
身长	约83.3厘米	约81.9厘米
头围	约47.2厘米	约46.1厘米
胸围	约47.5厘米	约46.5厘米
坐高	约50.0厘米	约49.0厘米

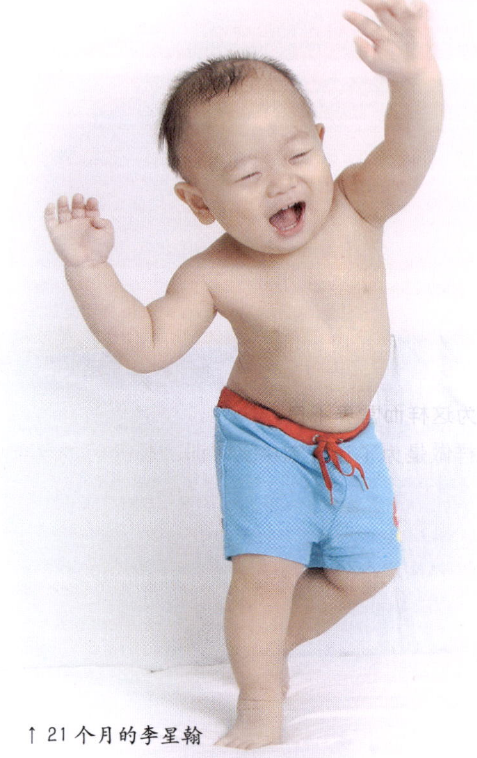

↑ 21个月的李星翰

○ 宝宝的智能发育

>>感官发育

1岁半左右的宝宝的语言能力在天天进步，在与大人日常生活、游戏、交流的同时，学会了不少词句，从1岁左右只会说一个词，到20个月时，宝宝大约会说20～30个词语了。这时他在自己玩玩具时，也开始自言自语地说话了。

这个时期的宝宝活动范围、活动花样又较之前丰富了许多，喜欢爬上爬下，喜欢模仿大人做事。

但是这时宝宝注意力集中的时间仍很短，他不会坐下来安静地听你讲5分钟故事。

>>心理发育

1岁半左右的宝宝喜欢规律的生活，他们对所有的突然变化都会表示反对，比如，从奶奶家搬到姥姥家居住，他会不适应，会哭闹；或者去幼儿园、托儿所，他们也需要很多天来适应。

>>动作发育

1岁半左右的宝宝已经能够独立行走了，还会牵拉玩具行走、倒退走，会跑，但有时还会摔倒。有意思的是，他能扶着栏杆上台阶，可却常常喜欢四肢并用往楼梯上爬。让他下台阶时，他就向后爬或用臀部着地坐着下。

这个时期的宝宝会用力地扔球；会用杯子喝水而且洒得很少；能够比较好地自己用匙吃饭；给他玩积木，他会把3～4块积木叠在一起。

妈妈经验谈

>>宝宝边吃边玩怎么办

有些宝宝总是一边吃饭一边玩耍，饭凉了才吃了一丁点儿。对此，家长该怎么办呢？对于处在好奇心大增阶段的宝宝来说，吃饭也是一种游戏，是对这个世界用自己的触觉、嗅觉、视觉来进行更好的了解。宝宝吃饭时，家长应将玩具收走，并关掉电视，让宝宝集中注意力吃饭就可避免宝宝边吃边玩。

现在对于宝宝边吃边玩的问题，最主要的问题就是只玩不吃怎么办？遇到这种情况，家长不应呵斥宝宝，而是要规定一个时间界限，超过这个界限就收拾桌子，之后，即使宝宝喊饿，也不给他饭吃。饿宝宝一顿两顿饭对宝宝影响不会很大，家长不用担心宝宝会因为这样而营养不良。

这样做是为了让宝宝接受教训，20个月的宝宝已明白一些道理，这样做可以让他亲身体验到自作自受的“因果定律”。

这里要注意的是温和的态度和不声不响的实际行动，而不是不停地絮絮叨叨，那样会让宝宝更加厌烦。家长这个时期的态度一定要坚决，不要因为宝宝的哭闹而妥协。宝宝自己会有饥饿的感觉，只要饿了，宝宝自然而然就会吃饭了。

>>注意宝宝的饮食卫生

现在，宝宝的一日三餐可以跟爸爸妈妈一起吃了，但爸爸妈妈一定要注意宝宝用餐时的卫生。具体要点如下：

1.宝宝的餐具要避免混用。宝宝不能与大人混用餐具，家长要为宝宝准备一套单独的餐具，如小碗、小汤匙、小杯等，而且要单独清洗。使用前，要将奶具和餐具用开水烫过清洗消毒，并定期煮沸消毒，用后要洗净放在橱柜内或用纱罩盖好。

2.家长不可将饭嚼后喂食宝宝，也不可将宝宝的食物先放在自己嘴里试温度。有的家长担心宝宝嚼不烂，便将食物嚼后喂给宝宝吃，认为这样有利于宝宝消化。其实这是一种极不卫生的喂食习惯，对宝宝的健康危害很大。因为即使是健康人，体内及口腔中也可能存在许多细菌或病毒。成年人因抵抗力较强，所以未表现出受感染的症状。但婴幼儿的免疫机能较差，抵抗力弱，成年人唾液中携带的细菌或病毒在嚼食喂的过程中可能传给宝宝，使宝宝感染疾病。另外，宝宝常吃成年人嚼碎的食物，咀嚼肌得不到应有的锻炼，牙齿（或牙床）也得不到应有的摩擦，从而影响其口腔消化液分泌功能。因此，家长切忌嚼饭喂食宝宝，如果担心宝宝自己嚼不烂，可以将宝宝的食物做得软嫩一些，也可以给宝宝吃些软点儿的饭，如米饭、小包子、小饺子之类的食物。

3.当家里大人生病时，谨防宝宝感染病毒。如，当家里大人患感冒时，可先戴上口罩再喂宝宝；当大人患有肠道感染时，必须反复用肥皂洗净双手再接触宝宝，最好换人喂饭。

温馨TIPS

正确地吃糖

糖，几乎人人爱吃，特别是宝宝。而有些家长疼爱宝宝，怕宝宝热量不够，常把糖当零食给宝宝吃，以为这样就可以增加营养。其实过多吃糖对宝宝是有害的。害处多表现在如下几个方面：

1.摄入过多糖后，多余的糖在体内可以转化为脂肪，导致宝宝肥胖，成为心血管疾病的潜在诱因。

2.糖只能供给热量，而无其他营养素价值。每天吃糖过多，吃其他营养素势必减少，导致体内蛋白质、维生素、矿物质均缺乏，极易造成营养不良。

3.多吃糖之后，将会给口腔内的乳酸杆菌提供有利的活动条件。糖滞留在口腔内，容易被乳酸杆菌分解而产生酸，使牙齿脱钙，诱发龋齿的形成。

4.糖吃多了，宝宝就不想吃饭了；还易产生过多胃酸，使胃受刺激而患胃炎。

5.吃惯甜食的宝宝，往往不喜欢无甜味的食品，长期下去，也会导致食欲不振。

○ 专家面面谈

>>喂养特点

1岁多的宝宝，膳食正处于从乳类为主转到以粮食、蔬菜、肉类为主食的过程。

这个时期，随着宝宝消化功能的不断完善，食物的种类和烹调方法将逐步过渡到与成年人相同。

1岁半的宝宝还应注意选择营养丰富、容易消化的食物，以保证充足的营养，满足生长发育的需要。这时宝宝已经离乳，每天要吃三餐饭，再加1～2顿点心。若晚餐吃得早，睡前最好再给宝宝吃些东西，如牛奶等。

但是要注意，虽然说宝宝的膳食可以过渡到与成年人相同，但是仍然要注意油和调料不要放得过多，以免宝宝的肾脏和肠胃负担不了。

>>进餐时要关掉电视

宝宝1岁以后终于能与大人同桌进餐了，因此全家人应该为宝宝营造愉快的进餐气氛，特别是不能在进餐时开着电视。因为如果进餐时开着电视，全家人的目光难免就会专注于电视，而无法与宝宝互相沟通。即使是宝宝不喜欢食物的味道或吃了不该吃的食物时，家长也意识不到，这会使宝宝对进餐的关心变得淡漠。

所以，进餐时间一到，应该关掉电视，全家人一起享受进餐的乐趣，这样也可以防止宝宝以后养成边吃饭边看电视的坏习惯。

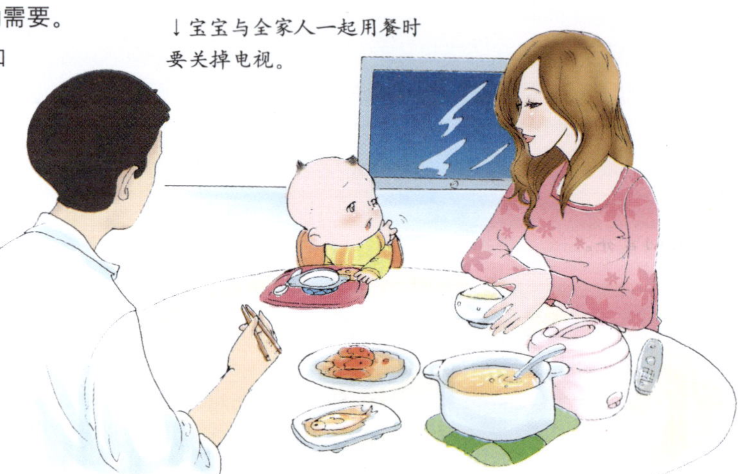

↓宝宝与全家人一起用餐时要关掉电视。

1日食谱推荐

早上7：00	红豆粥1小碗，鸡蛋1个，小甜点，配方奶适量
上午10：00	梨1个，婴幼儿鱼肝油滴剂（用量遵医嘱）
中午12：00	蒸饼1个，红烧排骨，素炒油菜
下午15：00	桂圆3颗
下午18：00	玉米饼1个，肉丝豆角，蒜泥茄子
晚上20：30	配方奶适量

温馨TIPS

强迫宝宝进食害处多

有些家长看到宝宝不肯吃饭，就十分着急，采取软硬兼施的办法，先是又哄又骗，哄骗不行，一时性急，就对宝宝又吼又骂，甚至大打出手，强迫宝宝进食。事实上，这样会严重地影响宝宝的健康发育。

如果宝宝在极不愉快的情绪下被强迫进食，中枢神经系统就不能促进消化液的分泌，宝宝即便是把饭菜吃进肚子里，也不能把食物充分消化和吸收。长期下去，宝宝的消化能力减弱，营养吸收出现障碍，造成营养不良。这时会加重宝宝拒食，影响正常的生长发育。所以吃饭的时候家长一定要多注意自己的言行举止。

特别推荐

宝宝什么时候开始刷牙

1 岁以上的宝宝有一个显著的特征，那就是模仿能力强。家长和周围的小朋友刷牙时，他们很乐意学着做，对于宝宝的这种好奇心家长要注意保护。

宝宝需要刷牙吗

值得一提的是，很多家长都认为乳牙反正是要换掉的，所以就算有龋齿也没有关系。这是十分错误的想法。

乳牙钙化程度低，易龋坏。一旦龋坏，会严重影响宝宝的咀嚼功能，而且会降低宝宝的食欲和消化功能。或者宝宝很有食欲，但是却因为龋齿没有办法充分咀嚼，进而影响宝宝对营养的消化和吸收。长久下去，将会对宝宝的生长发育造成不良影响。

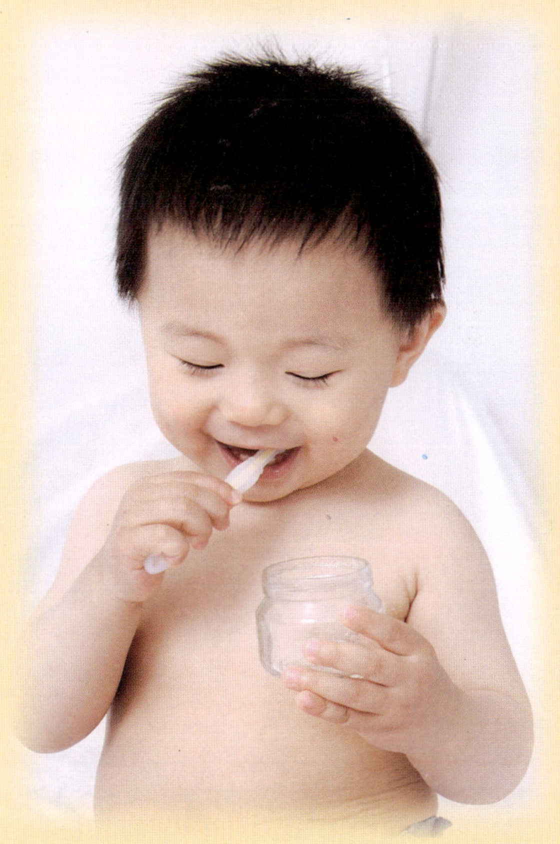

什么时候开始刷牙

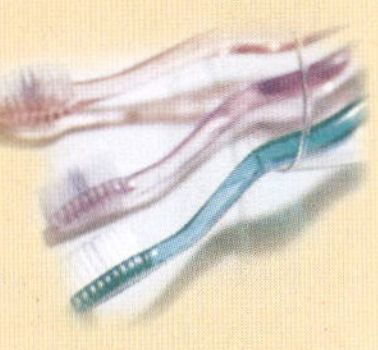

预防乳牙龋齿的最重要时期，是从牙齿开始萌出到萌出后的 3 年内。

1岁多的宝宝手脑协调性都已经有了一定的发展，所以可以开始让宝宝模仿刷牙，刷牙的方法自然也不能讲究规范了。

这么大的宝宝大都是将牙刷含在嘴内，边玩边咬，进行简单的横拉动作，这时候要注意防止牙刷损伤宝宝的牙龈及口腔软组织，最好选用软一点的磨毛儿童牙刷或橡胶头儿童牙刷。

另外，因为这个时期的宝宝暂时还不会漱口，也不会把漱口水吐出，因此可暂时不用牙膏，改用淡淡的冷盐开水来刷牙和漱口，因为冷盐开水有消毒杀菌、清洁牙齿的作用。同时，即使宝宝把冷盐开水咽下也对身体健康无害。

宝宝真正规范的刷牙，一般要从2岁左右开始学习。

刷牙的正确方法

很多人都认为刷牙并没有什么规范的动作，所以很多人对于刷牙都是草草了事。但是其实正确的刷牙方法能让宝宝的牙齿更加健康。

正确刷牙的要领在于：握住牙刷，注意让牙刷上下摆动清洁牙齿。

○ 推荐宝宝餐

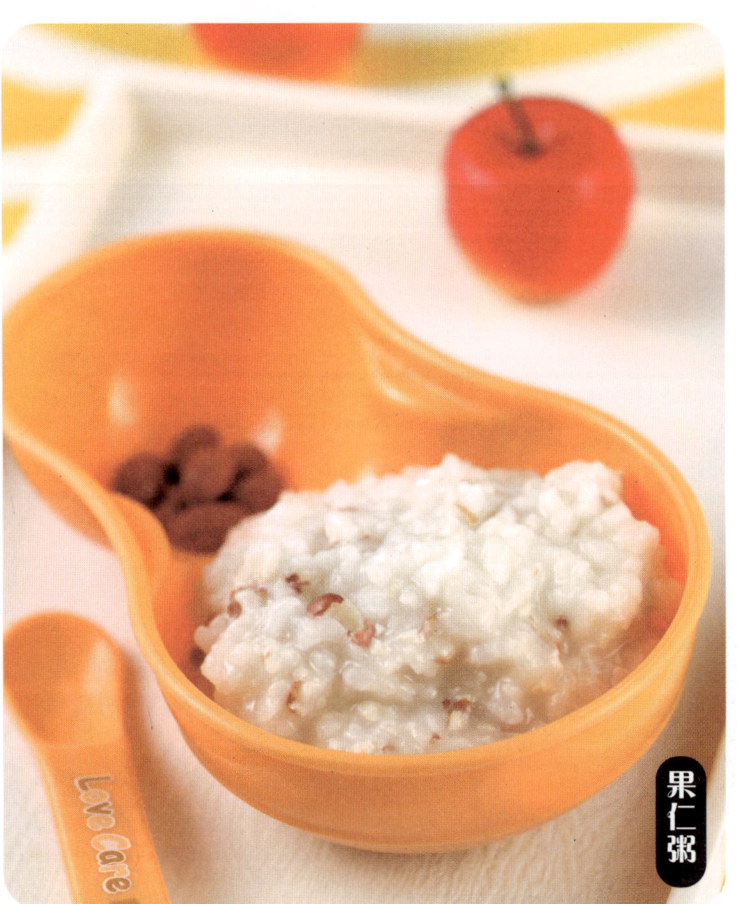

果仁粥

□**材料：**大米、花生、核桃仁各适量

□**调料：**糖少许

□**做法**

1.大米、花生洗净后，加水煮成粥。

2.煮至八成熟时放入核桃仁，喜欢吃甜食的宝宝可以加一点糖。

贴心小提示

花生、核桃仁尽量剁碎并煮软，以免宝宝发生呛咳。

百花酿冬菇

□**材料：**干冬菇20克，荸荠2个，肥瘦肉100克，菜心200克，火腿末5克，姜丝、葱花、香菜各少许

□**调料：**料酒、盐、蚝油、白糖、淀粉、水淀粉、高汤各适量

□**做法**

1.荸荠去皮，洗净，剁成碎粒，备用。

2.把肥瘦肉洗净后剁烂，加入部分淀粉、盐少许，再加一匙水拌匀至起胶，然后加入荸荠碎粒及部分葱花拌匀，备用。

3.发水的冬菇洗去蒂，加料酒、姜丝、剩余葱花，蒸熟后去水备用；把菜心择洗好，用放了花生油、盐的开水氽烫至熟，捞起沥干水，备用。

4.然后将冬菇反过来放在菜碟上，并在冬菇上沾上剩余淀粉，再把肉泥分放在冬菇上贴紧，在肉上放些火腿末，再交叉放上两段香菜。

5.入笼用大火蒸熟，连碟取出放上氽烫好的菜心，然后加高汤、蚝油、水淀粉勾芡，加适量热油拌匀，淋在冬菇与菜心上即可。

贴心小提示

这道宝宝餐能满足宝宝生长发育的营养需求，而且口味鲜香，更能增进宝宝的食欲，让宝宝胃口大开。

脆皮胡萝卜

□**材料：**胡萝卜2个，面粉100克，鸡蛋1个

□**调料：**糖适量

□**做法**

1.将胡萝卜去掉尾和头，削皮洗净，切成细条；鸡蛋打散，加入面粉拌匀。

2.将切好的胡萝卜条分别裹上鸡蛋糊。

3.锅内放油，待油五成热时，将蘸好糊的胡萝卜条放入锅内，不断地翻转，待炸成金黄色时出锅，码入盘内，撒上少许糖即可。

贴心小提示

胡萝卜中的β－胡萝卜素经吸收，可转化成身体所需的维生素A，对眼睛的黏膜生长及视力的保护相当重要，对牙齿和骨骼上的胶原合成亦具有同样的助益。

不过要注意，胡萝卜不能过量食用，因为摄入大量胡萝卜素会令皮肤变黄。

这道宝宝餐理口感外焦里嫩，宝宝非常喜欢。

酸梨养胃粥

□**材料：**鲜梨3个，粳米100克

□**调料：**无

□**做法**

1.将梨洗净，去核，连皮切块；粳米淘洗干净。

2.加水适量，用小火煎煮30分钟后捞出梨块，加入粳米煮成粥即可。

贴心小提示

梨味甘，微酸，有清热生津、润燥化痰的功效，含有苹果酸、柠檬酸等有机酸，并含有葡萄糖、蔗糖、果糖及维生素B_1、维生素B_2、维生素C等多种营养成分。

梨与粳米同用，可增强清热、生津养胃的功效。不但能治疗宝宝胃津不足引起的病症，还可调治烦热、口干、舌苔少、大便燥结等症。

这道宝宝餐所用的梨也可不去核，但要去子，因为梨核也有较好的营养和食疗功效。

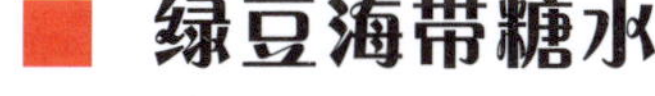

绿豆海带糖水

□**材料：**绿豆200克，海带25克，陈皮1块

□**调料：**冰糖适量

□**做法**

1.绿豆用水浸半小时后沥干水分，备用；陈皮用水浸软，刮去瓤，洗净，备用；海带洗净，切小段，备用。

2.将水注入煲中，放入海带，大火煮开。

3.将绿豆壳捞起弃掉，然后与陈皮一并放入煲中煮滚，再转用小火煲2小时。

4.最后加入冰糖煮溶即可。

贴心小提示

绿豆能解渴利尿，消肿下气，解暑除烦热，益肠胃。因绿豆性寒，脾胃虚寒、大便稀溏的宝宝皆不宜多吃。海带中含有碘，可以预防碘缺乏。

这道宝宝餐能清凉解热，解毒利尿，可用于改善咳嗽，并减少皮肤病。

21～24个月宝宝

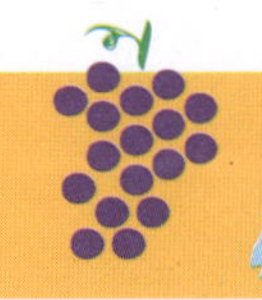

● 2岁左右的宝宝已养成基本规律的进餐与排泄习惯。

○ 宝宝的体格发育特点

2岁左右的宝宝腹部前突已比以前减轻。

>>宝宝的身体发育

	男宝宝	女宝宝
体重	约12.6千克	约11.9千克
身长	约87.6厘米	约86.5厘米
头围	约47.5厘米	约46.3厘米
胸围	约49.1厘米	约48.5厘米
坐高	约54.0厘米	约53.1厘米

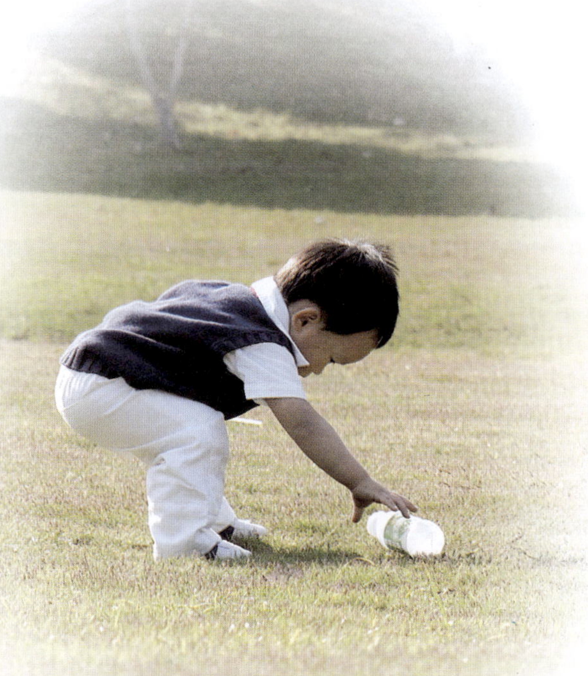

↑ 2岁的林宸禾

○ 宝宝的智能发育

>>感官发育

这个时期的宝宝注意力集中的时间比以前长了，记忆力也加强了。他大约已掌握了300多个词汇，能够迅速说出自己熟悉的物品名称，会说自己的名字，会说简单的句子，能够使用动词和代词，并且说话时具有音调变化。他常会重复说一件事，喜欢一页一页地翻书看。大人若命令他去做什么，他完全能够听得懂并且去做。

>>心理发育

2岁左右的宝宝很爱表现自己，也很自私，不愿把东西分给别人，他只知道“这是我的”。他还不能区分什么是正确的、什么是错误的。将近2岁的宝宝独立性还很差，如果突然改变环境，或让他与家长分离，他会感到恐惧。

这个时期的宝宝，胆量大一些了，不像以前那样畏缩了，不再处处需要家长的保护，他不再像以前那样时刻依赖着大人，能够较独立地活动，宝宝的情绪多数时间都比较稳定愉快，有时也发脾气。

>>动作发育

将近2岁的宝宝走路已经很稳了，能跑，还能自己单独上下楼梯。

现在他只用一只手就可拿着小杯子很熟练地喝水了，也能把6～7块积木叠起来，会把珠子串起来，还会用蜡笔在纸上模仿着画垂直线和圆圈。

○ 妈妈经验谈

>>怎样提高宝宝的食欲

宝宝过了1岁之后，很多家长都发现自己的宝宝越来越不爱吃饭了。

其实宝宝的食欲不振有很多方面原因，比以前吃的少的主要原因便是宝宝的身体发育没有1岁以前快，所以对于食物和营养的摄入量也减少了。

但是并不排除宝宝因为其他原因不爱吃饭。当发现宝宝不爱吃饭时，家长一定要耐心查找原因，并及时予以消除。

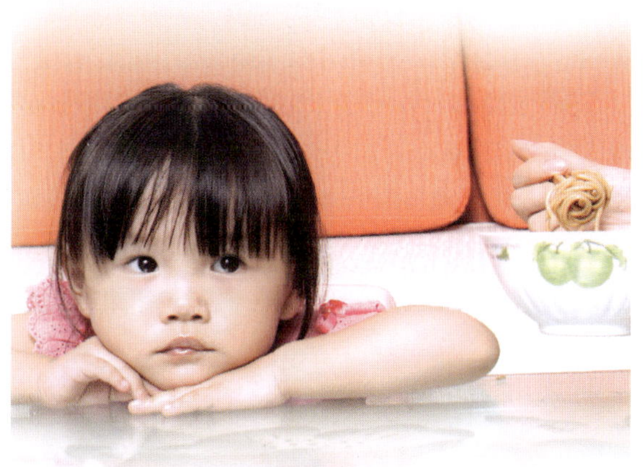

对策

在膳食上可以从少量开始，逐渐给宝宝吃一些清淡、易消化的食物，如小米粥和绿豆粥等，并要随着宝宝的兴趣经常更换花样和逐渐增加食物的数量，使宝宝对食物的兴趣增加。

禁忌

家长千万不要在宝宝不爱吃饭的时候任意让宝宝偏食一些水果、冷饮，因为这容易损伤宝宝的脾胃，使宝宝的食欲更低下；也不要强迫宝宝吃饭；或让宝宝吃那些自认为营养价值高但难以消化的食物，如肉类等，否则也会影响其食欲。

适当的时候，家长可以给宝宝吃一些助消化的药物，如健胃消食片和胃蛋白酶合剂等。另外，要勤变换饭菜的花样，合理安排宝宝的膳食，努力提高宝宝的食欲。

>>宝宝吃冷饮须谨慎

在宝宝胃口不好的时候，让宝宝适量食入冷饮，对机体是有好处的。但吃得过多，对身体不但无益，反而有害。

大量吃冷饮，对消化道是一种很强的冷刺激。而且冷饮过多，冲淡胃液，减弱了胃液的杀菌能力，可发生胃肠道的细菌感染。另外，冷饮制作过程工序很多，加之包装、运输、出售等各个环节，很容易造成污染，一旦食入被污染的冷饮便会出现呕吐、腹泻、肠道感染。

此外，冷饮中如果添加了一些非食物色素，如红色或绿色染料及香料等，则对宝宝健康不利，多食用会导致慢性铝和砷中毒。而冷饮中含有的热量和糖分，吃得过多，会影响宝宝食欲，影响正餐进食，时间长了，会出现营养不均衡的问题。

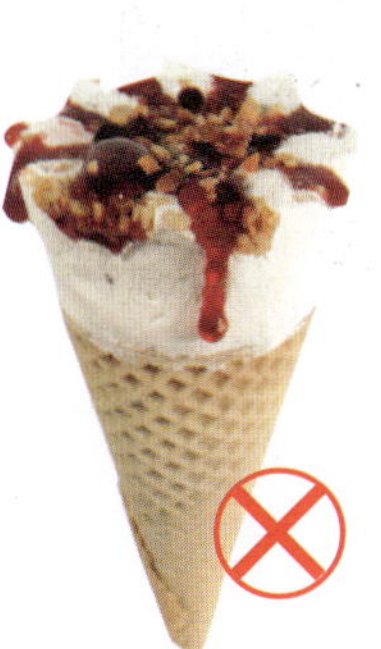

温馨TIPS

适当选择助消化药

当宝宝吃的食物过多，或者吃了过量油腻食物，可选用消食导滞类的泻下中药。

如：一捻金、小儿化食丸、小儿至宝丸等，可以消食、化滞、健胃。但应注意不能久服、多服，病除即止，因久服伤正气；当积滞时间长久，脾胃虚弱至宝宝形体消瘦、腹部胀大、食欲不振、少动易哭、面色发黄时，可选用调胃、健脾、化积、消食的中药，如健脾消食丸、健儿冲剂、婴儿健脾散、化积口服液及小儿启脾丸。

专家面面谈

>>喂养特点

有的宝宝快2岁了，仍然只爱吃流质食物，不爱吃固体食物。这主要是咀嚼习惯没有养成，2岁的宝宝，牙都快出齐了，咀嚼已经不成问题。所以对于快2岁还没养成咀嚼习惯的宝宝只能加强锻炼。

注意这个时候的宝宝不要再用奶瓶喝水了。有的家长图省事，让宝宝继续用奶瓶，这对宝宝的心理发育是不利的。

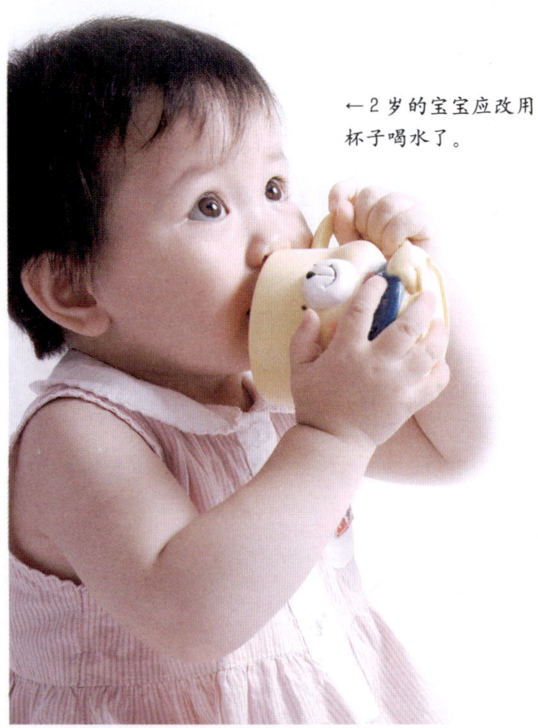

←2岁的宝宝应改用杯子喝水了。

>>不要给宝宝常吃葡萄糖

有不少家长疼爱宝宝，把口服葡萄糖作为滋补品，长期代替白糖给宝宝吃，牛奶、开水里都放葡萄糖。其实这种做法是不可取的。

首先口服葡萄糖吃起来甜中带微苦，并有一点药味，还不如白糖和冰糖好吃，多吃几天宝宝就会感到厌烦，影响食欲。其次，食用白糖，先要在胃内经过消化酶的分解作用转化为葡萄糖才能被吸收，而食用葡萄糖则可免去转化的过程，直接就可由小肠吸收。但是，如果长期以葡萄糖代替白糖，就会造成胃肠消化酶分泌功能下降，消化功能减退，影响除葡萄糖以外的其他营养素的吸收，导致儿童贫血、维生素及各种微量元素缺乏、抵抗力降低等。

可见，葡萄糖容易消化吸收，对于消化差的病人，尤其是低血糖患者可以及时补充糖分，但作为日常食品给宝宝吃还是非常不合理的。

>>宝宝营养餐的制作禁忌

为了保证宝宝尽可能多地摄取营养，妈妈在烹制食物时要注意避免营养的流失，特别是在烹制宝宝常吃的谷类食物时更要注意烹制的技巧与方式。

- 洗米时不要用力搓；时间也不宜过长，一般淘洗2次即可；不要在流水下冲洗；不宜浸泡太久；不宜用热水淘洗，以免使大量维生素随水流失。
- 烹煮米饭时，最好采用蒸饭或焖饭的方式，尽量避免炒饭。
- 熬粥时，最好不要加盐。这样才能保留米中的营养成分，防止维生素被破坏。

1日食谱推荐

早上8：00	大米鸡肉粥1小碗，面包片2～3片
上午10：00	苹果1个或果汁1杯
中午12：00	软米饭1小碗，鱼片豆腐，青菜炒鲜笋
下午15：00	橘子或香蕉1个
晚上18：30	肉丝炒面1小份，豆沙包1个，菠菜汤1小碗
晚上20：30	配方奶适量

特别推荐

宝宝异食癖怎么办

异食癖指爱吃一些非食物性的异物，如泥土、火柴头、墙皮、烂纸等。这样的宝宝并不是淘气，而是一种病态。

过去曾经认为宝宝异食癖与肠道寄生虫有关，也就是说因为宝宝肚子里有虫子，所以吃乱七八糟的东西。但是现在却认为，异食癖其实与宝宝体内微量元素锌的缺乏有关。

比如说，缺锌的宝宝，容易食欲不好，有异食的表现，同时发育较差。

纠正方法

有异食癖的宝宝要到医院查一下锌的含量。然后根据医生的建议，按年龄补充硫酸锌或葡萄糖酸锌等锌制剂，症状就能够缓解。

另外，家长要注意关心宝宝，制作可口、多样、美观的膳食，让宝宝吃好，增加营养。

如果只是一味地打骂宝宝，强制宝宝不要再随便吃东西，结果宝宝仍然会在你看不见的时候偷偷地吃，解决不了根本问题。

0～3岁宝宝的补锌策略

宝宝年龄	补锌策略
0～1岁	刚开始添加辅食的宝宝肠胃消化功能较弱，对于4～10个月的宝宝来说，最好以强化锌的米粉补充为主，10个月以上的宝宝再逐渐考虑添加肉泥等
1～2岁	这个阶段的宝宝逐渐接触更多的海鲜，妈妈要从少量开始添加，观察宝宝是否有过敏现象，如不过敏才可以放心让他们食用
2～3岁	花生米、核桃仁含锌虽然丰富，但宝宝的咀嚼功能还未发育完全，若是将整个果仁给他们，容易发生气管异物，所以最好的办法是妈妈将这些果仁做得软一些，并且在监护人的照看下食用

温馨TIPS

宝宝吃鸡蛋越多越好吗

鸡蛋是营养丰富的食品，含有蛋白质、脂肪、卵黄素、卵磷脂、维生素及铁、钙、钾等人体所需的矿物质。其中，卵磷脂和卵黄素是婴儿身体发育特别需要的物质。但是对宝宝来说，并非鸡蛋吃得越多越好。

2岁左右的宝宝，每天吃1～1.5个鸡蛋就足够了。如果食入太多，宝宝的胃肠负担不了，会导致消化吸收功能障碍，引起消化不良和营养不良。对宝宝而言，鸡蛋是一种难以消化的食物，不是吃得越多越好。另外，鸡蛋还具有发酵特性，宝宝的皮肤如果生疮化脓，吃了鸡蛋就会加重病情。

推荐宝宝餐

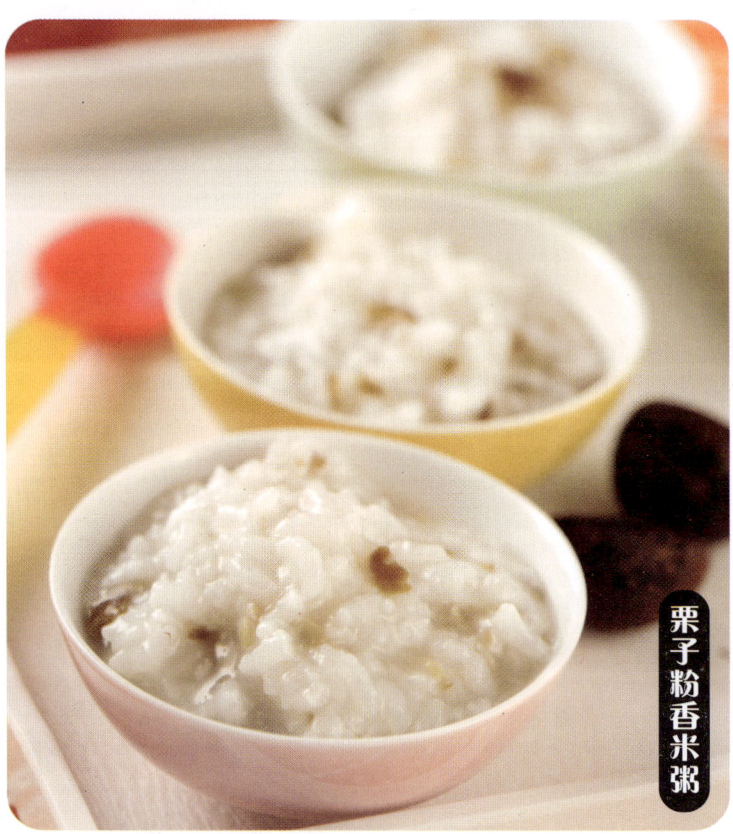

栗子粉香米粥

□**材料：** 栗子仁15个，粳米60克

□**调料：** 白糖适量

□**做法**

1.将栗子除去外皮和仁皮，将其风干后磨成细粉。

2.锅里放入适量水，将粳米洗净后入锅烧开，加入栗子粉后改用小火熬煮，直至烂熟，加白糖煮至溶化，出锅即可。

贴心小提示

这道宝宝餐味道鲜美，口感适中。对于长牙的宝宝来说也是非常适合的。

什锦鸡蛋蒸糕

□**材料：** 鸡蛋1个，胡萝卜1/5个，菠菜1棵，洋葱1/5个

□**调料：** 盐适量

□**做法**

1.将洋葱、胡萝卜、菠菜洗净，用开水汆烫一下，然后切碎。

2.鸡蛋打好之后加入水、盐和蔬菜末。

3.上蒸锅蒸15分钟即可。

贴心小提示

这道宝宝餐营养丰富，对宝宝的视觉发育极有益处。

在宝宝不想吃米饭的时候，这道宝宝餐也可以作为调剂让宝宝食用。

鱼肉蒸糕

□**材料：** 鱼肉1块，洋葱1/6个，鸡蛋1个

□**调料：** 盐适量

□**做法**

1.将鱼肉洗净，切成适当大小；洋葱洗净，切块，加蛋清、鱼肉丁、盐搅拌好。

2.把拌好的材料做成不同的形状，放在锅里蒸10分钟即可。

贴心小提示

这道宝宝餐可促进宝宝大脑与视觉的发育。烹调时，要注意挑净鱼刺。

什锦鱼烩饭

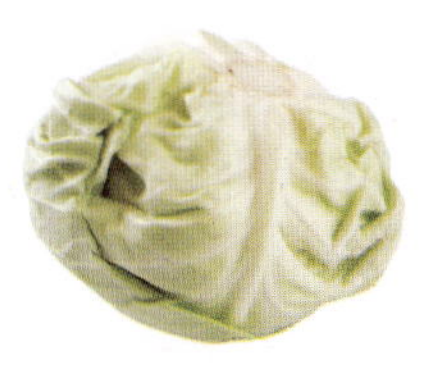

□**材料：** 米饭1/4碗，鱼罐头1/5盒，胡萝卜、卷心菜、洋葱各适量

□**调料：** 黄油、高汤、盐各适量

□**做法**

1.将胡萝卜、卷心菜、洋葱洗净，用开水汆烫一下后切碎。

2.在锅里涂好黄油，放入所有蔬菜末一起和鱼罐头炒制。

3.翻炒几下后加入米饭及高汤、盐，关火焖2～3分钟即可。

贴心小提示

胡萝卜、卷心菜、洋葱均含有丰富的维生素和矿物质；线鱼除了补充人体所需的蛋白质外还可以补充钙质。这道宝宝餐还可以加入宝宝喜欢吃的其他蔬菜，只需制作一份，便能满足宝宝所需营养，非常实用方便。

百合银耳羹

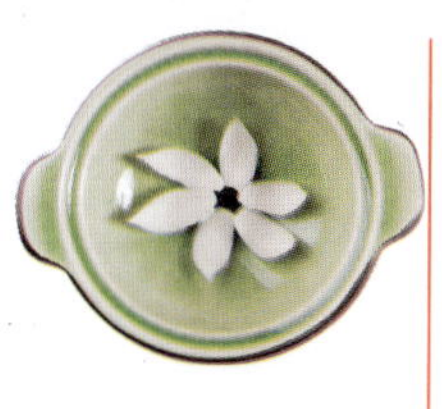

□**材料：** 干百合、银耳各50克

□**调料：** 冰糖适量

□**做法**

1.百合用水浸洗，沥干，备用；银耳用热水浸软，洗净，沥干后剪成小片，备用。

2.将银耳、百合放入煲内，再加入适量水煮开。

3.改用小火煲40分钟，放入冰糖至冰糖溶化即可。

贴心小提示

银耳含有17种氨基酸和多种维生素，可促进宝宝的生长发育，并提高宝宝的免疫功能；百合含有多种生物碱、淀粉、蛋白质等成分，具有润肺止咳，清心安神的功效。这道宝宝餐非常适合烦躁不安、感冒咳嗽的宝宝食用。

山楂莲子糖水

□**材料：** 山楂、莲子各100克

□**调料：** 白糖适量

□**做法**

1.莲子洗净，去芯，备用；山楂洗净，备用。

2.莲子用适量滚水煮20分钟。

3.随后放入山楂，改用小火煮30分钟。

4.放入白糖再煲5分钟即可。

贴心小提示

山楂味酸，性微温，能促进脂肪分解，活血祛淤，消积；莲子能平肝退火，宁心安神，益脾健胃；白糖味甘，性温，有和中散寒，活血祛淤的功效。这道宝宝餐能消积，益脾，兼可平肝健胃，有清火降热的作用，特别适合大便干结的宝宝。

24～30个月宝宝

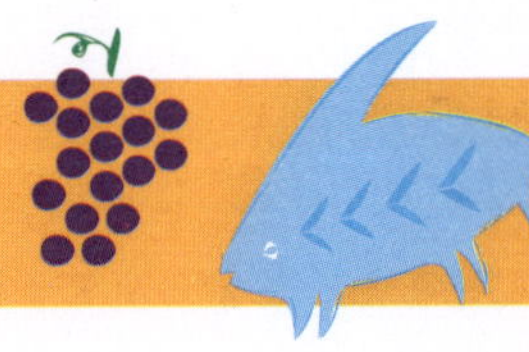

● 宝宝的乳牙20颗已出齐，有了一定的咀嚼能力，但乳牙外面的釉质较薄。

○ 宝宝的体格发育特点

宝宝长大了，躯体和四肢的增长比头围快。为了支持身体重量和独立行走，相对而言，下肢、臀、背部的肌肉更为发达。

>>宝宝的身体发育

	男宝宝	女宝宝
体重	约13.4千克	约12.8千克
身长	约91.6厘米	约90.6厘米
头围	约48.0厘米	约46.8厘米
胸围	约49.3厘米	约49.1厘米

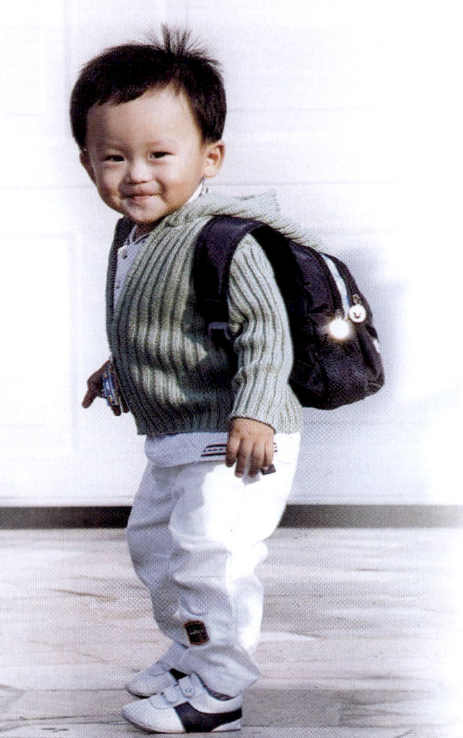

↑2岁半的林宸禾

○ 宝宝的智能发育

>>感官发育

2岁半左右的宝宝已掌握了很多词汇。简单句说得很完整；会背诵简短的唐诗；会看图讲故事，并叙述图片上简单突出的事物；能组织玩“过家家”游戏，并扮演不同的角色。

宝宝现在能认识几种不同颜色的物品了，还能认识圆形、长方形、三角形和方形。

>>心理发育

宝宝2岁后想象力开始出现，会把一种东西假想成另一种东西，如把一个小盒子当成汽车，边推边喊“汽车来了，嘀嘀”。思考问题和解决问题的方法，仍为直觉行动思维。思维和行动密切联系，在行动中思维，离开了行动便不再进行思维。

宝宝这个时期思维活动还很简单，处于开始发展阶段。

>>动作发育

这个时期，宝宝玩球的时候会接反跳球；会用面团捏成碗、盘等；能单足站立；自己会扶栏上楼梯，一步一步交替上楼；下楼梯时双脚踏同一台阶；能分清晴、阴、风、雨、雪天气；会解扣子及开关末端封闭的拉锁。

妈妈经验谈

>>不吃有损大脑发育的食物

合理地给宝宝补充一些营养食物，可以起到健脑益智的作用。反之，如果不注意食物的选择，宝宝想吃什么就让他吃什么，则可能会有损大脑的发育。那么，哪些食物有损大脑发育呢？

过咸食物

过咸食物不但会引起高血压、动脉硬化等疾病，还会损伤动脉血管，影响脑组织的血液供应，造成脑细胞缺血缺氧，记忆力下降、智力迟钝。人体对盐的需要量，成人每天在6克以下，儿童每天在4克以下。因此，日常生活中应少给宝宝吃含盐较多的食物，如咸菜、榨菜、咸肉、豆瓣酱等。

含味精多的食物

医学研究表明，孕妇如果在妊娠后期经常吃味精会引起胎儿缺锌，周岁以内的宝宝食用味精过多，则有引起脑细胞坏死的可能。世界卫生组织提出：成年人每天摄入味精量不得超过4克，孕妇和周岁以内的孩子禁食味精。因此即使宝宝大了，也应尽量少给宝宝吃含味精多的食物。

含过氧化脂质的食物

过氧化脂质会导致大脑早衰或痴呆，直接损害大脑的发育。腊肉、熏鱼等在油温200℃以上煎炸或长时间暴晒的食物中含有较多的过氧化脂质，应少给宝宝吃。

含铅食物

铅会杀死脑细胞，损伤大脑。爆米花、松花蛋等含铅较多，妈妈应少给宝宝吃。

含铝食物

经常给宝宝吃含铝量高的食物，会造成记忆力下降、反应迟钝，甚至导致痴呆。所以，最好不要让宝宝常吃油条、油饼等含铝量高的食物。

>>宝宝身体不适时的辅食原则

多补充水分

要分多次少量给予，别一次给宝宝喝太多水。宝宝有发烧、腹泻、呕吐或食欲不振的情况时，身体会逐渐流失水分，宝宝会出现尿量变少、嘴唇干裂等症状，这时务必让他多补充水分。可给宝宝喝开水、蔬菜汤、婴儿用电解质饮料或苹果汁等，只要宝宝想喝的都可以，但一次别给他喝太多，最好分多次，每次少量给予。

给易消化的食品

喂纤维和油分少的食物，以免刺激宝宝脆弱的肠胃。宝宝身体不适时，基本上不能再给他会加重肠胃负担的食物，要喂一些易消化、不刺激肠胃的食品（但便秘时仍要喂高纤食物）。病情好转时，依序可喂些软稀饭、软面条、南瓜、鸡肉、豆腐和白肉鱼等，一点一点慢慢恢复成原来的饮食。

烹煮得软一点

除了发生便秘之外的身体不适时，基本上辅食的硬度和大小要恢复成前一阶段（例如第二阶段则要回到第一阶段）的状态，量也要减少。但是，每个宝宝的辅食进展状况和症状互有差异，最好咨询专家。宝宝没食欲时，如果已经补充了水分，就别太勉强他进食。在逐渐康复后，宝宝食量可能也会暂时减少，别心急，等他自然地恢复。

温馨TIPS

肠道健康是营养吸收的关键

肠道是身体中吸收营养最重要的器官，对宝宝成长发育重要的营养成分如DHA、ARA、维生素、矿物质等都是在肠道内被吸收的。因此只有健康的肠道才能保证营养的充分吸收。

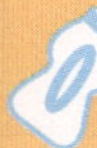

专家面面谈

>>喂养特点

2 岁半的宝宝，生长速度仍处于迅速增长阶段，各种营养素的需要量较高。

这个时期宝宝肌肉明显发育，尤其以下腹、臂、背部较突出。骨骼中钙、磷沉积增加，乳牙已出齐，咀嚼和消化能力有了很大的进步，但胃肠功能仍未发育完全。每日按体重计算，热能需要量与婴儿期相比没有增加，但仍高于成年人需要量。

由于生长发育的原因，蛋白质需要量增加。在膳食营养素供给不足时，常易患贫血、缺钙、缺维生素 A 及维生素 D，易患佝偻病。

>>为宝宝选择“绿灯食物”

用“绿灯走，红灯停，黄灯要小心”的喂食概念来为宝宝选择健康的食物。

绿灯食物

含有人体必需的营养素，有利于身体健康，适合每天食用，包括新鲜蔬果、五谷类等天然原味食物。

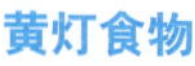

黄灯食物

含有人体必需的营养素，但糖、油脂或盐分含量稍高，要酌量选用，如炒饭、汉堡等。

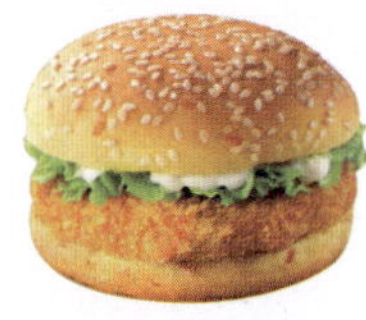

红灯食物

只提供热量的食物，糖、油脂和盐分过高，其他营养素含量很少，只能偶尔满足一下，如汽水、巧克力、甜甜圈、薯片等。

1日食谱推荐

早上 8：00	牛奶 200 毫升，馒头片 1～2 片，煎鸡蛋 1 个
上午 10：00	香蕉 1 根，婴幼儿鱼肝油和钙剂（用量遵医嘱）
中午 12：00	米饭 1 小碗，香菇炒油菜，西红柿汤
下午 15：00	全麦饼干 5 块
下午 18：00	花卷 1 个，红烧鲤鱼，西芹百合，肉丝汤 1 碗
晚上 20：30	新鲜蔬菜泥适量

温馨 TIPS

避免宝宝食用致敏食物

越来越多的孩子从一出生就是过敏性体质，在生活环境日益恶化的今天，应该从多方面着手改善宝宝的过敏体质，尤其要重视过敏儿的饮食。

一般来说，最常引起过敏的食物是异性蛋白食物，如螃蟹、大虾、鱼类、动物内脏、鸡蛋（尤其是蛋清）等。但是有些宝宝对某些蔬菜也过敏，比如扁豆、毛豆、黄豆等豆类和菌藻类（如蘑菇、木耳、竹笋等）。有些香味菜如香菜、韭菜、芹菜等也会引起过敏。

如果宝宝对某种食物过敏，最好的办法就是在相当长的时间内避免吃这种食物，但不是终身不能吃，经过 1～2 年，宝宝长大一些，消化能力增强，免疫功能更趋于完善，有可能逐渐脱敏。可以让宝宝先少量地吃一些试试，如果没有反应，可以逐渐加量，但一定不要操之过急。

特别推荐

让宝宝独立进餐

这个时期的宝宝独立性大大增强，而且喜欢尝试自己做事情，家长要因势利导加以培养，锻炼宝宝的自我服务能力。让宝宝学会独立进餐就是一个不错的锻炼方法。而且此时宝宝的手脑协调能力已经比较好了，所以可以尝试着进行学习。

让宝宝使用餐具和独立吃饭

吃饭前让宝宝将手洗干净，拿饭匙坐在家长身旁一起吃饭。由于宝宝初学吃饭，手的动作不太协调，容易把饭撒得到处都是，弄脏衣服，这是宝宝普遍存在的问题。家长不应责骂，要耐心地帮助他，教给宝宝拿匙子和筷子的正确姿势，让宝宝模仿家长的动作。把饭菜一口一口地送进嘴里。家长可以给宝宝夹菜，但不要喂，鼓励宝宝自己吃，并称赞饭菜味道好，刺激宝宝的食欲。

养成良好的膳食习惯

不要让宝宝边吃边玩或边吃边看电视，要专心致志，每次给宝宝少盛一些饭菜，以免剩饭造成不必要的浪费。让宝宝尝试吃各种食物，养成不挑食、不偏食的好习惯。

不让宝宝独占食物

进餐时，餐桌上好吃的饭菜要大家共同分享，教育宝宝先给家长盛，再给自己盛，礼让别人。避免宝宝养成一切自己优先、独占食物的习惯。

为宝宝聪明加分的营养素

能量	神经元树突和神经键的形成需要较多的能量，婴儿的大脑将使用相当于成年人两倍的能量。而人脑的能量主要是由血液中的血糖（葡萄糖）提供，如果血液中葡萄糖不足，大脑的发育就会受阻碍
蛋白质	脑重的30%～35%是蛋白质成分，仅次于脂肪。从胎儿期开始一直到出生后3年，是脑细胞发育最快的高峰期。如果缺乏蛋白质，就会影响宝宝脑细胞的增殖，从而影响智力发育
不饱和脂肪酸	对于大脑来说，不饱和脂肪酸是第一重要的营养素，因为人的脑细胞有60%是由不饱和脂肪酸组成的，饮食中如果缺乏这类食物，就会使大脑的发育受到影响
维生素	维生素A对眼睛的发育有重要作用，而视觉发育得越好，宝宝就越能更多地接收外界的信息与刺激，从而促进大脑发育；B族维生素可以使脑神经细胞功能增强，在脑内帮助蛋白质代谢；维生素C是提高大脑功能极为重要的营养素，一旦缺乏维生素C，脑的神经细管容易发生阻塞、松弛、变细，导致脑的活动力下降或发生功能障碍；维生素D可以提高神经细胞的反应速度，增强人的判断能力
矿物质	矿物质对宝宝的健康而言尤为重要。如，钙除了是骨骼和牙齿发育不可缺少的物质外，还可以活跃神经介质，提高记忆效率，促进智力发育；缺铁会减少注意力、延迟理解力和推理能力的发展；锌被誉为“智能元素”，对宝宝的脑细胞发育和智力水平提高都有显著的促进作用等

推荐宝宝餐

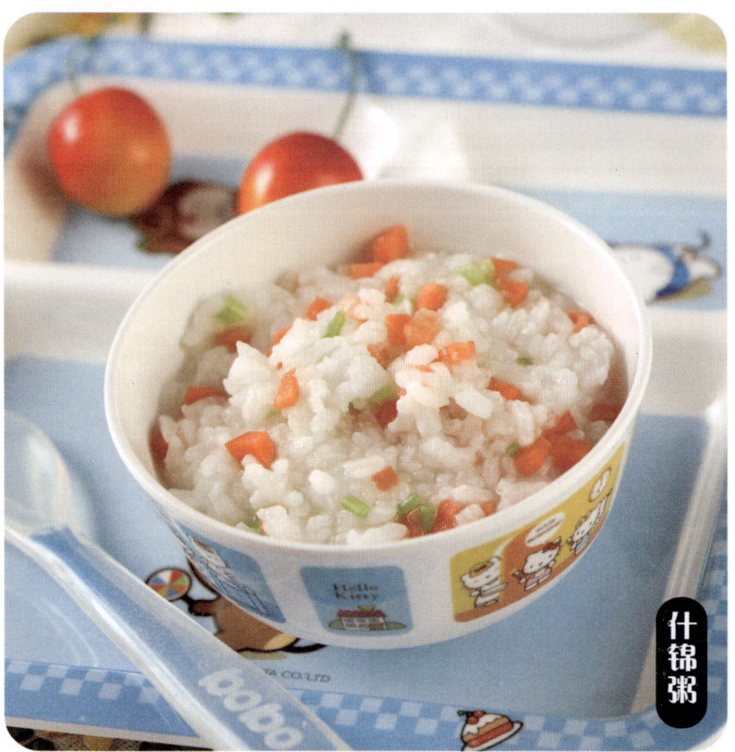

什锦粥

□**材料**：鸡肉末、胡萝卜丁、羊肉末各30克，香菇、芹菜各20克，粥1碗

□**调料**：盐、香油各适量

□**做法**

1.香菇、芹菜分别洗净，切丁。

2.将鸡肉末、羊肉末、香菇丁、胡萝卜丁放入粥中煮熟后，再加适量盐调味。

3.起锅后，撒上芹菜丁，淋上香油即可。

贴心小提示

这道料理富含蛋白质以及多种矿物质等营养成分，对宝宝的生长发育极有益处。该餐的味道也十分鲜美，赶快让宝宝尝尝鲜吧！

肉末烩小水萝卜

□**材料**：瘦猪肉100克，小水萝卜200克，葱末、青蒜末各适量

□**调料**：酱油、水淀粉、盐各适量

□**做法**

1.将瘦猪肉洗净，剁成碎末。

2.小水萝卜洗净，切丁，汆烫一下。

3.将油放入锅内，热后先煸葱末及青蒜末，再放入猪肉末，并用水淀粉勾芡。

4.最后加盐、酱油和小水萝卜炖烂即可。

贴心小提示

这道宝宝餐可以促进肠胃蠕动，可消积滞、化痰清热，很适合夏天宝宝食欲不振的时候食用。

大酱粥

□**材料**：米粥1小碗，胡萝卜、洋葱、菠菜各适量

□**调料**：大酱半小匙

□**做法**

1.将胡萝卜、洋葱、菠菜洗净，切碎。

2.将蔬菜加清汤煮制，随后放入米粥同煮。

3.煮好之后放大酱调味即可。

贴心小提示

大酱是黄豆的制品，其中的营养和黄豆一样丰富，含有人体所需的多种营养成分。

红薯牛奶鸡蛋粥

□**材料：**红薯1/6块，鸡蛋1个，牛奶2大匙

□**调料：**无

□**做法**

1.将红薯去皮，洗净，炖烂，并捣成泥状。

2.将鸡蛋煮熟之后取蛋黄捣碎。

3.红薯泥加牛奶用小火煮，并不时地搅动。

4.待粥黏稠时放入蛋黄，搅匀即可。

贴心小提示

红薯营养价值很高，被营养学家们称为营养最均衡的保健食品。这道宝宝餐富含膳食纤维及卵磷脂多种营养成分，不但能预防宝宝便秘，还能促进大脑发育。

牛肉蔬菜粥

□**材料：**牛肉20克，大米1/3杯，胡萝卜、洋葱各适量

□**调料：**盐、香油、酱油各适量

□**做法**

1.大米洗净后用水泡好；牛肉、胡萝卜、洋葱分别洗净，切碎。

2.锅置火上，用香油把牛肉在锅里炒一下，再入泡好的大米炒制。

3.将大米炒至一定程度后加入胡萝卜末、洋葱末和适量水。

4.用小火煮烂大米，再用盐、酱油调味即可。

贴心小提示

牛肉含有丰富的蛋白质，氨基酸组成比猪肉更能满足人体的需要，能提高机体抗病能力，对生长发育中的宝宝特别有益。

这道宝宝餐除了牛肉，还有丰富的蔬菜，维生素和矿物质含量十分丰富，有补中益气、滋养脾胃、强健筋骨、化痰息风、止渴止涎的功效。

肉末烧茄子

□**材料：**猪肉100克，茄子200克，干口蘑25克，葱末、姜末、蒜末各少许

□**调料：**盐、酱油各适量

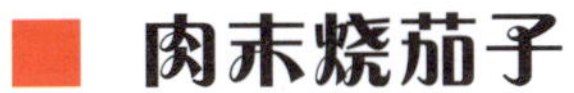

□**做法**

1.将猪肉洗净，剁成碎末。

2.干口蘑用开水泡开，洗净泥沙，切成小碎块，记得留下第一次泡口蘑的水，备用。

3.将茄子洗净削去皮，切成小菱形块。

4.将油放入锅内，热后投入茄子块煸炸至呈黄色后将茄子拨在锅边，加入葱末、姜末、蒜末煸炒肉末，然后拨下茄子块炒拌均匀。

5.最后再放入口蘑、酱油、盐、泡口蘑的水，烧至茄子入味即可。

贴心小提示

茄子含有多种维生素及矿物质，特别是维生素P的含量很高，每100克中即含维生素P 750毫克，可增强宝宝毛细血管壁的功能，并增强宝宝对传染病的抵抗力。

30～36个月宝宝

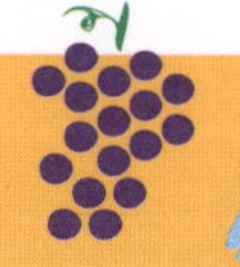

宝宝借助于语词刺激，从而形成了复杂的条件联系，这是宝宝心理复杂化的生理基础。

宝宝的体格发育特点

3岁左右的宝宝脑内的神经纤维迅速发展，在脑的各部分之间形成了复杂联系。为宝宝动作发展和心理发展提供了生理前提。

>>宝宝的身体发育

	男宝宝	女宝宝
体重	约14.6千克	约14.1千克
身长	约94.9厘米	约93.9厘米
头围	约49.0厘米	约47.8厘米
胸围	约50.0厘米	约49.3厘米

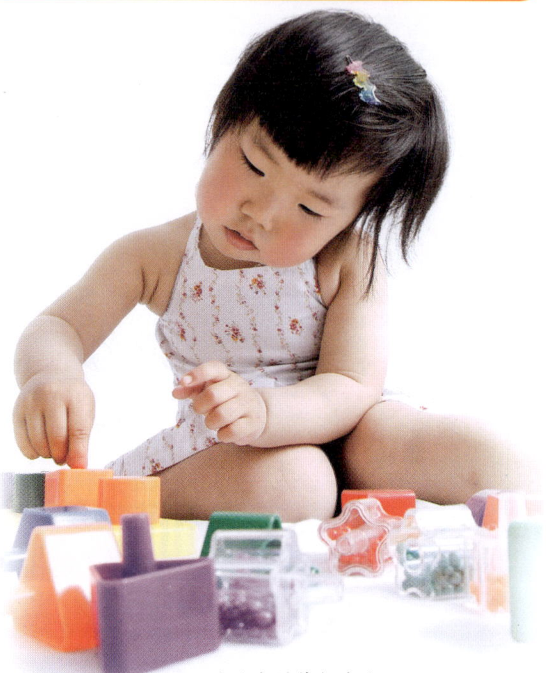

↑3岁的徐杨米多

宝宝的智能发育

>>感官发育

3岁宝宝独立行走后便能自由行动，主动接近别人，和其他宝宝一起玩，接触更多事物，具有一定的独立性、社会性和认识能力。

3岁宝宝的双手动作发展得复杂多样，会自己穿脱衣服，自己洗手、洗脸等。双手协调，不论在动作的速度和稳定性上都有明显进步。

3岁宝宝已掌握300～700个词语，和人交往时已能使用合乎日常语法的简单句，并出现问句形式。

>>心理发育

宝宝的自我意识开始发展。自我意识是人的意识的一种表现。自我意识发展，使宝宝作为独立活动的主体参加实践活动。这个时期的宝宝，喜欢自己做事，自己行动，常说“我自己来”、”我自己吃”、“我偏不”，大人应尊重宝宝独立性的愿望和信心，同时要给予帮助。当他开始出现的“自尊心”受到戏弄、嘲笑、不公正待遇或在别的宝宝面前受到责骂等时，可引起宝宝愤怒、哭闹或反抗行为。

自我意识的发展包含复杂的内容，会经历很长的过程，幼儿期只是刚刚开始发展。

>>动作发育

3岁的宝宝，自主性很强，能随意控制身体的平衡和跳跃动作；可掌握用笔、用剪刀、用筷子、折纸、捏面塑等手部的精细技巧；会单脚蹦、拍球、踢球、越障碍、走“S”线等。

妈妈经验谈

>>避免食物引起宝宝恶心的小妙招

3岁左右的宝宝牙齿已经长齐，所以喜欢吃一些干硬的食物。但还有一部分宝宝没有养成咀嚼的习惯，部分宝宝甚至只肯吃米糊、烂饭或牛奶，菜和肉稍微大一些就咽不下去了，出现恶心甚至引起呕吐现象。

这是因为妈妈养育宝宝过分细心，每天用肉泥、菜泥喂宝宝吃，时间一长，宝宝因此失去了咀嚼的机会，只能接受糊状或小颗粒状食物了。

对策

1.逐渐调整宝宝饭食的性状，把泥状食物改为碎末食物，宝宝习惯后再过渡到吃小块食物。要循序渐进，切忌直接改为喂干饭。

2.平时可给宝宝吃一些猪脯肉、肉枣、鱼柳、鱼干之类的零食，让宝宝练习咀嚼，锻炼牙齿。

3.家长在为宝宝准备饭菜时，要注意食物的色香味。吃饭时，家长的态度也很重要，大人和颜悦色，宝宝就会心情愉快，乐于接受食物。

4.万一出现恶心、呕吐现象也不要报怨，以免引起宝宝紧张的情绪。

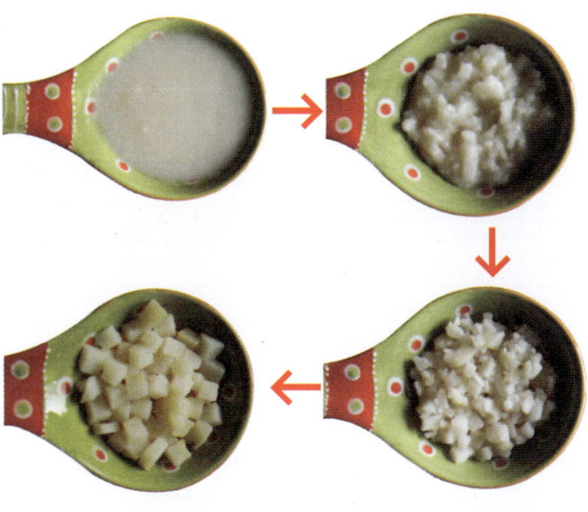

↑宝宝辅食的状态要由泥状逐渐过渡到块状。

温馨TIPS

平衡膳食的原则

平衡膳食是指选择多种食物经过适当搭配，做出可以满足宝宝对能量及各种营养素的需求的膳食。平衡膳食应满足以下条件：

1.一日膳食中的各种营养素应该品种齐全，其中包括蛋白质、脂肪、碳水化合物以及维生素、矿物质、微量元素及纤维素。

2.各种营养素必须满足宝宝生长发育的需要，不能过多，也不能过少。

3.营养素之间比例应适当。对于2～3岁的宝宝，每天的膳食可以选择蛋类、鱼虾类、瘦畜禽肉等100克，米和面等粮谷类作物125～150克，用20～25克植物油烹饪，选用新鲜绿色、红黄色蔬菜和水果各150～200克。

4.食物容易消化吸收。

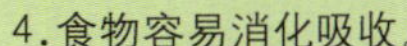

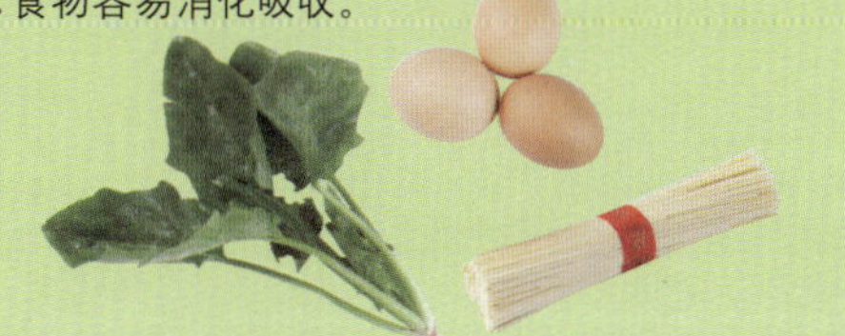

专家面面谈

>>宝宝进食的心理

进入幼儿期的宝宝，愿意自己做事，不愿按成年人意见办事，但喜欢模仿别人的动作。心理活动受外界的影响，是被动的。

这个时期的宝宝在进食方面，喜欢自己吃饭，用自己固定的碗和匙，并坐在固定的座位上。

3岁以下的宝宝对食物的花样变换的兴趣并不是特别高，喜欢吃已经习惯了的食物，如每天吃蛋羹、面片、菜粥也不会厌烦；对没吃过的食物持怀疑态度；喜欢菜、饭拌在一起吃；还喜欢吃包子、饺子等带馅食物，特别喜欢自己吃。

因此，对3岁前的宝宝要注意培养良好的膳食习惯，从小给予多种食品，接触各种味道，以免挑食、偏食，不能获得全面均衡的营养。

但是宝宝3岁以后，则要注意经常变换食物的做法和搭配，给宝宝新鲜的感觉，增进宝宝的食欲。

>>宝宝饮食宜均衡

宝宝每天膳食都应当搭配适当，这样才有利于身体的营养吸收和利用。每顿应以主要供热量的粮食作为主食，也应有蛋白质食物供给，作为宝宝生长发育所需的物质。奶、蛋、肉类、鱼和豆制品等都富含蛋白质。人体必需的8种氨基酸主要从蛋白质食物中来，各类蛋白质所含氨基酸种类不同，必须相互搭配，摄入的氨基酸才全面。如豆腐拌麻酱，氨基酸可以互相补充，其营养相当于动物瘦肉所提供的营养，这种互相补充叫做蛋白质互补。

蔬菜和水果是提供维生素和矿物质的来源，每顿饭都应有一定数量的蔬菜才能满足身体需要。

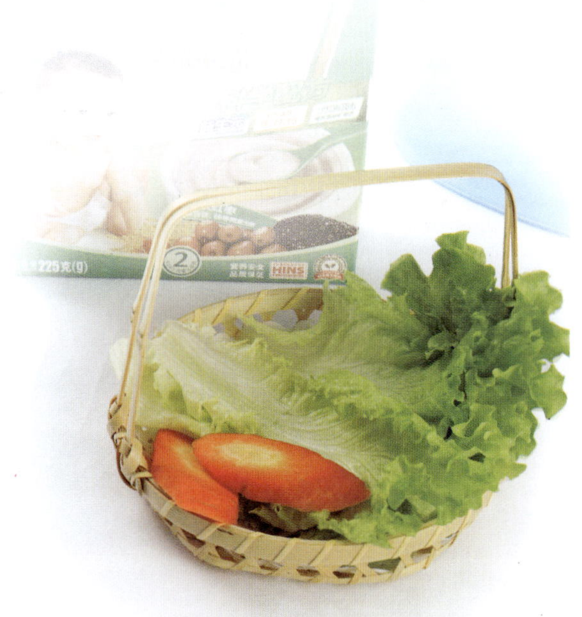

↑宝宝的饮食要注意合理搭配，尤其不能缺少蔬菜。

>>根据情绪调整宝宝饮食

儿童心理学家阐明，食物影响着儿童的精神发育，不健康情绪和行为的产生与食物结构的不合理有着相当密切的关系。比如，吃甜食过多的宝宝易动、爱哭、好发脾气；饮果汁过多的宝宝则易怒，甚至好打架；吃盐过多者反应迟钝、贪睡；缺乏某种维生素者易孤僻、抑郁、表情淡漠；缺钙者则手脚易抽动，夜间磨牙；缺锌者易精神涣散，注意力不集中；缺铁者记忆力差，思维迟钝等。因此，家长应注意观察，及时根据宝宝的情绪调整食物结构，以使上述不良情绪得到减轻或不药而愈。

1日食谱推荐

早上8：00	配方奶200毫升，素馅饼2个
上午10：00	橘子1个，香蕉1根，婴幼儿鱼肝油和钙剂（用量遵医嘱）
中午12：00	米饭1小碗，鱼香肉丝，冬瓜汤
下午15：00	鲜果泥，曲奇饼干2块
下午18：00	蛋炒饭1小碗，炒绿豆芽，小白菜虾米汤

温馨TIPS

碳酸饮料影响宝宝骨骼发育

调查显示，长期饮用碳酸饮料会危害人体健康，尤其会影响儿童的骨骼发育。

另外，大量饮用汽水、碳酸饮料及泡腾饮料，释放出来的二氧化碳还会引起宝宝腹胀、肠胃功能紊乱，从而影响对钙的吸收和利用。

特别推荐

宝宝夏季好营养

夏季来临，气候变得十分炎热，而宝宝新陈代谢旺盛，很容易出汗，消化功能减退，因此会出现一系列食欲减退、消化不良等症状，这时就需要妈妈在饮食上进行适当的调整，帮助宝宝顺利度过酷暑。

宝宝夏季食欲减退的4个原因

1.气温过高时，宝宝特别容易出汗，尤其是在高湿度、低风速时，宝宝流汗再多也不能有效地使体内的暑热散发出来，这时便会觉得胸闷、头晕、恶心、食欲减退。

2.在高温季节，宝宝的排汗量是正常气温时的3倍。大量汗液排出，使体内丧失了大量水、盐及维生素，引起水盐代谢平衡失调。同时，胃酸所需要的氯离子也减少，使胃液酸度降低，消化力随之减退。另外，口渴后如果大量饮水也会冲淡胃液，影响宝宝的消化功能。

3.暑天高温使机体失去大量水分，血液浓缩；而身体散热又要向因气温升高而高度扩张的毛细血管输送更多的血液，使体内血液集中于体表。这样，消化道会得不到较多的血液而贫血，使消化液分泌减少，从而影响了消化功能。

4.大热天还会使宝宝胃肠道内消化酶活力明显降低，导致消化功能减退。

宝宝夏季饮食指南

1.多给宝宝喝温白开水。婴幼儿每日从奶及其他食物中可获得800毫升的水，但在夏季需摄入1100～1500毫升的水才能满足身体的需要。因此，妈妈应多给宝宝喝温白开水，可以起到解暑和缓解便秘的双重作用。

2.让宝宝少食冷饮。有的妈妈喜欢在夏天给宝宝吃冷饮，认为这些是解暑佳品。但冷饮吃得过多会冲淡胃液，并刺激胃肠道，使蠕动亢进，缩短食物在消化道内的停留时间，从而影响营养的吸收。而且，多数饮料含糖分较高，会使宝宝食欲更低下。所以，妈妈一定要控制宝宝吃冷饮，6个月以下的婴儿应绝对禁食冷饮。

3.多吃清热利湿的食物。夏季炎热，湿气渐盛，应多给宝宝吃一些清热利湿的食物。

食物	功能
苦瓜	有消暑解毒的功效
西瓜	可以消暑利湿
乌梅	有解毒、除烦、止泻、镇咳等作用
西红柿	营养丰富，有清热、解毒、止渴的功能
黄瓜	可以清热、利水、消暑
绿豆	能够清热解毒

4.饮食多样化。由于宝宝的食欲较差，妈妈给宝宝添加辅食时要尽量多换品种，如猪肝西红柿营养米粉、鱼肉蔬菜营养米粉、鸡肉蔬菜米粉等可以调换着吃。较大宝宝可以多吃些鱼、虾、豆制品、新鲜蔬菜。食物要含脂肪较低，口味宜清淡。如果在凉拌菜中加些醋或蒜泥，既可调味，又可杀菌，还能起到增进食欲的作用。

推荐宝宝餐

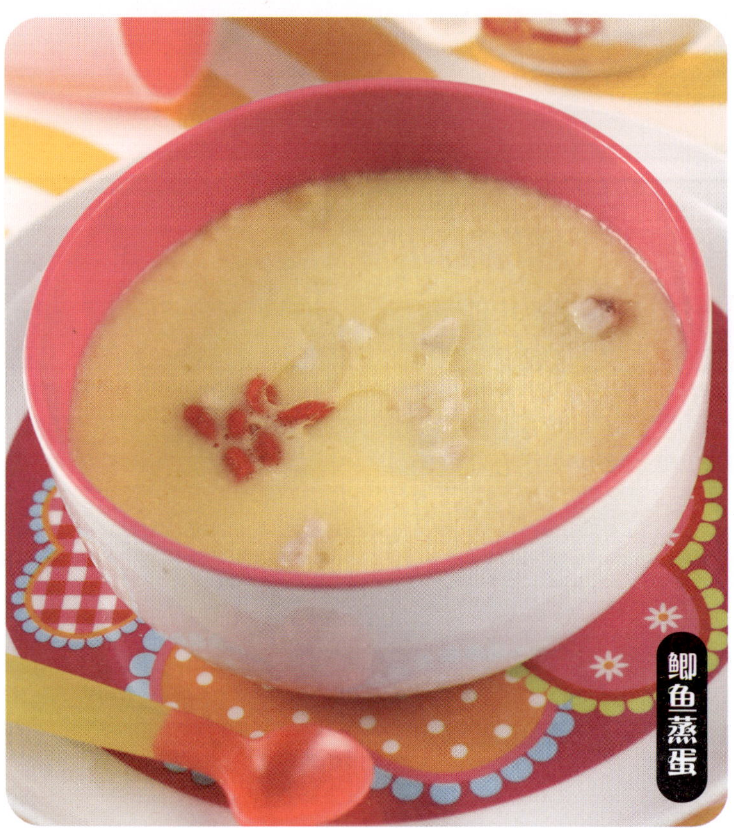
鲫鱼蒸蛋

鲫鱼蒸蛋

□**材料：**鲫鱼1条(也可用石斑鱼代替)，鸡蛋1个

□**调料：**盐适量

□**做法**

1.鲫鱼洗净，取出鱼背和鱼肚，剔除鱼刺，然后将鱼肉切成丁。

2.鸡蛋打散，放入鱼肉丁及少量清水，再加入盐、油。

3.开火，蒸15分钟即可。

贴心小提示

鲫鱼与蛋同蒸更方便喂食。蒸时盖上保鲜膜，可保持蒸蛋滑嫩，不致起蜂窝或塌落。

肉末蛋脑

□**材料：**鸡蛋1个，肉末50克，青蒜末、葱末、姜末各适量

□**调料：**酱油、盐、淀粉、料酒各适量

□**做法**

1.将鸡蛋打入盆内，打均匀后，加入凉开水、盐搅匀。

2.用开水蒸15分钟，呈豆腐脑状。

3.将油放入锅内，投入肉末煸炒至断生，加入葱姜末、酱油、盐、料酒，开锅后用淀粉勾芡。

4.在芡汁中撒青蒜末，盛入盆内。

5.食用时先向碗内舀一勺蛋羹，再将一勺肉末卤浇在上面即可。

贴心小提示

鸡蛋中钙、磷、铁和维生素A含量很高，B族维生素也很丰富，还含有其他多种人体必需的维生素和微量元素，是宝宝的良好补品。

这道宝宝餐味道鲜美，营养丰富，入口即化。

鱼肉牛奶粥

□**材料：**鱼白肉1块，牛奶1大匙

□**调料：**盐适量

□**做法**

1.将鱼肉洗净，去刺，炖熟并捣碎。

2.将鱼肉泥放在小锅里加牛奶煮。

3.鱼肉煮烂后加盐调味即可。

炸熘肝尖

□**材料：** 猪肝200克，玉兰片、青菜心、木耳各50克，荸荠30克，葱末、姜末、蒜末各适量

□**调料：** 酱油、盐、料酒、淀粉、醋各适量

□**做法**

1.将猪肝洗净，切成长片，用部分淀粉、部分盐抓匀上浆。

2.荸荠洗净，去皮，切片；青菜心洗净，切成小段；玉兰片洗净，切片；木耳洗净，泡开，切成小块。四种材料均用开水汆烫一下。

3.将适量水、酱油、剩余淀粉、料酒、剩余盐放入一个碗内对成芡汁，备用。

4.将油烧至七成热，将猪肝逐片下入油内炸，至呈红色漂起在油面时捞出。

5.原锅内留油，放入葱末、姜末、蒜末，炸出香味时烹入醋，随即将配料和炸好的猪肝片倒入翻炒，再倒入对好的芡汁翻炒均匀。

贴心小提示

猪肝中富含蛋白质、卵磷脂、铁、磷等营养素，能全面补充宝宝所需要的营养。这道宝宝餐鲜嫩滑润，口味酸中带咸，能使宝宝胃口大开，帮助宝宝更多地吸收各种营养。

金银蛋饺

□**材料：** 鸡蛋10个，瘦肉300克，肥肉100克，葱末、姜末各少许

□**调料：** 盐、料酒、水淀粉各适量

□**做法**

1.把蛋清、蛋黄分别打入两只碗内，每个碗内加入水淀粉、部分盐，用筷子打散搅匀。

2.瘦肉洗净，剁成末，加入剩余盐、葱末、姜末和料酒调成馅。

3.炒锅烧热，用生肥肉在锅内擦一下，用小匙取蛋清1匙，倒入锅内，推成小圆蛋皮。

4.蛋皮加肉馅包成蛋清饺，再用同样方法做成蛋黄饺。

5.二色蛋饺各放碗内一边，蒸10分钟取出即可。

贴心小提示

这道宝宝餐色彩美观，黄白相映，叶鲜质嫩，营养丰富。

苹果麦片粥

□**材料：** 燕麦片3大匙，牛奶适量，苹果1/6个，胡萝卜1/3个

□**调料：** 无

□**做法**

1.将苹果和胡萝卜分别洗净并切成末。

2.将燕麦片及胡萝卜末放入锅中，倒入牛奶用小火煮。

3.煮开后再放入苹果末直至煮烂即可。

贴心小提示

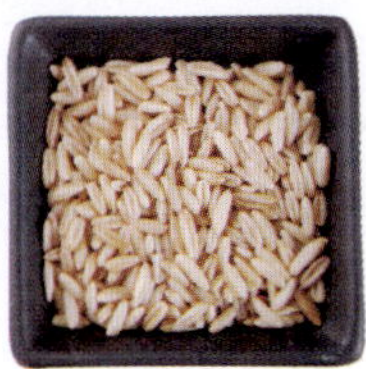

由于麦片食品的制作过程简单，而且省时，有些种类的麦片，只要经过水泡，就可以食用，因此很受欢迎。

这道宝宝餐制作简便，适合上班的妈妈在早上的时候做给宝宝吃。而且其中营养丰富，不会输给其他的宝宝餐。

Part 2

Part

2

让宝宝更健康的26种营养速报

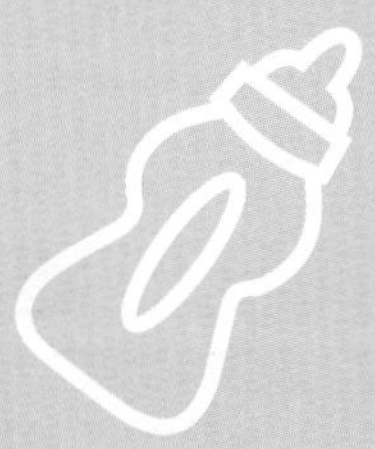

研究证明，

早期儿童的营养和发育状况对成年后的体格影响显著。

许多贫穷地区的成年人身材矮小，

主要起因于两岁以前的发育不良。

因此为了宝宝能够健康成长，

一定要注意宝宝的营养摄取。

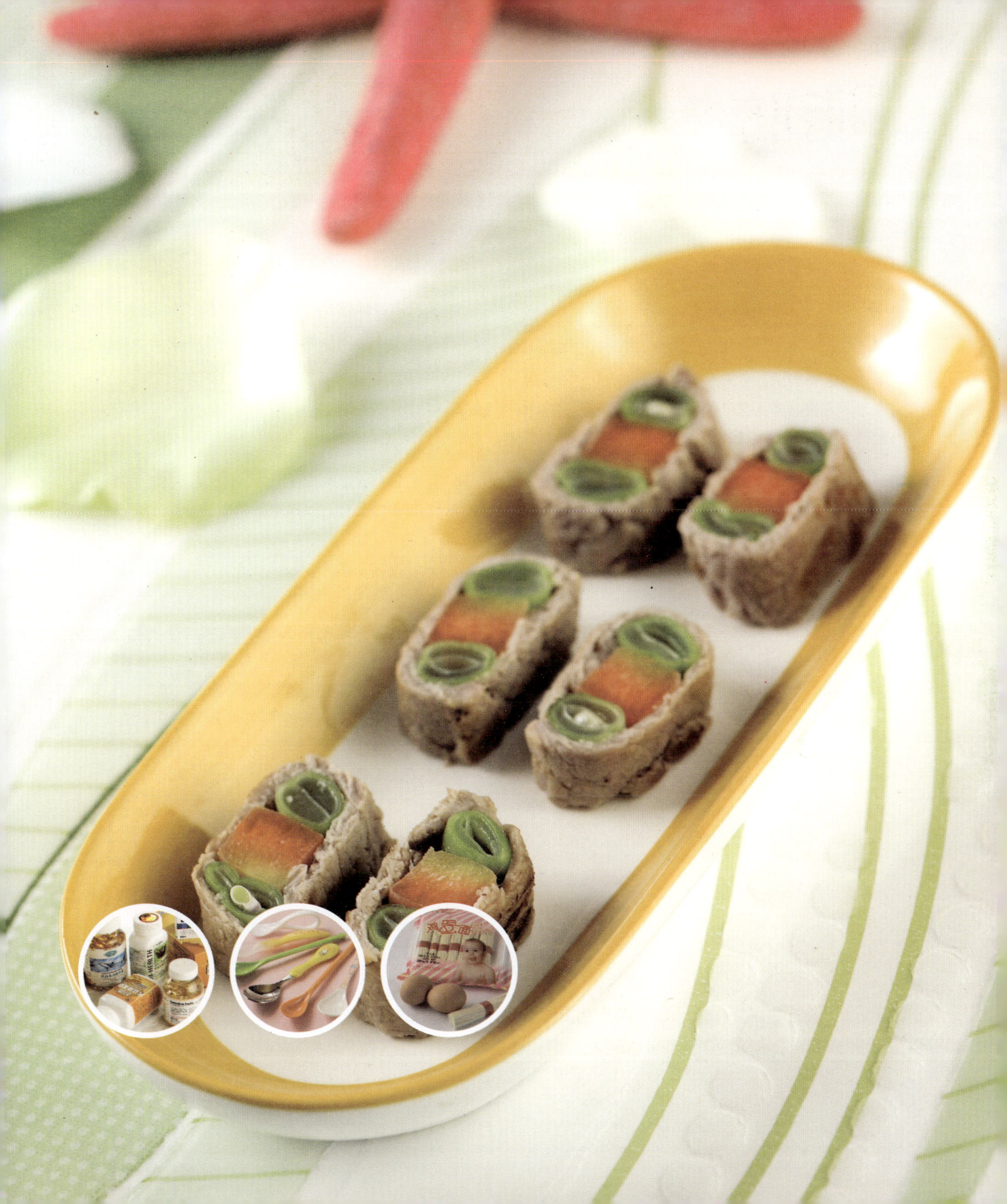

脂肪

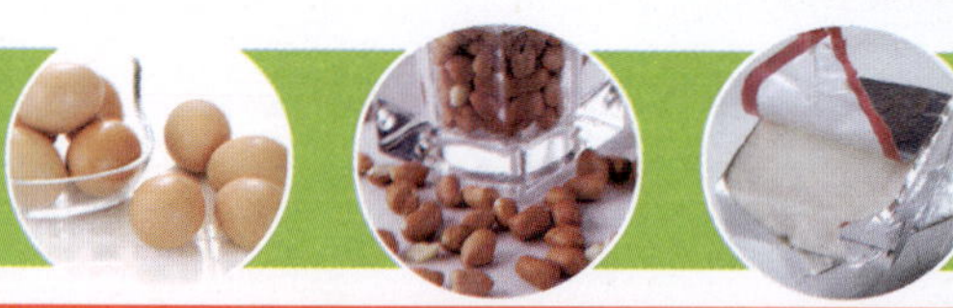

营养解读

脂肪的主要功能是供给热量及促进脂溶性维生素A、维生素D、维生素E、维生素K的吸收，减少体热散失，保护脏器不受损伤。0～12个月的婴儿每日每千克体重需要脂肪4克，1～3岁的幼儿每日每千克体重需要脂肪3克。每克脂肪能提供热量9千卡，脂肪提供的热量占每日总热量的35%～50%。

不饱和脂肪酸和饱和脂肪酸是脂肪的主要成分，其中部分不饱和脂肪酸在人体内不能由碳水化合物和蛋白质合成，必须由食物供给，因此脂肪是营养素中不可缺少的组成部分。

食物来源

母乳中含不饱和脂肪酸多，牛奶中含饱和脂肪酸多，因此母乳喂养对婴儿更有益。另外，奶油、奶酪、蛋、猪肉、牛肉、鱼、杏仁、花生、葵花子、芝麻、玉米等都是脂肪含量丰富的食物来源。

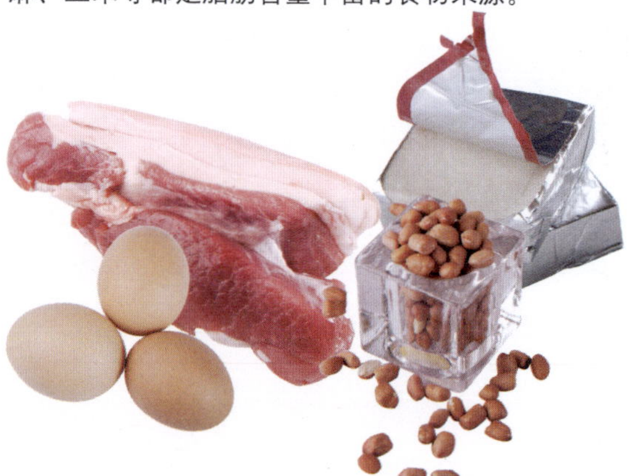

功能速报

- 为宝宝身体提供热量，单位脂肪在体内分解产生的热量比同单位蛋白质或碳水化合物高1倍多。
- 是构成细胞膜的重要的生理物质。
- 皮下脂肪有维持正常体温的作用，内脏器官周围的脂肪垫能缓冲外力冲击，保护宝宝的内脏。
- 提供宝宝身体必需的脂肪酸。
- 有些脂肪中含有维生素A、维生素D、维生素E，并且脂肪还能促进这些维生素的吸收。

缺乏症状

脂肪摄入量不足时，宝宝身体消瘦，面无光泽，还会造成脂溶性维生素A、维生素D、维生素E、维生素K的缺乏，从而引发相应的疾病。另外，宝宝的视觉发育会受到严重影响，除了视力功能较差外，还能出现弱视等倾向。

禁忌提示

长期进食高脂肪食品的宝宝，会有肥胖、维生素缺乏、智力发育较同龄儿缓慢、运动能力差等表现。

全面延深

冬季脂肪怎么吃

冬季，身体需要较多的热量保暖，当活动量大的时候，宝宝消耗的热量也多，这时要适当给宝宝吃些高脂食品。

○ 推荐食谱

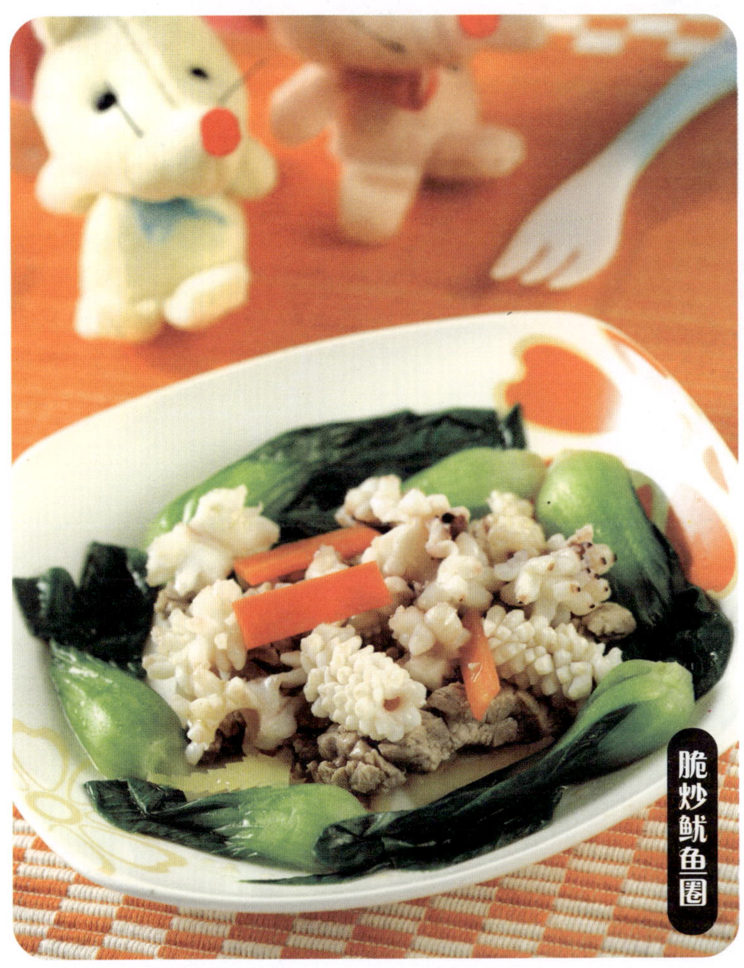

脆炒鱿鱼圈

脆炒鱿鱼圈

□**材料：** 鱿鱼200克，猪里脊肉50克，油菜心100克，葱末、姜末各少许

□**调料：** 盐适量

□**做法**

1.将鱿鱼洗净，切段；油菜心洗净；猪里脊肉洗净，切片。

2.锅中放油烧热，下葱末、姜末炒香，放入鱿鱼段、猪里脊肉片，加盐煮熟，捞去浮沫，加油菜心，炒熟调味即可。

火腿土豆泥

□**材料：** 土豆泥100克，熟瘦火腿10克

□**调料：** 黄油少许

□**做法**

1.将土豆去皮，洗净，切成小块，放入锅内，加入适量的水煮烂，用小匙捣成泥状。

2.将熟瘦火腿去皮，切末。

3.把土豆泥盛入小盘内，加火腿末和黄油，搅拌均匀即可。

贴心小提示

在制作过程中要注意的是，土豆要煮熟煮透，去皮后再制成泥；火腿要切成极细的末，再给宝宝喂食。

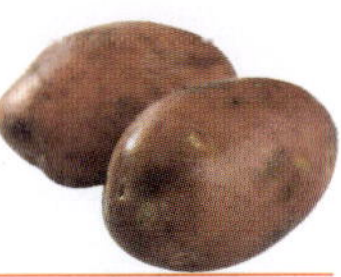

香肠黄瓜炒蛋糊

□**材料：** 鸡蛋1个，香肠、黄瓜各适量

□**调料：** 盐适量

□**做法**

1.将鸡蛋打入碗内；香肠切成碎末；黄瓜去皮、子，切成碎末，备用。

2.将香肠末、黄瓜末放入鸡蛋碗内，加入盐搅匀。

3.油锅烧热后把调好的香肠末、黄瓜末倒入锅内，炒熟即可。

碳水化合物

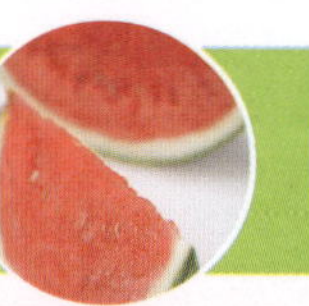
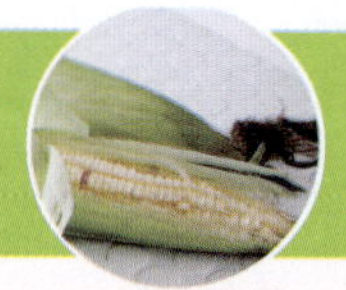
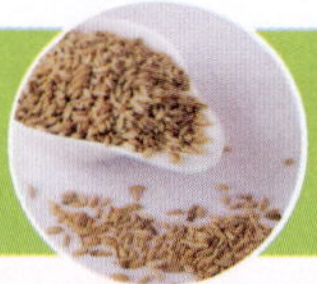

营养解读

碳水化合物也叫糖类，能为宝宝的身体提供热量。碳水化合物包括葡萄糖、果糖、乳糖、蔗糖等。婴儿膳食中的糖类多为乳糖和蔗糖，乳糖来源于各种奶类。初生的宝宝能消化吸收乳糖，但对蔗糖消化能力差。

婴幼儿需要碳水化合物相对比成年人多。1岁以内的宝宝每日每千克体重需要12克，2岁以上的宝宝每日每千克体重需要10克。每克糖能提供热量4千卡，每日糖类提供的热量占总热量的35%～65%。

食物来源

碳水化合物的主要食物来源有谷物，如水稻、小麦、玉米、大麦、燕麦、高粱等；水果，如甘蔗、甜瓜、西瓜、香蕉、葡萄等；坚果；蔬菜，如胡萝卜、红薯等。

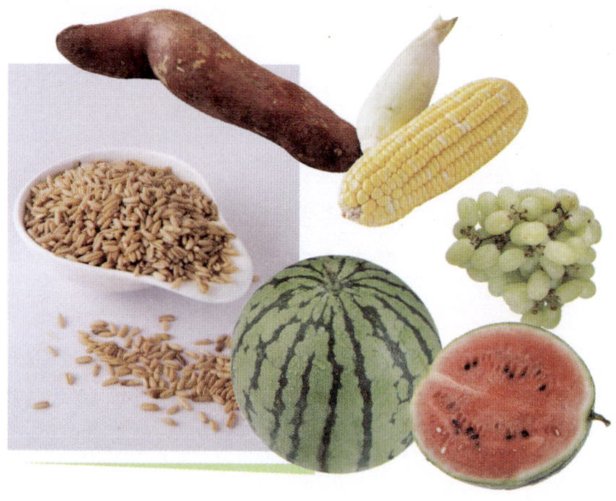

功能速报

碳水化合物能提供宝宝身体正常运作的大部分能量，起到保持体温、促进新陈代谢、驱动肢体运动、维持大脑及神经系统正常功能的作用。特别是大脑的功能，完全靠血液中的碳水化合物氧化后产生的能量来支持。碳水化合物中还含有一种不被消化的纤维，有吸水和吸脂的作用，有助于宝宝大便畅通。

缺乏症状

膳食中缺乏碳水化合物时，宝宝会显得全身无力、精神疲乏不振、在正常的温度下也畏寒怕冷，有的宝宝会有便秘现象发生。如果长期得不到足够的碳水化合物，宝宝的身体发育会迟滞甚至停止，体重也会下降。

禁忌提示

处于婴儿期的宝宝过多摄入碳水化合物，会影响蛋白质和脂肪摄入，引起宝宝虚胖和免疫力低下。

全面延深

严格控制宝宝的糖分摄入

- 适当减少宝宝对于饼干、糖的摄取量，在两餐之间不吃或少吃糖果零食。
- 要选择吃糖的最好时机。如宝宝做了较大量的运动后，吃点糖，可以补充体内消耗的热量。
- 宝宝吃完糖后一定要刷牙。

○ 推荐食谱

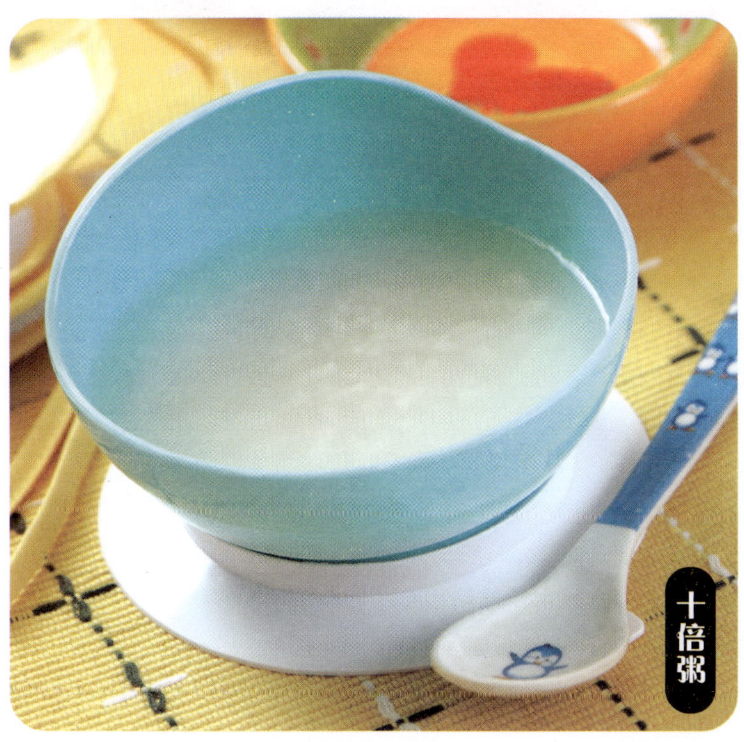

■ 十倍粥

□**材料：** 白米1杯

□**调料：** 无

□**做法**

1.米洗净，加入10杯水浸泡30分钟。

2.将浸泡过的米与水以1:10的比例放入锅中，一起煮开，改小火熬煮40分钟，熄火再焖5分钟至糊状即可。

贴心小提示

大米在各种谷物当中颗粒是较小的，因此它口感柔软细腻，容易消化，比其他谷物更适合宝宝的肠胃。很多宝宝的辅食都以大米为主料。

可将水改成清高汤，味道会更加鲜美，有营养。

可用汤匙背将米粒捣碎。如果用高压锅的话大概只需要15～20分钟。

■ 西瓜爽

□**材料：** 西瓜瓤、冰块各适量

□**调料：** 蜂蜜适量

□**做法**

1.把西瓜瓤切成小块。

2.将冰块放入碗中，再放入切好的西瓜瓤。

3.淋上蜂蜜搅拌均匀。注意不要让宝宝直接吃冰块，冰块只是让西瓜瓤比较冰爽。

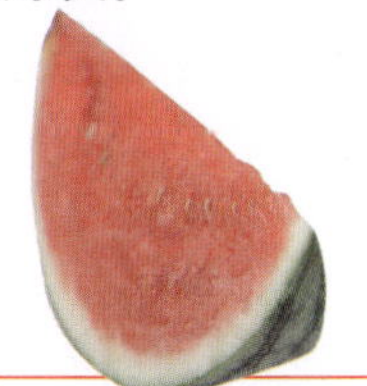

■ 烂面条糊

□**材料：** 细面条50克

□**调料：** 黄油7.5克，盐少许

□**做法**

1.将水烧开，加少许盐，放入细面条煮熟。

2.将细面条沥去水分，与黄油一起装入搅拌机中，搅烂，盛入盘内喂食。

贴心小提示

此面条糊软烂、味美，含有丰富的蛋白质、脂肪、碳水化合物，还含有一定量的钙、磷、铁、锌等矿物质及多种维生素，是婴儿较佳的一种饭食。制作中，还可以加入牛奶、西红柿酱，以丰富面条糊的味道。

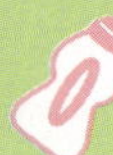

蛋白质

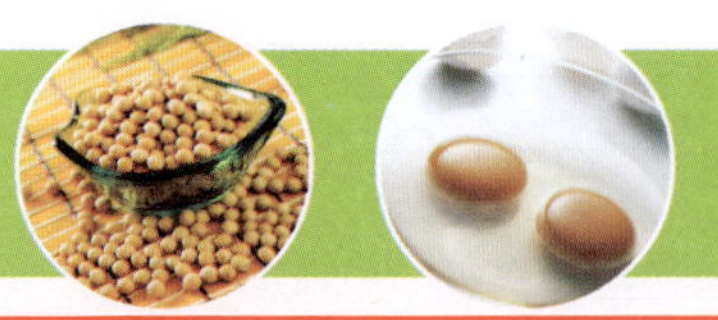
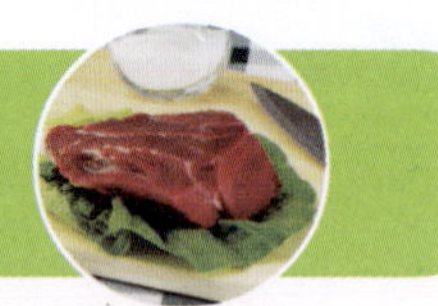

营养解读

蛋白质是人体结构的主要成分，其含量仅次于水。蛋白质由20余种氨基酸组成，其中8种氨基酸是宝宝机体生长发育所必需的。如果必需氨基酸供给不足，就不能合成足够数量的人体需要的蛋白质。

处于婴幼儿时期的宝宝生长发育较快，不仅修复机体组织需要蛋白质，生长发育也需要蛋白质，因此宝宝需要的蛋白质相对较成年人更多。母乳喂养的宝宝每日每千克体重需要蛋白质2克，配方奶喂养的宝宝每日每千克体重需要蛋白质3.2克。每100毫升母乳能提供蛋白质1.2克；每100毫升牛奶能提供蛋白质3.3克。由于母乳蛋白质氨基酸的组成优于牛奶，所以母乳蛋白质容易被吸收利用。每克蛋白质能提供热量4千卡，宝宝每日由蛋白质提供的热量占每日总热量的8%～15%。

食物来源

奶、蛋、鱼、瘦肉等动物性食物蛋白质含量高、质量好；大豆、谷类也含有一定量的蛋白质。

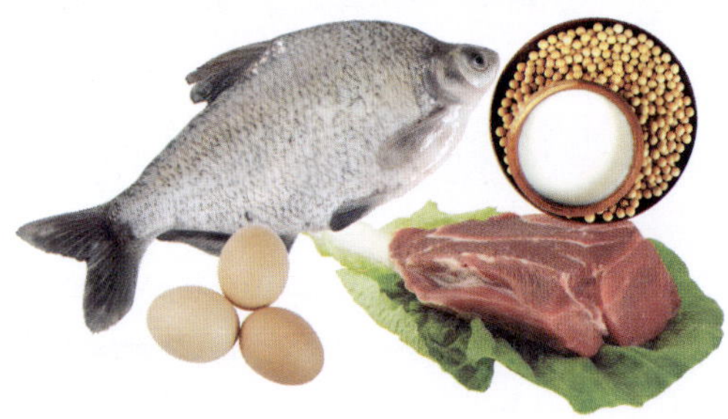

功能速报

- 有助于宝宝新组织的生长和受损细胞的修复。
- 促进宝宝体内的新陈代谢。
- 补充宝宝体内的热能。
- 增强宝宝对病毒的抵抗能力。

缺乏症状

缺乏蛋白质时，宝宝往往表现为生长发育迟缓、体重减轻、身材矮小、偏食、厌食、对疾病抵抗力下降、容易感冒、破损的伤口不易愈合等。

禁忌提示

宝宝的肝、肾功能较弱，如果突然大量摄入高蛋白质食物，极容易造成消化吸收障碍。此时，在肠道细菌的作用下，会产生大量的含氨类毒物，导致血氨骤然升高，并扩散到脑组织中，进而引起脑组织代谢功能发生障碍，也就是蛋白质中毒症。

全面延深

素食宝宝如何补充蛋白质

很多家长担心素食宝宝缺乏蛋白质，其实不必担心。因为奶类、豆类、鸡蛋等食物也含有一定量的蛋白质，如果每天的饮食包括2杯奶、3～4片面包、1个鸡蛋和3匙蔬菜，折合起来的蛋白质总量就有约30～32克。另外，也可以多吃些豆制品来补充蛋白质。

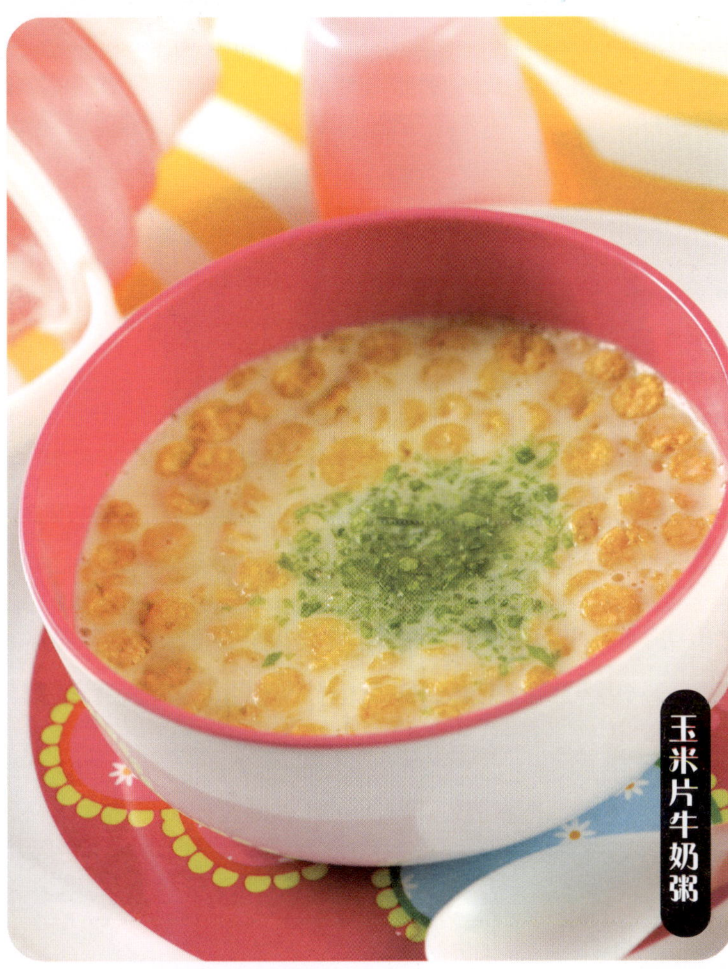

玉米片牛奶粥

□材料：无糖玉米片4大匙，圆白菜叶20克，牛奶5大匙

□调料：无

□做法

1.圆白菜叶洗净后，放入滚水中余烫至熟透，沥干水分，放入研磨器中磨成泥状；牛奶加热至温热。

2.将无糖玉米片放入小塑胶袋中捏碎成小碎片，倒入大碗中，再倒入温热牛奶，加入圆白菜叶拌匀即可。

鱼香蒸蛋

□材料：鸡蛋1个，鳕鱼25克，火腿1/4片，豌豆苗少许，牛奶适量

□调料：高汤适量

□做法

1.将豌豆苗洗净，取上端约5厘米的长度，备用。

2.将鸡蛋、牛奶用高汤搅拌均匀。

3.鳕鱼和火腿分别切成丁，放入打好的蛋液中，盛入碗内。

4.上锅蒸15分钟。

5.最后撒上豌豆苗，加热30秒后关火焖1分钟即可。

小香排

□材料：猪排1250克，蛋清2个，葱末少许

□调料：酱油、糖、料酒、芥末粉、盐、咖喱粉、淀粉各适量

□做法

1.将猪排洗净，剁成小排块，放到锅里煮至八成熟，晾凉后沥去水分。

2.加入蛋清、盐、料酒和淀粉，拌匀上浆，再将咖喱粉、芥末粉、糖、酱油一起放在碗里，搅拌均匀后调成调料汁。

3.油锅烧至六成热时将猪排下入，炸至金黄色时捞出，将多余的油沥去；在炒锅里放入葱末略煸炒，将炸好的猪排和调料汁下入锅里翻炒，待调料汁将排骨裹住即可。

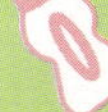

维生素A

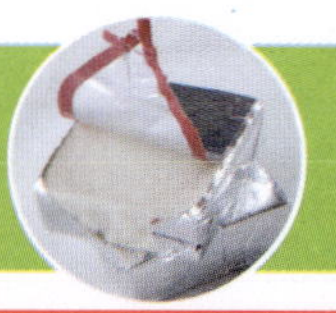
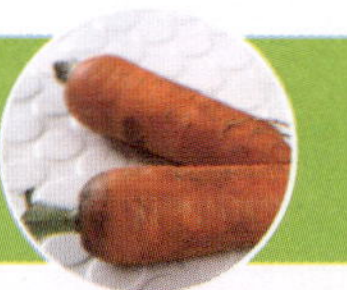

营养解读

维生素A是脂溶性物质，可以贮藏在婴幼儿体内。维生素A有两种，一种是视黄醇，是最初的维生素A形态，只存在于动物性食物中；另一种是β-胡萝卜素，在人体内可以转变为维生素A，从植物性及动物性食物中都能摄取。婴幼儿的日需要量为400微克。为了使维生素A能在消化道中被较好地吸收，同时也应该让宝宝摄取充足的脂肪及矿物质。

食物来源

动物性食品：鱼肝油、动物肝脏、奶油、全脂奶酪、蛋黄等；植物性食品：深绿色有叶蔬菜、黄色蔬菜、黄色水果等。

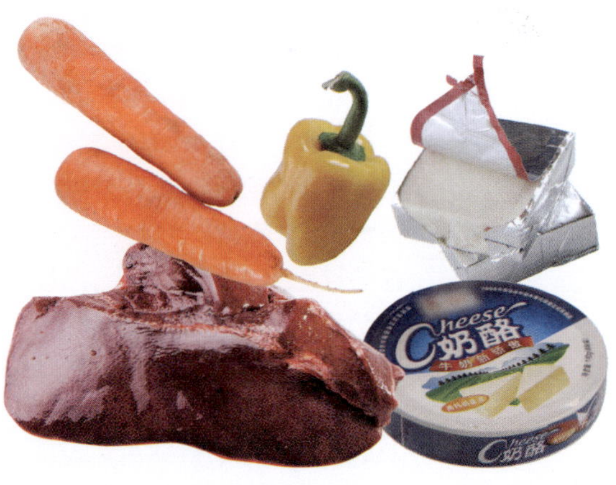

功能速报

- 促进宝宝牙齿、骨骼正常生长。
- 保护表皮、黏膜，防止细菌伤害。
- 缓解婴幼儿眼部不适，降低夜盲症的发生率。
- 增强宝宝对疾病感染的抵抗力。
- 具有抗氧化作用，可中和有害的自由基。

缺乏症状

缺乏维生素A的宝宝皮肤变得干涩、粗糙、浑身起小疙瘩，形同鸡皮；头发稀疏、干枯、缺乏光泽；指甲变脆，形状改变；眼睛结膜与角膜也发生病变，轻者眼干、畏光、夜盲，重者黑眼仁混浊、溃疡形成，最后穿孔而失明。

禁忌提示

维生素A一旦摄取过量，便会引起中毒。中毒的表现为食欲不振、易于激动，严重的会毛发脱落、肝脾肿大，皮肤干燥、奇痒难忍、皴裂。

全面延深

维生素A怎么添加

维生素A的添加应当在医生指导下进行，谨慎选择剂型，并根据宝宝年龄大小及时调整药量及服药期限。一些婴儿食品中已强化了维生素A，如果再有规律地给宝宝服用的话，也需要相应减少维生素A剂的添加量。

推荐食谱

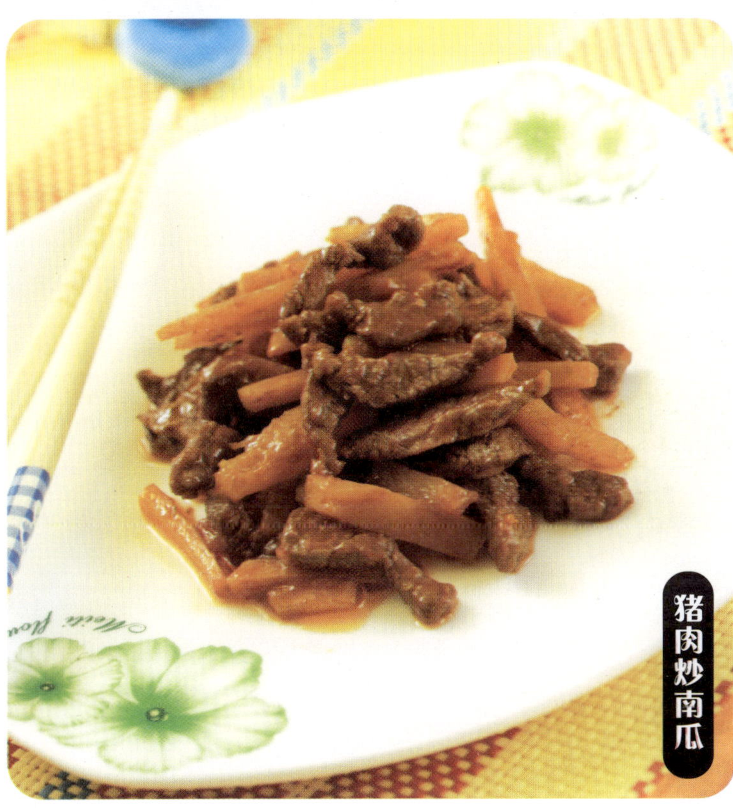

猪肉炒南瓜

□**材料：** 猪肉20克，南瓜40克

□**调料：** 盐少许

□**做法**

1.猪肉洗净，切丝；南瓜去皮，去子，切成3厘米长的细条。

2.起锅热油，将猪肉丝、南瓜条一起放入锅中，加盐炒至肉丝、南瓜均熟软之后即可关火盛起。

贴心小提示

80克南瓜中含有528毫克维生素A，不只是可以炒食，煮或做汤的话，一餐也可以摄取到全天所需的维生素A量。它还含有丰富的维生素E、维生素C，营养绝对丰富。

百合蒸鳗鱼

□**材料：** 百合100克，鳗鱼肉250克，葱末、姜末各适量

□**调料：** 盐、料酒、味精各适量

□**做法**

1.百合鲜品(干品用30克，浸水后再使用)撕去内膜用盐擦透洗净，放碗内。

2.鳗鱼肉洗净，放入少许盐，加入料酒浸渍10分钟后，放于百合上面，撒上葱末、姜末、味精，上蒸笼熟即成。

贴心小提示

鳗鱼富含维生素A，能满足身体每天的需求。另外，它还含有丰富的维生素B_1、维生素B_2、维生素D、维生素E，只要搭配一些富含维生素C的蔬菜，就成了一顿维生素大餐了。

胡萝卜酸奶粥

□**材料：** 胡萝卜1/10个，面粉1小匙，酸奶1大匙，卷心菜10克

□**调料：** 肉汤3大匙，黄油适量

□**做法**

1.将卷心菜和胡萝卜洗净，切成细丝，炖烂。

2.用黄油将面粉略炒一下，加入肉汤、蔬菜丝煮开。

3.将炖好的材料冷却后与酸奶拌匀即可。

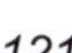

维生素 B_1

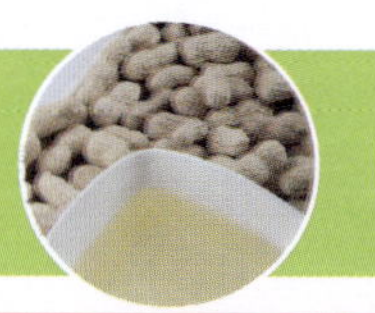
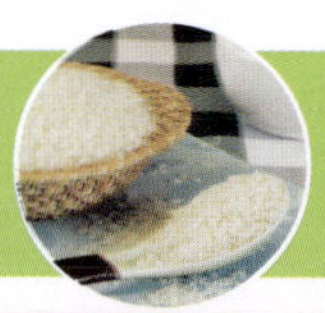
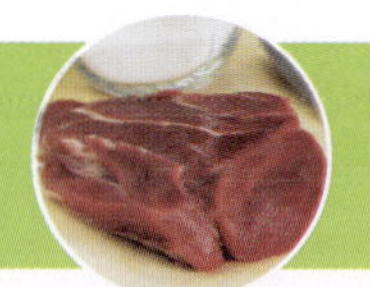

营养解读

维生素 B_1 又叫硫胺素，是水溶性物质，主要参与人体的消化吸收功能和神经传导功能。在糖类转变为热量过程中起着相当于酶的作用。维生素 B_1 是 B 族维生素中的一个成员，而 B 族的维生素之间有协同作用——也就是说，一次摄取全部 B 族维生素，要比分别摄取效果更好。

维生素 B_1 在酸性溶液中很稳定，在碱性溶液中不稳定，易被氧化，也容易受热破坏，所以，要尽量保持维生素 B_1 的酸性环境。

食物来源

未经精制的谷类内含有大量的维生素 B_1。大米、面粉、小米、黄豆和豆制品、花生、猪肉、蛋类等都富含维生素 B_1。

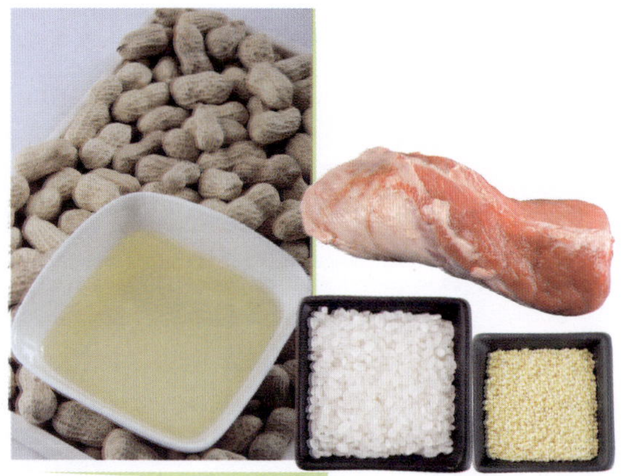

功能速报

- 帮助消化，特别是碳水化合物的消化。
- 改善宝宝的精神状况，消除疲劳，维持神经组织、肌肉、心脏的正常运转。
- 预防婴儿患脚气病。
- 增强并改善宝宝记忆力。
- 促进宝宝成长。

缺乏症状

维生素 B_1 缺乏会引起消化不良，有时还会引起手脚发麻及多发性神经炎和脚气病。

禁忌提示

由于B族维生素都是水溶性的，多余的部分不会贮藏于体内，而会完全排出体外，所以维生素 B_1 需要每天补充。

摄取过量的维生素 B_1 时，偶尔会出现浑身发抖、皮肤上起疱疹、浮肿、神经质、心跳加快及过敏等副作用。

全面延深

警惕婴儿脚气病

婴儿脚气病大多发生在 2～5 个月的婴儿身上。主要是因为乳母缺乏维生素 B_1，导致宝宝摄入不足所致。病情发展迅速且严重，如不治疗，可导致死亡。所以，一定要引起家长注意。

推荐食谱

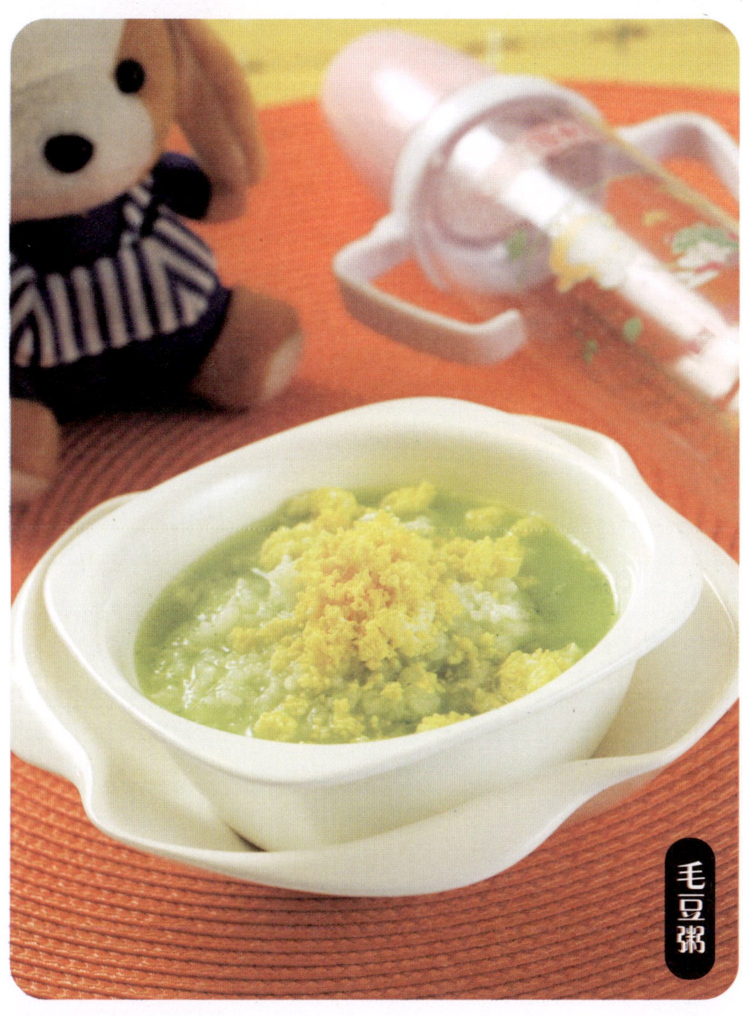

毛豆粥

□材料：毛豆4粒，水煮蛋黄半个，十倍粥半碗

□调料：无

□做法

1.毛豆洗净，去膜，放入十倍粥中煮软。

2.放入打碎机中打成糊状。

3.蛋黄入滤网中磨成泥，放在毛豆粥上即可。

豆腐肉糕

□材料：五花肉50克，豆腐25克，葱末、姜末各少许

□调料：水淀粉2小匙，香油、酱油、味精、盐各适量

□做法

1.将肉洗净，剁成泥，放入碗内，用部分酱油、姜末搅匀。

2.将豆腐压碎，加入肉馅、葱末、剩余酱油、盐、味精、水淀粉、香油及少许水搅拌成馅。

3.将豆腐肉泥馅摊入小盘内，上屉蒸15分钟即可。

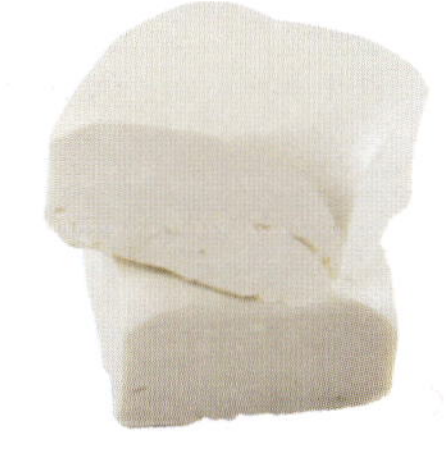

什锦豆浆

□材料：黄豆、花生、蚕豆各适量

□调料：糖适量

□做法

1.把黄豆、花生、蚕豆在水中浸泡一夜。

2.将泡好的黄豆、花生、蚕豆倒入榨汁机内，倒入适量的水，榨成汁。

3.把榨好的豆浆放在火上熬煮15分钟，去掉豆腥味，再加入适量的糖即可。

维生素 B_2

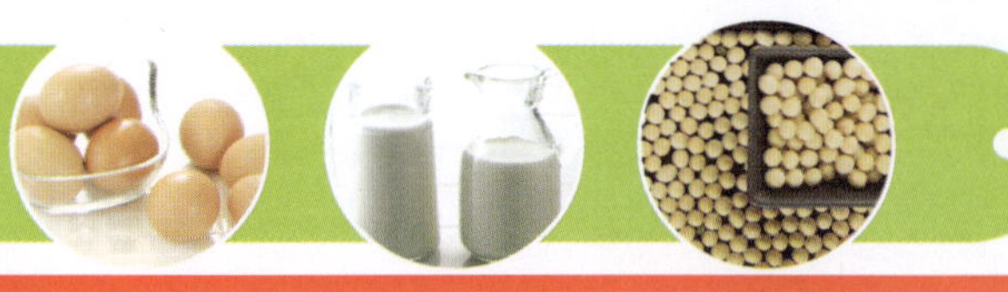

营养解读

维生素 B_2 又叫核黄素，是一种非常容易吸收的水溶性维生素，无法存储在人体内，因此每天必须由饮食供给。维生素 B_2 是人体细胞中促进氧化还原的重要物质之一，具有抗氧化的作用，能有效防止自由基侵害肌肉组织与关节。此外，维生素 B_2 还参与体内碳水化合物、蛋白质、脂肪的代谢，并有维持正常视觉机能的作用。如果维生素 B_2 不足，糖类、脂肪、蛋白质等所有的能量代谢都无法顺利进行。维生素 B_2 微溶于水，在中性或酸性溶液中加热是稳定的，也不受热和氧化作用的影响，但在碱性环境和光线下，则会受到破坏。

食物来源

猪肉、猪肝、牛羊肝、鸡肝、牛奶、鸡蛋、黄豆和豆制品、花生、菠菜、蘑菇、杏仁、鳗鱼、水果、黄绿色蔬菜等都含有丰富的维生素 B_2。

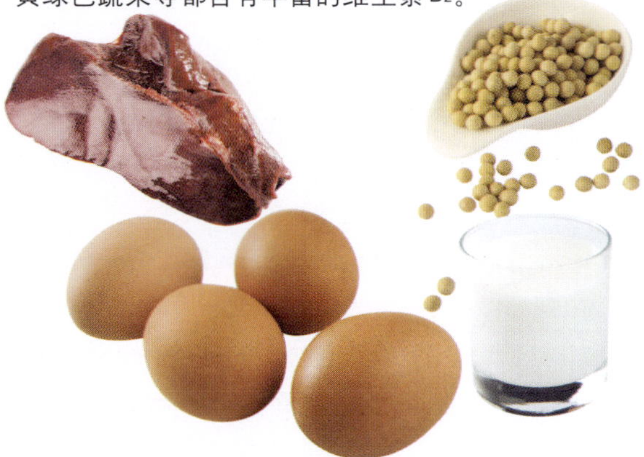

功能速报

- 促进宝宝发育和细胞的再生。
- 促使皮肤、指甲、毛发的正常生长。
- 帮助消除口腔内、唇、舌的炎症。
- 促进宝宝视觉发育，缓解眼睛的疲劳。
- 在宝宝体内和其他的物质相互作用来帮助碳水化合物、脂肪、蛋白质的代谢。

缺乏症状

缺乏维生素 B_2 时，宝宝容易出现口臭、睡眠不佳、精神倦怠、皮肤“出油”、皮屑增多等症状；维生素 B_2 不足，会导致眼睛充血、容易流泪、弱视、眼睛有异物感等；有时还会产生口腔黏膜溃疡、口角炎等严重症状。

禁忌提示

维生素 B_2 容易氧化，所以烹调富含维生素 B_2 的食物时宜采用焖、蒸、做馅等方式。

据目前所知，维生素 B_2 没有毒性，但如果长期过量摄取任何一种B族维生素，都会影响其他B族维生素发挥作用。

全面延深

维生素 B_2 在碱性条件下会分解，而在酸性环境中可耐热，所以为防止维生素 B_2 被高温破坏，可以在烹调时适量加一点醋。

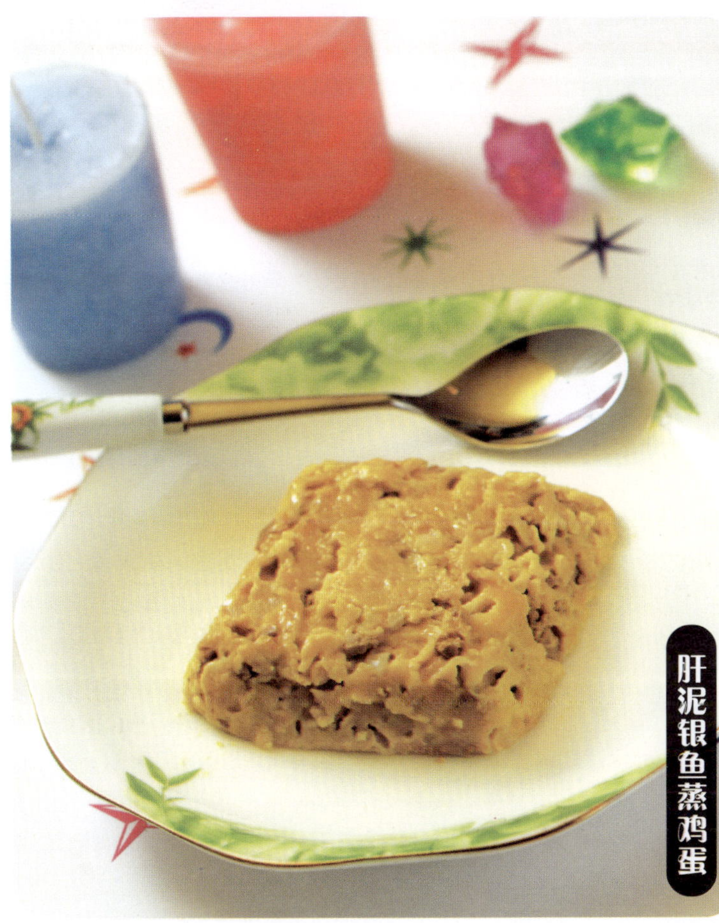
肝泥银鱼蒸鸡蛋

肝泥银鱼蒸鸡蛋

□材料：鸡蛋1个(只取蛋黄)，鸡肝1副，银鱼少许

□调料：盐少许

□做法

1.鸡蛋洗净擦干，取蛋黄倒入碗中，加水50毫升打散。

2.锅里放2杯水，煮滚后，将银鱼及鸡肝汆烫，捞起泡水，备用。

3.将烫过的鸡肝，只要2薄片，用刀剁细碎；银鱼也用刀剁碎，备用。

4.将剁碎的鸡肝泥与银鱼泥，放入打散的蛋黄液中，加少许盐，用筷子搅匀，放入锅中蒸熟即可(注意要全熟)。

冬笋炝黄豆芽

□材料：黄豆芽、冬笋、猪瘦肉、葱末、姜末各适量

□调料：花椒、水淀粉、盐、鸡精、料酒、香油各适量

□做法

1.将黄豆芽洗净，冬笋洗净，均切成粗丝，分别用沸水汆烫一下，捞出沥干水分。

2.将猪瘦肉洗净切成丝，沾匀水淀粉，放沸水中汆烫捞出，沥干水分放凉，用葱末、姜末、花椒分别炸出葱姜油和花椒油，备用。

3.将黄豆芽、笋丝、猪肉丝，放入器皿中加入香油、花椒油、葱姜油、盐、鸡精拌匀即可。

肝黄粥

□材料：猪肝25克，鸡蛋1个，粳米30克

□调料：料酒、盐各少许

□做法

1.将猪肝洗净，用刀剁成蓉，加少许料酒、盐腌渍10分钟。

2.将鸡蛋加清水于锅中煮熟，取出蛋黄压成泥，备用。

3.粳米淘洗干净，加适量清水于锅中煮开后，用小火继续煮成稀粥。

4.将猪肝泥、蛋黄泥加入稀粥中，再加少许盐调味，再煮10分钟即可。

维生素 B_6

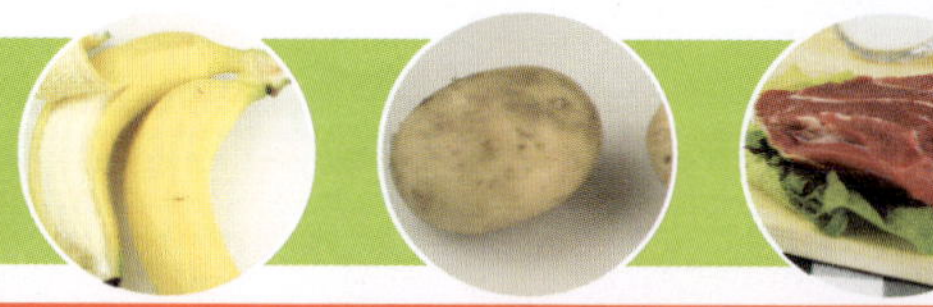

营养解读

维生素 B_6 是水溶性维生素，同样需要通过食物或营养补品来补充，且不易被保存在体内，在婴幼儿摄取后的 8 小时内会排出体外。实际上，维生素 B_6 是由几种物质集合在一起组成的。维生素 B_6 是制造抗体和红血球的必要物质，摄取高蛋白食物时要增加它的摄取量。另外，消化维生素 B_{12} 时，维生素 B_6 是必不可少的。

维生素 B_6 不受热、酸的影响，但在碱性环境中会被破坏，同时也对光敏感。婴幼儿每天每千克体重需要 5 毫克维生素 B_6。

食物来源

土豆、大豆、豆浆、豆腐、香蕉、牛肝、牛肾、比目鱼、鸡蛋、牛奶、牛肉和猪肉等都富含维生素 B_6。

肉类和全谷类是维生素 B_6 的最佳食物来源；动物肝脏也是维生素 B_6 不错的食物来源。

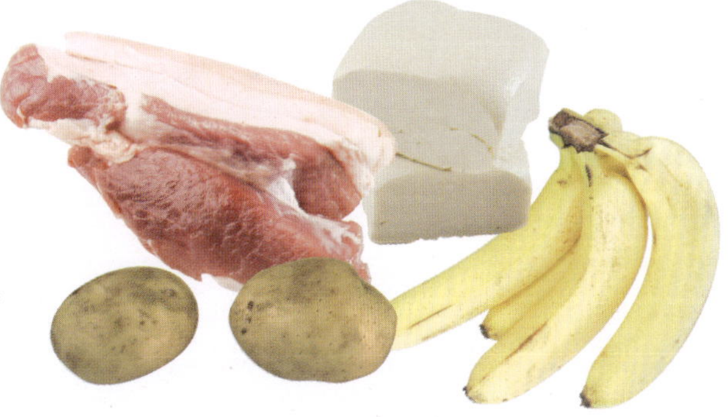

功能速报

- 维生素 B_6 能帮助蛋白质的代谢和血红蛋白的构成，促进生成更多的血红细胞来为身体运载氧气，从而减轻宝宝心脏的负荷。
- 有助于提高宝宝的免疫力。
- 有助于维持亚麻仁油酸在宝宝体内的正常作用。
- 维生素 B_6 在色氨酸转换成烟酸的过程中具有积极的促进作用。
- 维生素 B_6 能维持婴幼儿体内硫和钾的平衡，以调节体液，并维持婴幼儿神经和肌肉骨骼系统的正常功能。

缺乏症状

维生素 B_6 是神经细胞代谢所必需的物质，缺乏时可表现出皮肤感觉异常、毛发稀黄、精神不振、食欲下降、呕吐、腹泻、营养性贫血等。

禁忌提示

维生素 B_6 在人体内仅停留 8 小时，需每天补充。

全面延深

妈妈每日的维生素 B_6 摄取量达 2.5 毫克时，可使母乳中含有 0.2 毫克维生素 B_6。全麦中的维生素 B_6，85%的含量在研磨加工过程中损失了，因此最好吃全麦食品。膨化谷物中的维生素 B_6 生物效用较低，烹调过程中也有损失，在热加工及储存过程中，它的生物效用也会降低，可能只存有 40%～50% 的生物活性。

推荐食谱

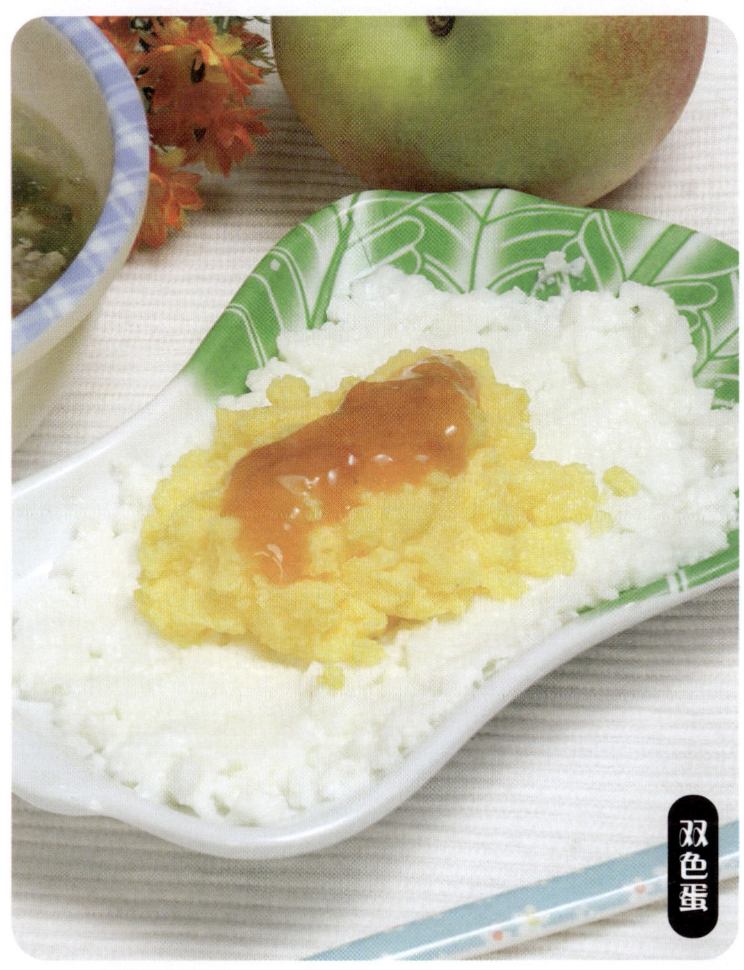

双色蛋

□**材料：** 鸡蛋1个

□**调料：** 胡萝卜酱1小匙，白糖、盐各少许

□**做法**

1.将煮熟的鸡蛋剥去壳，把蛋白与蛋黄分别研碎，用白糖和盐分别拌匀，备用。

2.将蛋白放入小盘内，蛋黄放在蛋白上面。

3.放入蒸屉内，用中火蒸7～8分钟，浇上胡萝卜酱即可。

三色米饭

□**材料：** 黑米、糙米、核桃仁各适量

□**调料：** 无

□**做法**

把核桃仁剁碎，和黑米、糙米一起蒸熟即可。

贴心小提示

这款料理含有丰富的维生素B_6。由于维生素B_6是一种水溶性的维生素，被消化后，多余的部分会在8小时后排出体外，因此，需要从食物和营养品中补充，而这款料理就是非常不错的维生素B_6补充源。

萝卜荸荠汤

□**材料：** 青萝卜、胡萝卜各1个，荸荠250克

□**调料：** 盐适量

□**做法**

1.青萝卜、胡萝卜分别洗净，去皮，切厚片，备用。

2.荸荠洗净，去皮，切成丁，备用。

3.将全部材料放入煲中，放入适量水煮滚，转用小火煲1小时。

4.最后放入盐即可。

贴心小提示

黄豆芽中维生素B_6含量较高，春季适当吃黄豆芽有助于预防口角发炎。适用于2～3岁大的宝宝。

烟酸

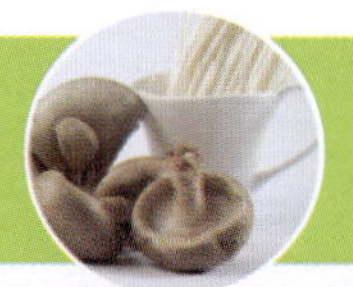
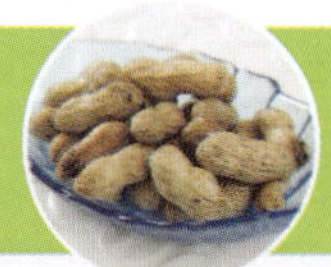
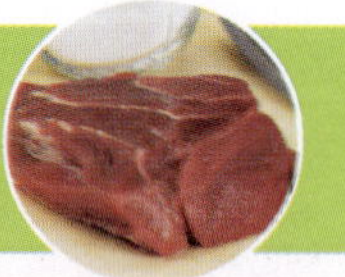

营养解读

烟酸又叫维生素B_3，是水溶性维生素，可辅助治疗糙皮病。烟酸在人体中是合成性激素不可缺少的物质。

烟酸在人体内可转化为烟酰胺，烟酰胺是辅酶的组成部分，参与体内脂质代谢，组织呼吸的氧化过程和糖类无氧分解的过程。

烟酸主要是以辅酶的形式存在于食物中，经消化后在胃及小肠中吸收。吸收后以烟酸的形式经门静脉进入肝脏。过量的烟酸大部分经甲基化从尿中排出。

食物来源

烟酸广泛存在于动物性食物中，如动物肝脏、肉类等。植物中只有蘑菇以及花生的含量比较高，其他的植物性食物含量比较低。

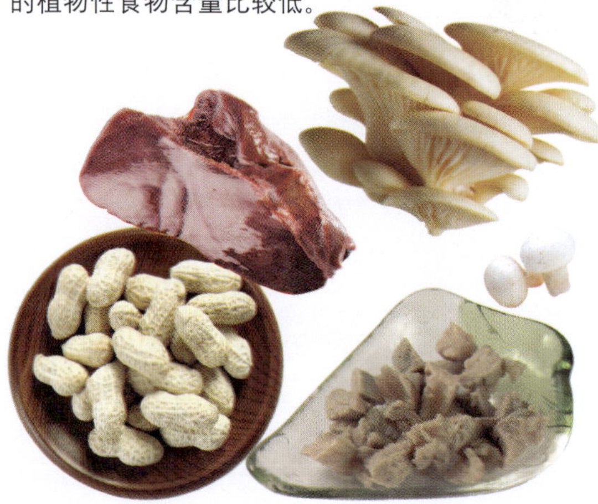

功能速报

- 维持宝宝神经系统健康和脑机能正常工作。
- 维持宝宝消化系统的健康，减轻胃肠障碍。
- 使人体能充分利用食物来增加能量。
- 维持宝宝皮肤健康，避免阳光对皮肤造成伤害。
- 促进血液循环。

缺乏症状

缺乏烟酸可以引起糙皮病。表现为体重减轻、疲劳乏力、记忆力差、失眠等。

禁忌提示

烟酸主要是以辅酶的形式存在于食物中，经消化后于胃及小肠吸收。

全面延深

关于糙皮病

糙皮病的典型症状常见于肢体暴露部位，如手背、腕部、前臂部、头颈部、足背部、踝部出现对称性皮炎。

腹泻是本病的典型症状，早期多患便秘，其后由于消化腺体的萎缩及肠炎常有腹泻，次数不等。当皮肤和消化系统症状明显时会出现神经系统症状。轻者可有全身乏力、烦躁、抑郁、健忘及失眠等症状。重者则有狂躁、幻听、神志不清、木僵，甚至痴呆。

该病对宝宝危害大，家长一定要注意预防。

○ 推荐食谱

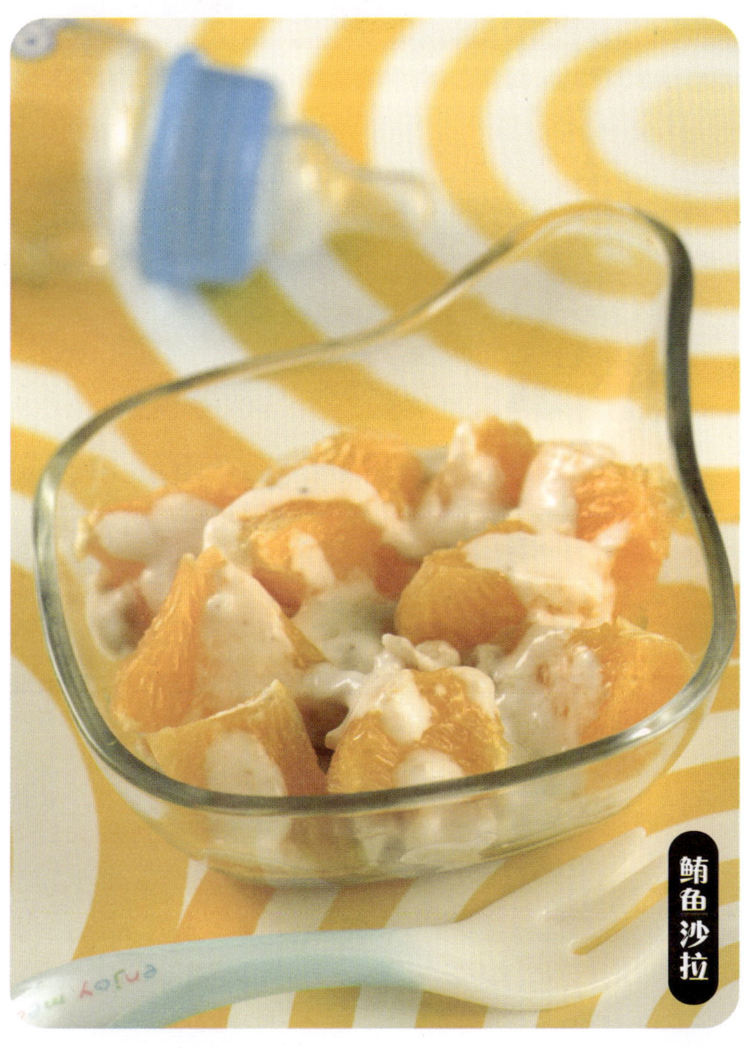

鲔鱼沙拉

□材料：罐头鲔鱼25克，橙子1个

□调料：酸奶20克

□做法

1.将橙子去皮去子，只取果肉部分。

2.将果肉混入鲔鱼中，淋上酸奶后拌匀即可。

蘑菇丸

□材料：蘑菇100克，面粉适量

□调料：盐适量

□做法

1.将蘑菇洗净，煮熟。

2.将煮好的蘑菇剁成泥状，拌入适量的面粉和水、盐。

3.将蘑菇泥握成小丸子形状，再上笼蒸15分钟即可。

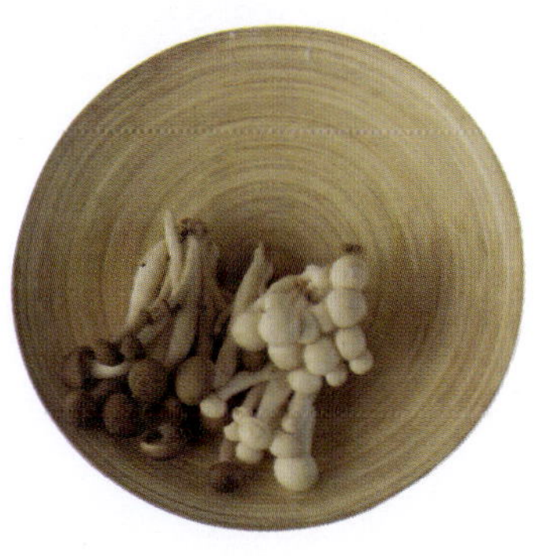

炸肝泥

□材料：鸡肝25克，鸡蛋1个，面粉适量

□调料：料酒、盐各少许

□做法

1.将鸡肝洗净，用刀剁成蓉，加少许料酒、盐腌渍10分钟。

2.倒入面粉，打入鸡蛋，加入水拌成黏稠泥状。

3.把鸡肝泥拍成小饼状，放入油锅中炸透即可。

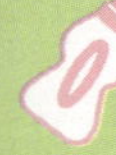

叶酸

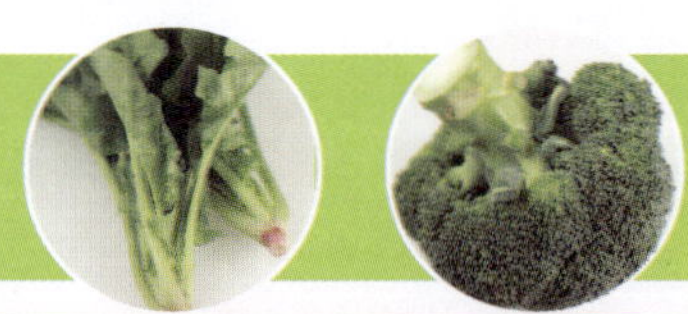
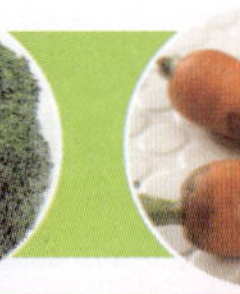
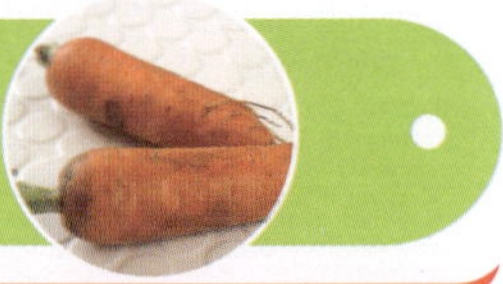

营养解读

叶酸属水溶性B族维生素的一种，是婴幼儿成长过程中不可缺少的营养成分。据调查显示，叶酸是日常生活饮食中最常缺乏的营养素。

叶酸是与体内各种反应有关的成分，能与约20种酶共同促成DNA的合成及细胞分化，所以对细胞分化正盛的婴幼儿的发育有着积极的作用。

婴幼儿对叶酸的日常最少需求量为：1～6个月的婴儿的每日需求量为25微克；7个月～1岁的婴儿的每日需求量为35微克；1～3岁的幼儿的每日需求量为50微克。

食物来源

叶酸是从绿叶蔬菜中发现的，因此深绿色带叶蔬菜、胡萝卜、哈密瓜、杏、南瓜、全麦、豆类、酵母、动物肝脏、花生、葵花子、小麦胚芽和添加叶酸的早餐五谷片等都是叶酸较好的食物来源。

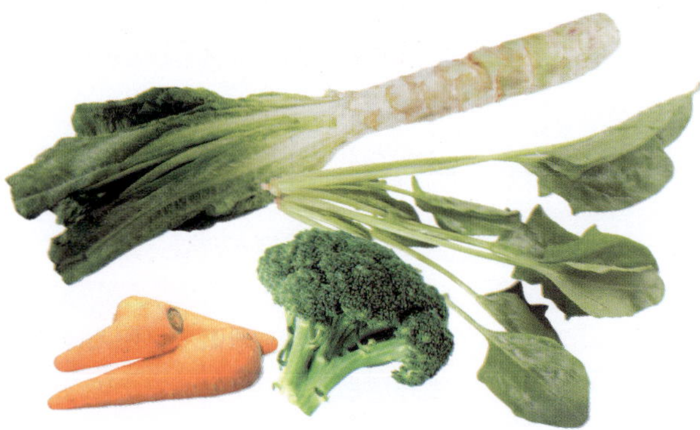

功能速报

- 叶酸是制造红血球不可缺少的物质，有助于预防宝宝贫血。
- 能防治食物中毒和各种肠道寄生虫。
- 能预防宝宝口腔黏膜溃疡。
- 有助于蛋白质的基础代谢，对于身体细胞的分裂也是不可或缺的。
- 对婴幼儿的神经细胞与脑细胞发育有促进作用，维持脑的正常运作，并能提高婴幼儿的智力。

缺乏症状

如果缺乏叶酸可招致红血球的异常、未成熟细胞的增加、贫血以及白血球减少。

禁忌提示

水、磺胺药剂、阳光、雌激素、食品加工（特别是煮沸）、高温等都可使叶酸失去活性，因此最好遮光、密封保存。小肠疾病也会干扰食物中叶酸的吸收和经肝肠循环的再循环过程。

全面延深

研究发现，绿叶蔬菜中含有的天然叶酸在人的肠道中被吸收，而合成叶酸则在肝脏内被吸收。肝脏吸收合成叶酸的量有限，未被吸收的过量合成叶酸会进入血液，有可能引起白血病、关节炎等疾病。因此最好让宝宝通过食物摄取天然叶酸。

○ 推荐食谱

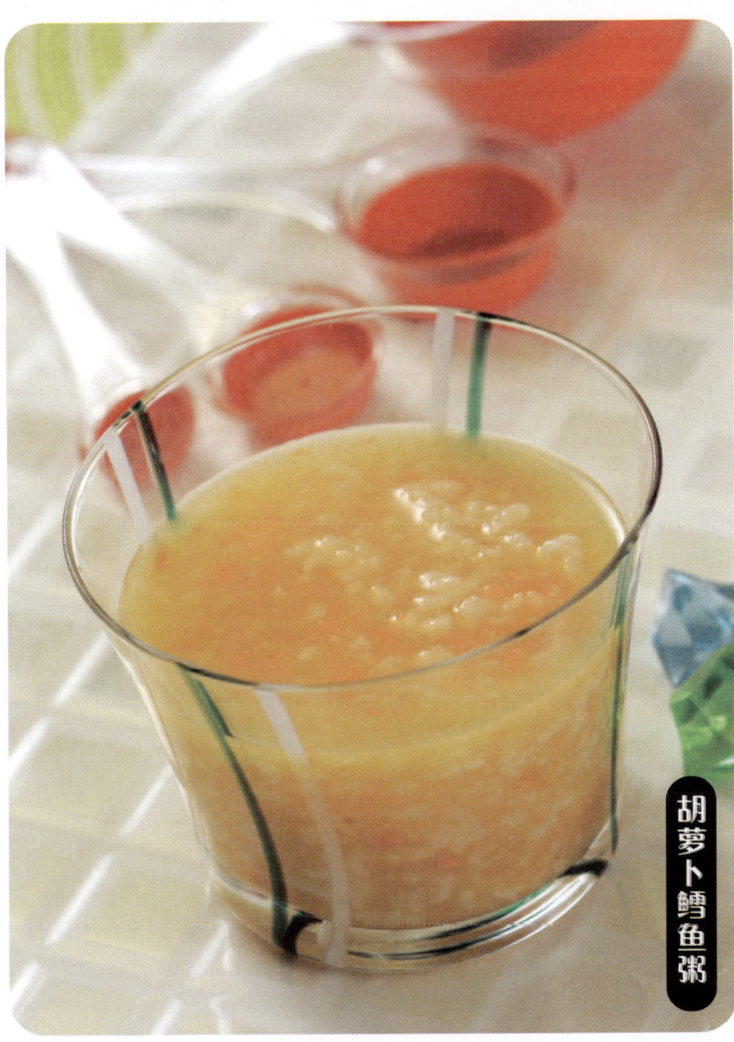

胡萝卜鳕鱼粥

□**材料：** 鳕鱼30克，胡萝卜10克，十倍粥半碗

□**调料：** 无

□**做法**

1.胡萝卜洗净，去皮，切小丁；鳕鱼洗净，切小丁。

2.胡萝卜丁、鳕鱼丁与十倍粥混合煮软，搅成糊状即可。

牛肉面

□**材料：** 挂面35克，丝瓜80克，牛肉70克，胡萝卜30克，姜丝少许

□**调料：** 盐、香油各适量

□**做法**

1.丝瓜和胡萝卜分别洗净，切成丝；牛肉洗净，切成丁。

2.用姜丝略炒牛肉丁，再放入胡萝卜丝和丝瓜丝，炒软。

3.加入适量的水，水开后下入面条，加盐调味。

4.面煮好后加入适量香油即可。

熘鱼片

□**材料：** 鲤鱼肉500克，鸡蛋清100克，冬笋200克，葱末、姜末各适量

□**调料：** 水淀粉、香油、盐、料酒、醋、高汤各适量

□**做法**

1.将鲤鱼肉洗净，去骨，片成片状，放入盆内，加入鸡蛋清、部分水淀粉上浆。

2.将冬笋洗净，切成小片；取大碗一个，放入高汤、料酒、盐、味精、醋、剩余水淀粉、香油，对成芡汁。

3.将鱼片放入七成热的油锅过油，捞出，备用；将锅内油倒出，留少许底油，加热后用葱姜末炝锅，再放入冬笋片煸透，然后放入芡汁，待汤滚后，投入鱼片翻搅均匀即可。

维生素 C

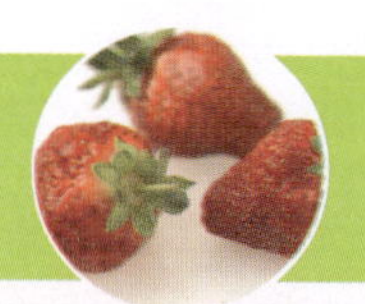
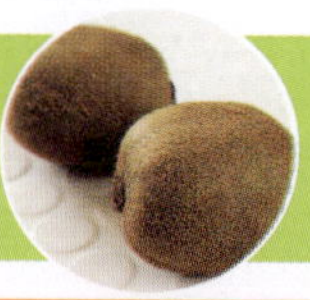
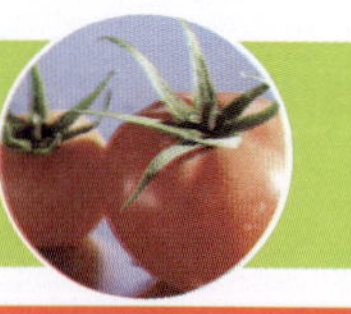

营养解读

维生素C又叫抗坏血酸，是水溶性物质，不易贮存在体内，通常2～3小时就能排出体外，因此要注意补充。新生儿体内并不缺乏维生素C，如果喂食母乳，宝宝就可以从母亲身上获取维生素C，但是当婴儿出生几个星期之后，体内的维生素C逐渐排出体外，所以此时最好喂食宝宝一些新鲜的橙汁以补充维生素C。婴儿每日所需的维生素C为40～50毫克，幼儿每日则需要60～70毫克。研究表明，婴幼儿服用的维生素C增加50%，可使智商提高3.6，但前提是不可过量。

食物来源

富含维生素C的食物有猕猴桃、枣、柚子、橙子、草莓、柿子、番石榴、山楂、荔枝、桂圆、芒果、无花果、菠萝、苹果、葡萄、雪里蕻、苋菜、青蒜、蒜苗、香椿、辣椒、甜椒等。

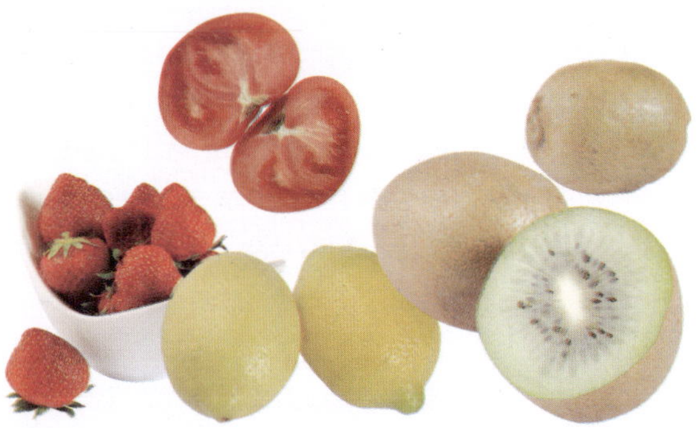

功能速报

- 减轻感冒的症状。
- 减少日晒对宝宝皮肤的伤害。
- 改善铁、钙及叶酸的吸收与利用。
- 预防宝宝患坏血病。
- 保护宝宝骨骼和牙齿的健康。
- 降低过敏物质对宝宝身体的影响。

缺乏症状

缺乏维生素C时，机体抵抗力减弱，易患疾病，表现在宝宝身上最常见的是经常性的感冒。

另外，缺乏维生素C还有出血倾向，如皮下出血、牙龈肿胀出血、鼻出血等，同时伤口不易愈合。

禁忌提示

维生素C对热度很敏感，在烧煮的过程中会被部分地破坏。因此要尽量避免长期熬煮富含维生素C的食物。

全面延深

避免维生素C损失的小窍门

不要将食品切得太细；尽量采用蒸的办法，煮食物时，少用水，以减少维生素C的流失；用水煮时，应先将水烧开，然后将食物放入，将锅盖紧，减少氧的进入；烹调时间尽量要短；食品不要暴晒，以免阳光破坏维生素C。

○ 推荐食谱

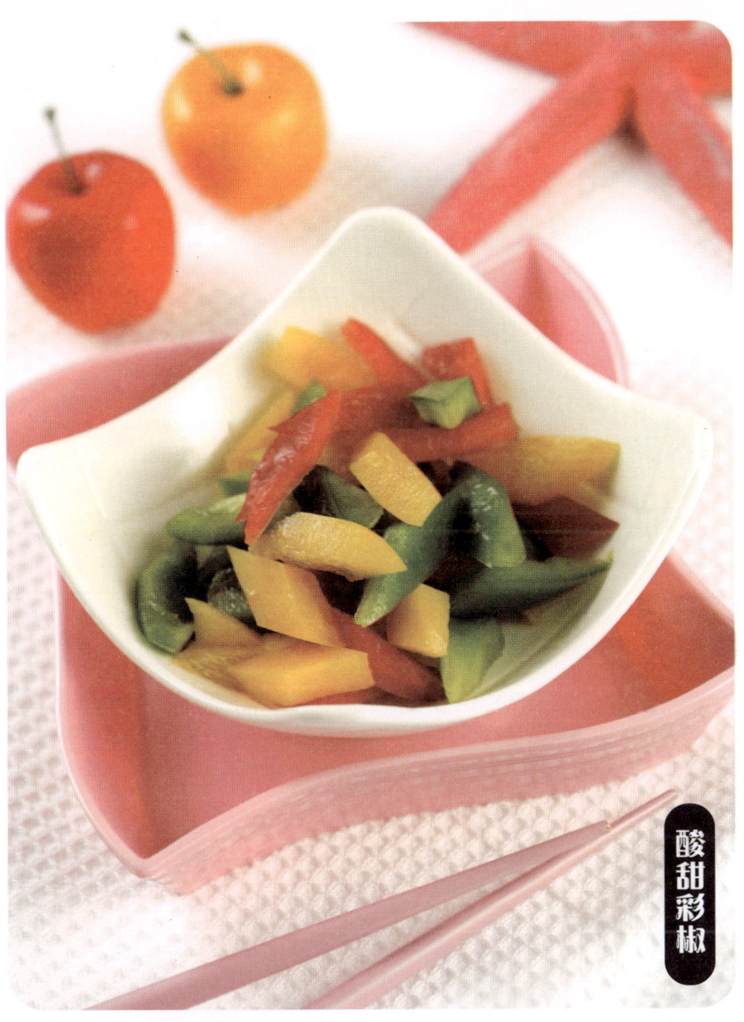

■ 酸甜彩椒

□**材料**：青椒、红椒、黄椒各60克，话梅2粒

□**调料**：白醋、白糖各适量

□**做法**

1.青椒、红椒、黄椒均洗净，去蒂及子后切小块。

2.白醋、话梅和砂糖均放入锅中，加入1/2杯水，以小火煮开，放入青椒、红椒、黄椒块续煮3分钟后，熄火浸泡15分钟即可。

■ 三味水果汁

□**材料**：猕猴桃、芒果、荔枝各适量

□**调料**：蜂蜜适量

□**做法**

1.把猕猴桃、芒果、荔枝去皮，切成丁。

2.放入榨汁机中榨成汁，加入蜂蜜搅匀即可。

贴心小提示

猕猴桃含有丰富的维生素C，一个猕猴桃能提供一个人一日维生素C需求量的两倍多，故被誉为“维C之王”。经常给宝宝吃对身体是十分有益的，只是注意掌握适量，每次不要吃太多。

■ 草莓银耳糖水

□**材料**：草莓3颗，银耳、核桃肉各50克

□**调料**：冰糖适量

□**做法**

1.草莓洗净；银耳用温水浸软去蒂，切小片；核桃肉洗净。

2.把水煮滚后放入银耳片、草莓，改用细火煲30分钟。

3.加入核桃肉，再煲10分钟，最后放入冰糖煮溶即可。

维生素D

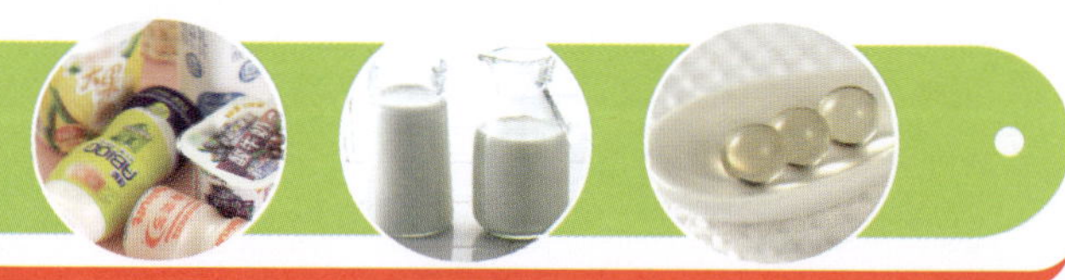

营养解读

维生素D又称钙化醇，是一种脂溶性维生素，能够保存在婴幼儿的体内，不必每日补充。获得维生素D有两种途径：通过饮食摄取，含维生素D的食物在人体肠管内时，必须借助胆汁及脂肪才能被吸收；通过日光浴获得，太阳的紫外线可使皮肤中的胆固醇转变成维生素D，因此维生素D也被称为“阳光维生素”。

婴幼儿生长发育很快，对维生素D的需求量相对较大。母乳中维生素D的水平较低，需要给宝宝专门进行添加，每天需要量约为400国际单位。

食物来源

鱼肝油、动物肝脏、鱼肉、蛋黄、奶及奶制品、酵母、干菜等都含有维生素D。其中，鱼肝油是维生素D最丰富的来源。

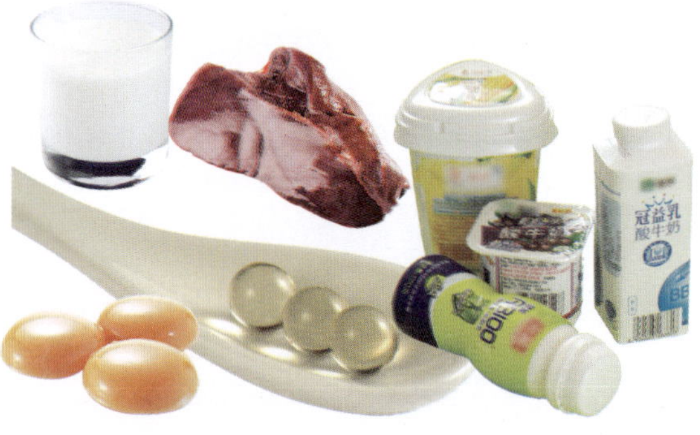

功能速报

- 提高人体对钙、磷的吸收，从而促进宝宝骨骼与牙齿的发育。
- 预防宝宝患佝偻病。
- 帮助维生素A的吸收。
- 与维生素A、维生素C一起服用时，可增强宝宝对感冒的抵抗力。

缺乏症状

维生素D的缺乏会导致小儿佝偻病的发生，其体征按月龄和活动情况而不同，6个月以内的宝宝会出现“乒乓头”；5～6个月的宝宝可出现肋骨外翻、肋骨串珠、鸡胸、漏斗胸等；1岁左右宝宝学走时，会出现O型腿、X型腿等体征。

禁忌提示

过量摄入维生素D会导致中毒，早期表现为厌食、恶心、倦怠、烦躁不安、低热、呕吐、顽固便秘和体重下降；后期会出现惊厥、血压升高、心律不齐、烦渴、尿频、夜尿，甚至脱水酸中毒。宝宝户外活动较多时，要适当减少维生素D的添加量。

全面延深

宝宝每日户外活动2小时，完全可满足身体一天对维生素D的需要。进入冬季，宝宝的户外活动较少时，可以让宝宝在暖和的房间里开着窗进行日光浴。

○ 推荐食谱

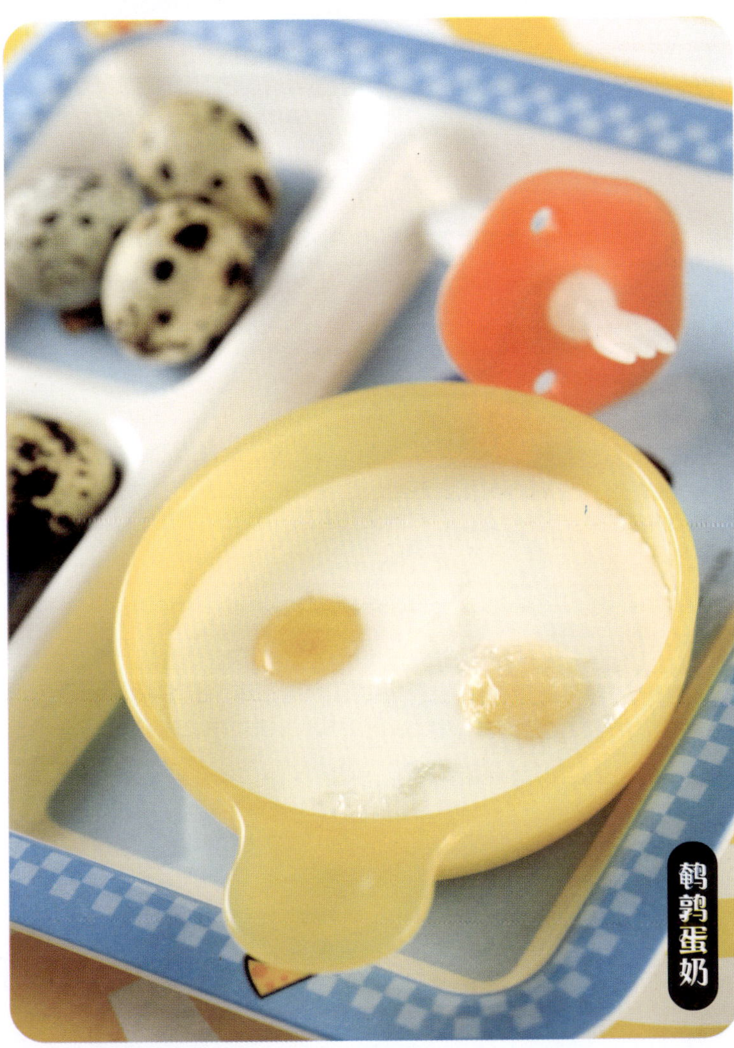

■ 鹌鹑蛋奶

□**材料**：鹌鹑蛋3～5个，牛奶适量

□**调料**：白糖适量

□**做法**

1.鹌鹑蛋去壳，加入煮沸的奶中。

2.煮至鹌鹑蛋刚熟时关火，加入适量白糖调味即可。

■ 牛奶面包粥

□**材料**：牛奶3大匙（可根据宝宝食量做调整），吐司面包1片

□**调料**：无

□**做法**

1.牛奶放入锅中，吐司面包片去边，撕成碎片放入牛奶中。

2.牛奶煮开后即可熄火，用勺子将面包搅碎。如果用奶粉冲泡的牛奶可不用煮，直接加入撕碎的面包，搅烂即可。

■ 牡蛎豆腐饺

□**材料**：新鲜牡蛎肉200克，嫩豆腐2小块，猪肉、鲜蘑菇、葱末、姜汁、蛋清各适量

□**调料**：水淀粉、盐、香油、鸡汤、味精各适量

□**做法**

1.牡蛎肉、猪肉洗净，均剁成碎末，加入蛋清、水淀粉、盐、味精、葱末、姜汁、香油、部分鸡汤等搅拌成稠糊状，用手挤捏成小肉丸。

2.再将豆腐洗净，切成1厘米厚度、大小相等的三角形小片，在每片上放一个小肉丸后，再在上面盖上同样大小的三角形豆腐小片。

3.将两片豆腐以水淀粉轻压成饺状，上锅蒸15分钟；蘑菇洗净，切碎后加入剩余鸡汤、盐翻炒，然后放入盛着豆腐饺的盘中即可。

维生素K

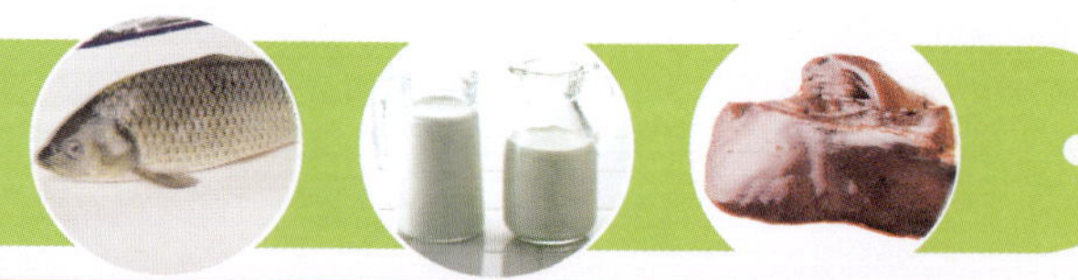

营养解读

维生素K又叫凝血维生素，在自然界中分布广泛，人类肠道内的微生物均可以合成维生素K。自然界目前已经发现的维生素K有两种：一种是脂溶性维生素，存在于绿叶植物中的维生素K_1和来自于肠道细菌合成的维生素K_2；另一种是水溶性维生素，由人工合成了两种：维生素K_3、维生素K_4。其中，最重要的是维生素K_1和维生素K_2。婴幼儿时期的宝宝每天大约需要10～20微克的维生素K。

食物来源

维生素K多存在于鱼、鱼子、动物肝脏、蛋黄、奶油、黄油、奶酪、肉类、奶、水果、坚果、蔬菜及谷物等食物中。

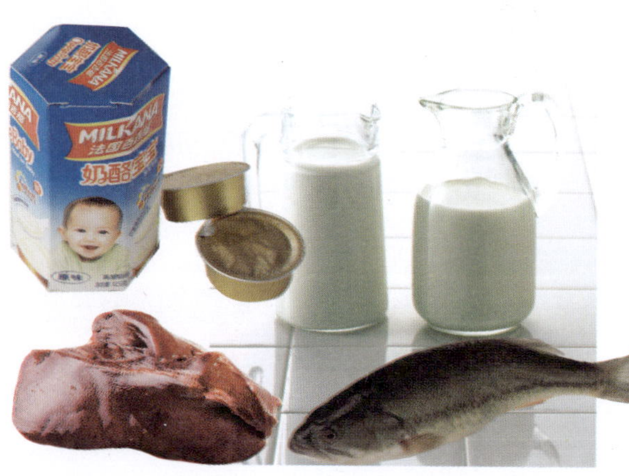

功能速报

- 维生素K可有效防止骨中钙的流失。
- 受伤时，帮助凝血。

缺乏症状

缺乏维生素K的宝宝容易因轻微的碰撞而发生淤血。严重缺乏时，会在口腔、鼻子、尿道等处的黏膜部位发生无故出血。更严重时会出现内脏及脑部出血。

禁忌提示

如果妈妈在怀孕期间曾经使用抗结核药、抗凝药、抗惊厥药等药物，生出的小宝宝往往容易患有维生素K依赖凝血因子缺乏症，并且发病早，病情重。

全面延深

导致维生素K缺乏的多重因素

人体自身不能制造维生素K，只有靠食物中的天然产物或肠道菌群合成。而维生素K难以通过胎盘吸收，所以，宝宝体内没有多少“老本”可用。刚娩出的小宝宝，肠道内还是一片洁净的世界，还没有帮助合成维生素K的细菌“安家落户”。再加上婴儿通常只吃母乳，而母乳中的维生素K含量偏低，如果单纯喂母乳而不增加其他辅食的话，出生后24小时至3个月最容易发生维生素K摄入不足。在宝宝患某些疾病需要应用抗生素时，常常会将大肠杆菌大量消灭，这样也有引起维生素K缺乏症的可能。

○ 推荐食谱

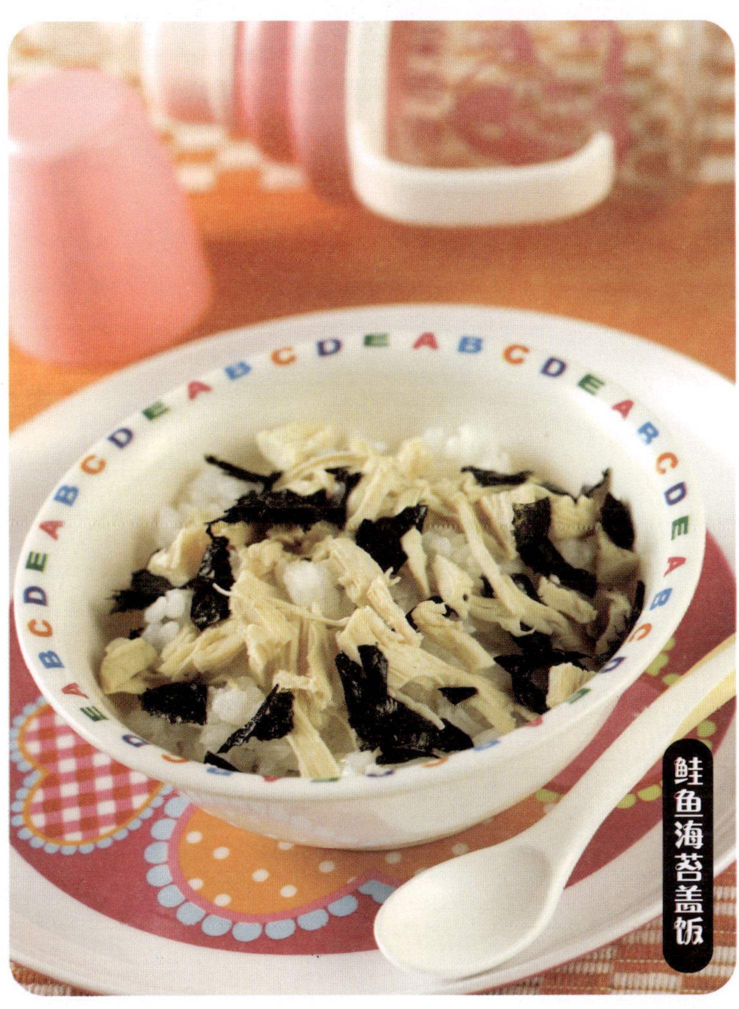

■ 鲑鱼海苔盖饭

□**材料：** 米饭1/4碗，鲑鱼80克，无盐海苔适量

□**调料：** 盐适量

□**做法**

1.鲑鱼洗净，拭干水分后放入热油锅中以小火煎熟，取出压碎。

2.无盐海苔撕碎，放入小碗中，加入鲑鱼肉碎和盐混合均匀。

3.米饭盛入小碗中，盖上做好的海苔鲑鱼即可。

■ 蛋黄碎牛肉粥

□**材料：** 牛肉（瘦）、大米各100克，鸡蛋黄30克，大葱10克，白芝麻1小匙

□**调料：** 酱油2小匙，盐适量

□**做法**

1.将大米洗净，沥干水分，放在一边约半小时；牛肉洗净，剁成牛肉末；葱洗净，切成葱末。

2.锅中倒入适量的油烧热，放入牛肉末和葱末一起炒，再淋上酱油拌匀。

3.再放入米和水煮开，开锅后改用小火继续煮40分钟左右。

4.放入盐调味后盛出，趁热放入打散的蛋黄，撒上白芝麻即可。

■ 豆奶核桃汁

□**材料：** 核桃仁100克，豆奶适量

□**调料：** 白糖适量

□**做法**

1.将核桃仁放入温水中浸泡5~6分钟后，去皮。

2.用豆浆机把核桃仁打成汁，滤掉渣滓；把核桃汁和豆奶一起倒入锅中，加入白糖烧沸即可。

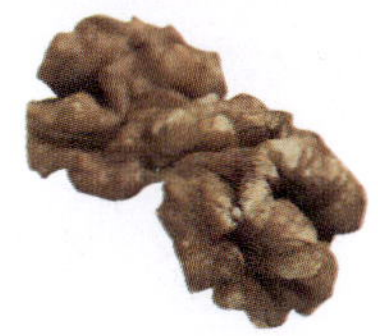

维生素 P

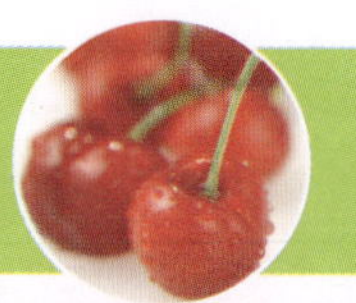
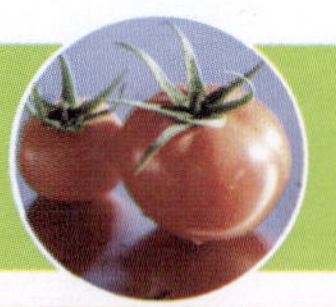
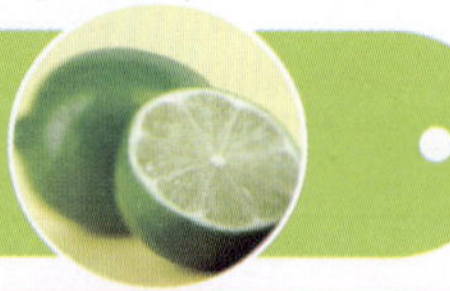

营养解读

维生素 P 又叫芦丁、路通，是由柑橘属生物类黄酮、芸香素和橙皮素构成的。从严格意义上讲，它并不属于真正的维生素，但一般还是把它划归到维生素类。维生素 P 属于水溶性维生素，人体无法自身合成，因此必须从食物中摄取。它在对维生素 C 的消化吸收上是不可缺少的物质。

食物来源

维生素 P 最丰富的来源是植物，如鱼腥草、蒲公英等。自然界中含量较高的是柠檬、橙子、葡萄柚等柑橘类水果的白色果皮部分，以及包着果囊的薄皮；杏、荞麦粉、黑莓、樱桃、红枣、玫瑰果实中含量也很高。所以常吃蔬菜、水果的人不需另外补充维生素P。

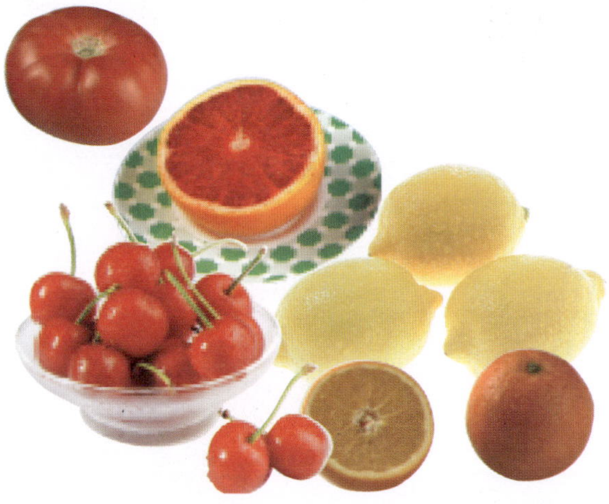

功能速报

- 维生素 P 能保持细胞和毛细血管壁正常的渗透性，减少血管脆性。
- 增强维生素 C 的活性。
- 增强婴幼儿对细菌感染的抵抗力。
- 防止淤血。

缺乏症状

虽然目前还没有发现单纯缺乏维生素 P 的疾病，但是，医学上普遍认为坏血病是由于维生素C和维生素 P 共同缺乏所导致的。

禁忌提示

自然界中的维生素P大多与维生素C共同存在于蔬菜水果中，水煮、火烧、光照、氧气、烟雾等都对其有很强的破坏作用。防止维生素P流失的方法与防止维生素 C 流失的方法相同。

维生素P建议摄取量虽未确定，但许多营养学家都建议每服用500毫克的维生素 C 时，最少应该服用100 毫克的维生素 P。

全面延深

维生素 P 和维生素 PP

因为维生素 P 和维生素 PP 只有一“P”之差，所以很多家长都认为两种是同一物质。但是实际上它们却是两种完全不同的物质，不能混淆。

○ 推荐食谱

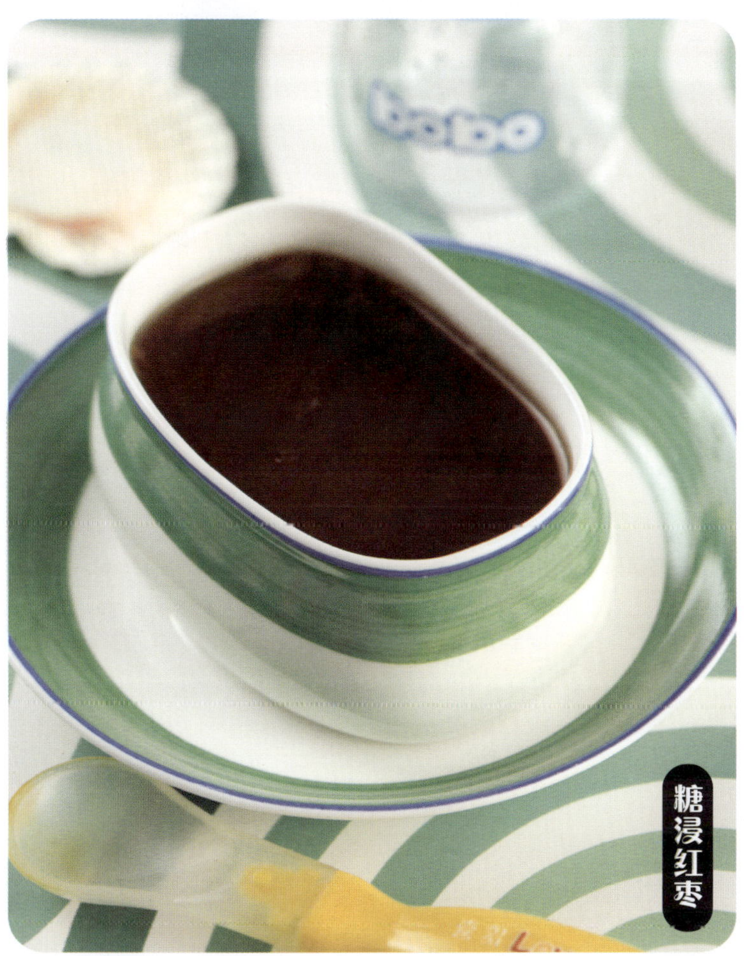

糖浸红枣

□材料：干红枣50克　花生米100克

□调料：红糖50克

□做法

1.干枣洗净去核，用温水泡发；花生米略煮一下，放冷，剥下花生衣。

2.将红枣和花生米衣同放于煮花生的水中，再加冷水适量，置于小火上煮半小时左右，待花生入口即烂时捞出花生衣，加红糖50克，待红糖溶化后，收汁即成。每日随服。

橘皮粥

□材料：鲜橘皮25克，粳米50克

□调料：无

□做法

1.鲜橘皮洗净后，切成块。

2.与淘洗好的粳米共同煮熬，待粳米熟后即可食用。

酱茄子

□材料：茄子1/3个

□调料：盐、白糖、酱油各适量

□做法

1.将茄子洗净，去皮，切成小块，用油炒一下。

2.在炒好的茄子里加入清汤煮烂。收汁的时候加入盐、酱油、白糖调味即可。

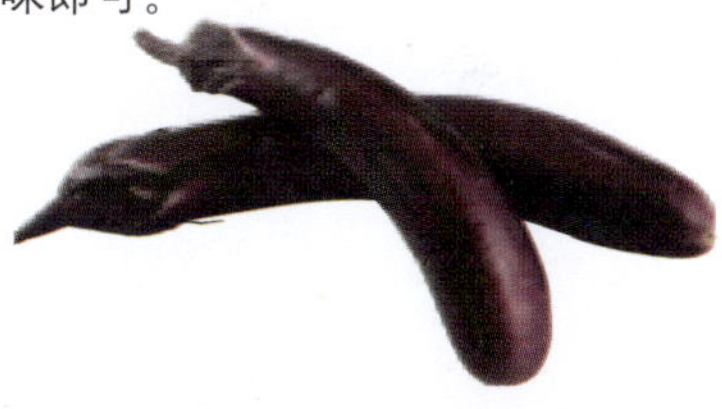

樱桃汁

□材料：樱桃适量

□调料：白糖适量

□做法

1.将樱桃洗净，去核切成丁。

2.用榨汁机榨汁，最后加入白糖调匀即可。

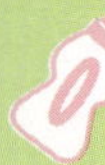

钙

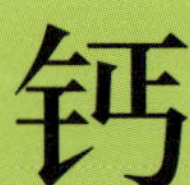

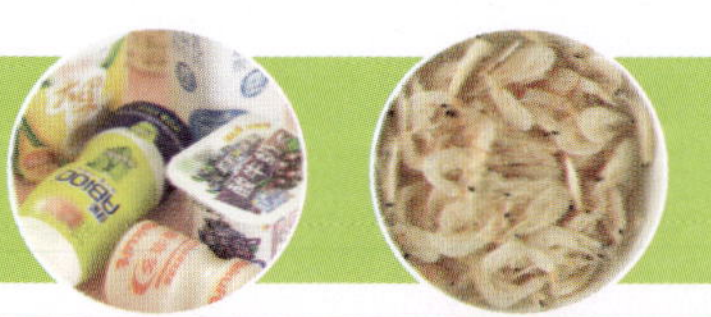

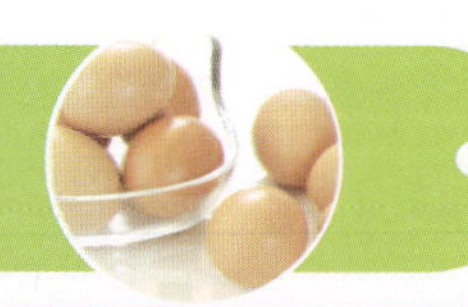

营养解读

钙是人体内含量最多的矿物质，大部分存在于骨骼和牙齿之中。骨骼中钙和磷的比例为2.5：1。钙必须与镁、磷、维生素A、维生素C、维生素D及维生素E相互配合，才能发挥正常的功能。

一般6个月以内的宝宝每天需要300毫克钙；7个月～1岁的宝宝每天需要400～600毫克钙；1～3岁以上的宝宝每天需要800毫克钙。

食物来源

羊肉、鱼、虾米、海带、紫菜、豆制品、鲜奶、酸奶、奶酪、鸡蛋、动物骨等食物中都含有丰富的钙。

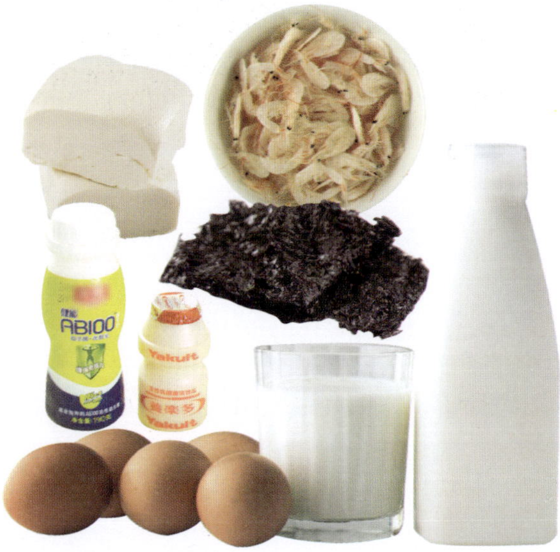

功能速报

- 促进婴幼儿骨骼、牙齿的发育，预防佝偻病。
- 帮助凝血。
- 降低婴幼儿体内的血压。

缺乏症状

钙轻微不足会导致痉挛、关节痛、心悸、心跳过缓、失眠、蛀牙、发育不良，以及神经和肌肉的过度敏感。初期表现为神经痛和手脚抽搐。稍微严重时，可能造成骨骼和牙齿结构松散易碎、血液凝结较慢或出血。严重不足时，会引发佝偻病，早期表现为“乒乓头”，多汗、烦躁、肋骨外翻，会走路时则出现O型或X型腿。

禁忌提示

补钙一定要遵医嘱。过量补钙会导致钙中毒，中毒患儿可出现呼吸深而有力、烦躁不安、恶心呕吐、嗜睡、口唇发白或青紫等症状，严重的可发生昏迷。抢救不及时，会危及宝宝生命安全。

全面延深

怎样补钙更合理

单纯补钙并不能增加宝宝对钙的吸收，因为钙要在维生素D的帮助下才能顺利地吸收到体内。由于日常膳食中所含的维生素D并不多，因此2岁以下的宝宝在补钙的同时每天还要补充适量鱼肝油或晒太阳。

○ 推荐食谱

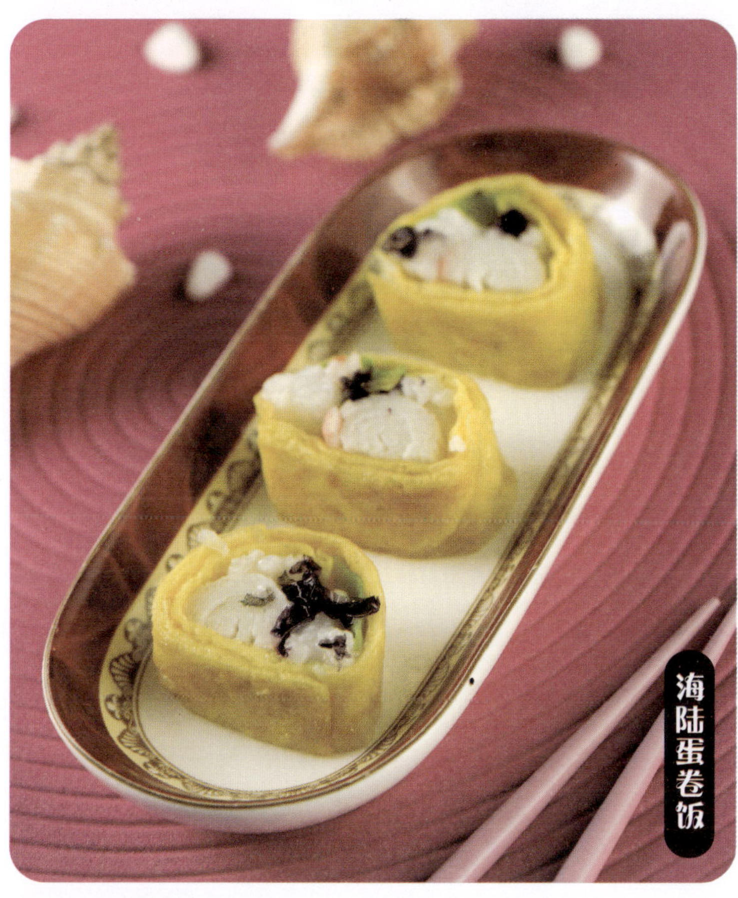

海陆蛋卷饭

□材料：米饭半碗，虾仁5个，蟹肉适量，鸡肉30克，胡萝卜、圆白菜各20克，鸡蛋1个，海苔1片，蒜末少许

□调料：盐适量

□做法

1.将鸡肉洗净，切丝；虾仁洗净，去肠泥；蟹肉洗净，三者一起汆烫至熟，混入盐腌渍约1小时。

2.胡萝卜及圆白菜洗净，切丝，备用；将鸡蛋煎成薄蛋皮。

3.蛋皮上放上米饭、海苔、虾仁、鸡肉丝、蟹肉、胡萝卜丝及圆白菜丝后，卷成寿司状，切成小块即可食用。

牛骨汤挂面

□材料：牛骨200克，挂面60克

□调料：盐适量

□做法

1.把牛骨洗净，放入水中，煲3个小时。

2.在褒好的汤中下入挂面，放入适量的盐调味即可。

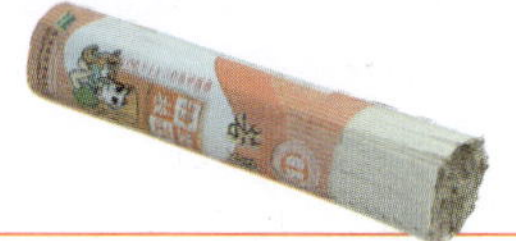

蔬菜羊肉粥

□材料：羊肉40克，米饭1/4碗，菠菜1棵，土豆、胡萝卜、洋葱各1/5个

□调料：盐、高汤各适量

□做法

1.将羊肉洗净，并切末。

2.将菠菜、胡萝卜、洋葱、土豆洗净，炖熟并捣碎。

3.将米饭、蔬菜末、高汤和羊肉末放入锅中煮，并用盐调味即可。

贴心小提示

由于菠菜上面的农药比较多，再加上容易残留泥沙，为了安全起见，要仔细清洗菠菜。在选购菠菜时要挑选粗壮、叶大，无烂叶和萎叶、无虫害和无农药残留的鲜嫩菠菜，其中色翠绿的为佳品。

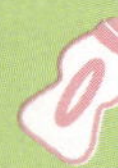

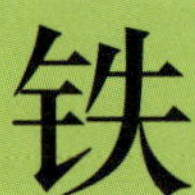

铁

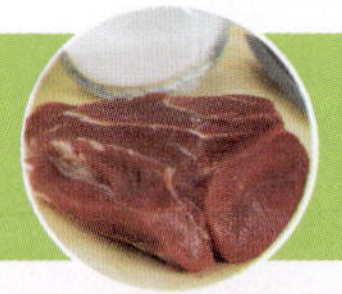

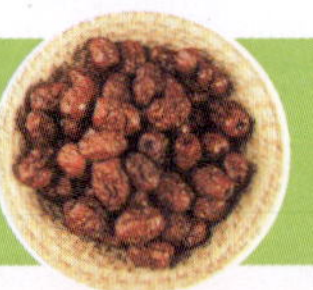

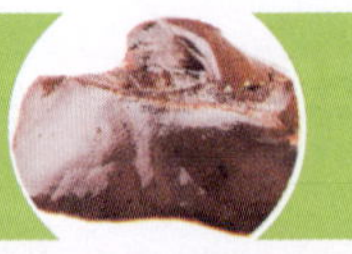

营养解读

铁是人体内造血材料之一。宝宝出生后体内贮存有由母体提供的铁，可供3～4个月之需。但是由于母乳、牛奶中含铁量都较低，如果4个月后不及时添加含铁丰富的食品，宝宝就会出现营养性缺铁性贫血。1～6个月的婴儿每日需补铁6毫克；7个月～1岁的婴儿每日需补铁10毫克；1～3岁的幼儿每日需补铁12毫克。

食物来源

富含铁的食物有动物肝脏、蛋黄、瘦肉、鲤鱼、虾、海带、紫菜、黑木耳、南瓜子、芝麻、黄豆、绿叶蔬菜等。另外，动、植物食品混合吃，铁的吸收率可以增加1倍。

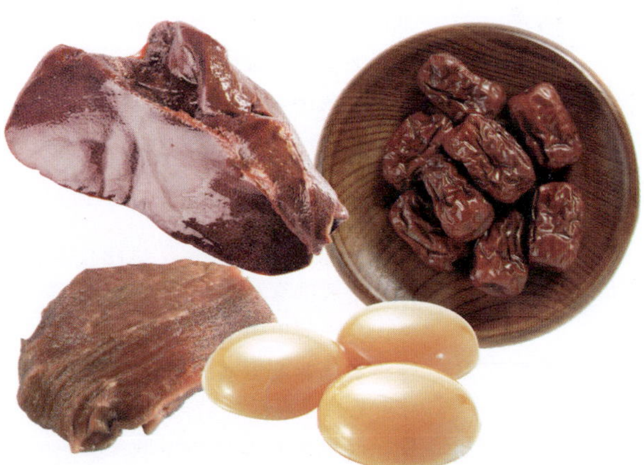

功能速报

- 预防婴幼儿患缺铁性贫血。
- 提高宝宝对疾病的抵抗力。
- 有助于婴幼儿的生长发育。

缺乏症状

缺铁会造成小儿缺铁性贫血。患儿常表现为疲乏无力、面色苍白、皮肤干燥、角化，毛发无光泽、易折、易脱，指甲条纹隆起，严重者指甲扁平，甚至呈“反甲”。患儿易患口角炎、舌炎、舌乳头萎缩；一些患儿有“异食癖”；约1/3患儿可出现异常精神症状，易怒、易动、兴奋、烦躁，甚至出现智力障碍。

禁忌提示

咖啡、奶类、植物纤维素等都会抑制铁的吸收。茶、菠菜含有鞣酸，易与铁形成难溶性的混合物，所以通常所说的吃菠菜补铁的观点是片面的。

全面延深

宝宝缺铁四大原因

1.早产、双胎、胎儿失血以及妈妈患有严重的缺铁性贫血，都可能使胎儿储铁减少。

2.单纯用乳类喂养而不及时添加富含铁的辅食，易缺铁。

3.婴儿期宝宝发育较快，如不添加含铁丰富的食物，婴儿尤其是早产儿很容易缺铁。

4.正常婴儿每天排泄的铁也比成人多。

推荐食谱

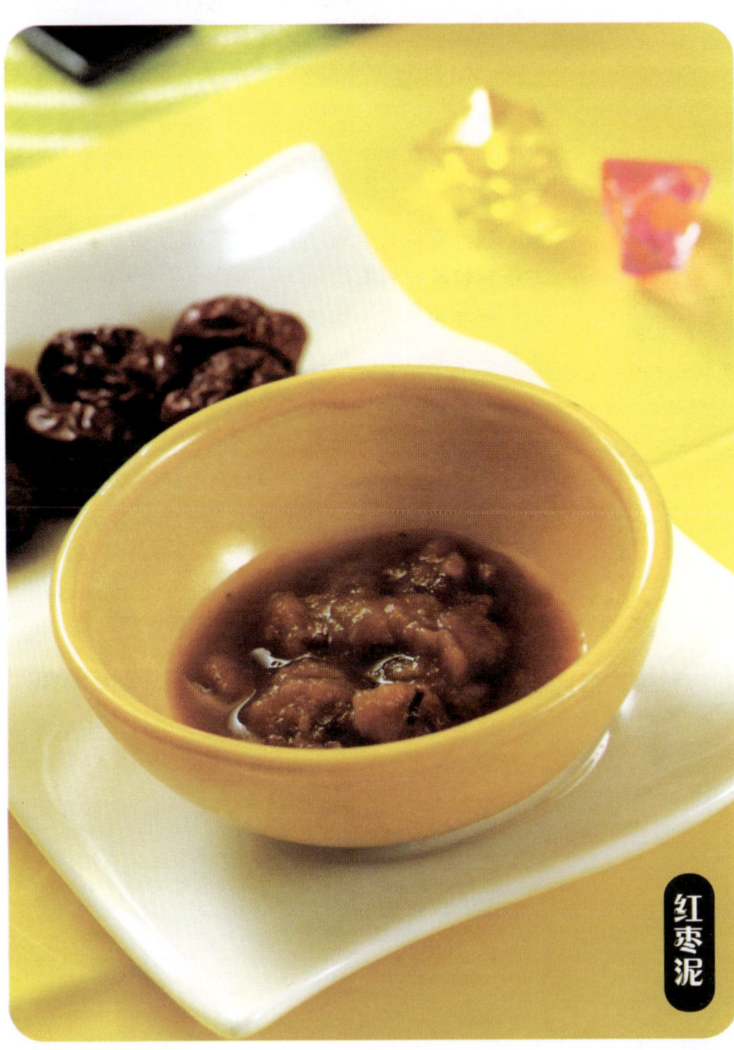

红枣泥

□材料：红枣100克

□调料：白糖20克

□做法

1.红枣洗净，去净皮和核，放入锅内，加清水煮15～20分钟，至烂熟。

2.加入白糖，调匀即可喂食。

肉末炒油菜

□材料：牛肉末50克，油菜100克

□调料：酱油、料酒、盐各适量

□做法

1.把牛肉末用盐、料酒、酱油腌制10分钟。

2.把油菜洗净，切成小段。

3.油锅烧热，放入腌好的肉末翻炒，然后加入小油菜段，炒熟即可。

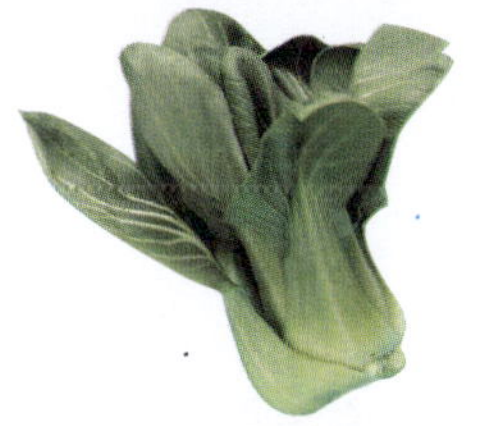

菠菜鸡蛋粥

□材料：鸡蛋半个，胡萝卜1/5个，菠菜1棵，米饭1/4碗

□调料：盐、高汤各适量

□做法

1.胡萝卜和菠菜洗净，炖熟切碎。

2.将米饭、高汤和切碎的胡萝卜、菠菜倒入锅中同煮。

3.煮开之后放入捣好的蛋糊并搅开，加盐调味即可。

贴心小提示

妈妈们在喂宝宝吃菠菜之前，最好先用开水汆烫一下或用水煮一下，这样既可保全菠菜的营养成分，又能除掉80%以上的草酸。

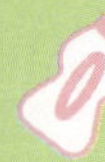

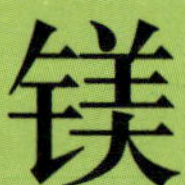

镁

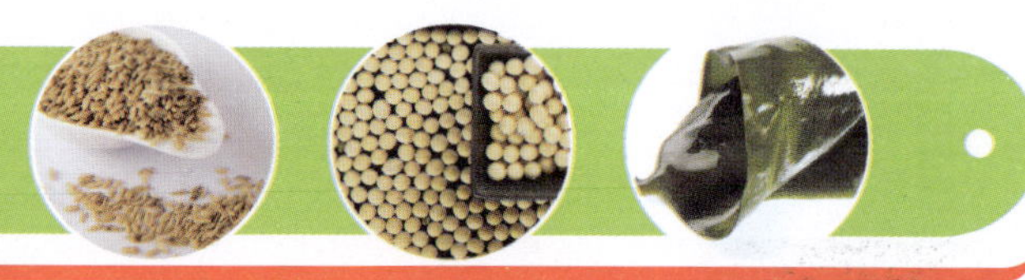

营养解读

镁是人体生化代谢过程中必不可少的元素，对维护中枢神经系统的功能、抑制神经和肌肉的兴奋性、保障心肌正常收缩等都起着十分重要的作用。婴幼儿时期每天需要摄入镁30～100毫克。

功能速报

- 参与体内所有能量代谢，激活和催化300多个酶系统，包括葡萄糖的利用及脂肪、蛋白质和核酸合成等。
- 保持细胞内钾的稳定，维持心肌、神经、肌肉的正常功能。
- 保护宝宝骨骼健康。

食物来源

富含镁的食物有绿色蔬菜、水果、海带、紫菜、豆类、燕麦、玉米、坚果类、花生、芝麻、扁豆等。

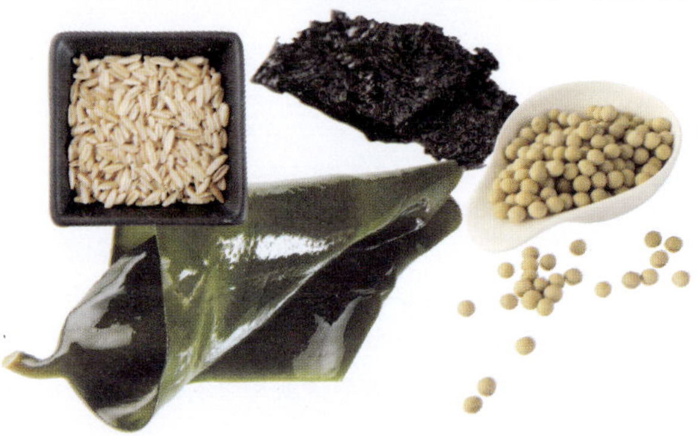

缺乏症状

镁元素缺乏会使小儿发生低镁惊厥症，症状上与低钙惊厥症相似。

轻症仅表现为眼角、面肌或口角的搐动，一般不太会引起家长的注意。

典型发作为四肢强直性抽搐；也有的是双眼凝视，伴阵发性屏气，或阵发性呼吸停止，伴下肢强直；还可能是一侧面肌及肌体抽动或者交替发生。另外，发作期还会有肤色青紫、出汗、发热等症状。

禁忌提示

精细食品在加工过程中会损失较多的镁。

动物食品中含有丰富的磷及磷化物，会阻碍胃肠对镁的吸收。

宝宝偏食，不喜欢吃绿叶蔬菜，也会导致镁元素摄入量的不足。

全面延深

母乳喂养预防低镁症

低镁症主要见于人工喂养的宝宝。母乳中磷和镁的比例是1.9：1，这个比例较为合理；而牛奶中磷与镁之比为75:1，这个比例会使宝宝产生高磷血症。由于血液中磷、钙、镁是相互影响的，磷的含量增高，钙和镁的含量就会降低。另外，有研究证实，血中镁含量降低，血中钙含量也会下降。临床资料也证实低镁症患儿中有2/3同时伴有低钙血症。因此，用母乳喂养宝宝可在一定程度上预防低镁症。

推荐食谱

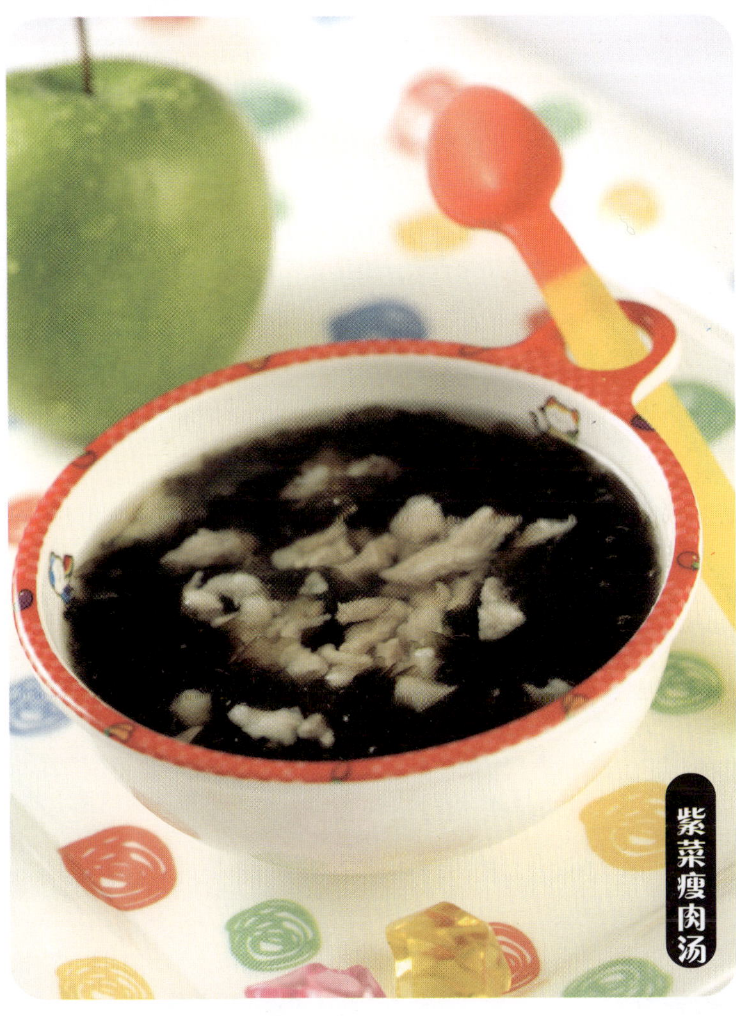

紫菜瘦肉汤

紫菜瘦肉汤

□**材料：** 紫菜(干)15克，瘦猪肉100克，姜丝少许

□**调料：** 盐适量

□**做法**

1.先把紫菜用清水浸泡片刻；瘦猪肉洗净，切成条状。

2.将瘦猪肉条与姜丝一起放入锅内，稍炒至八分熟后，加入适量清水，先用大火煮沸后，加紫菜，改为小火煲十分钟左右，加入适量盐即可。

芝麻南瓜饼

□**材料：** 南瓜500克，面粉100克，黑芝麻少许

□**调料：** 白糖适量

□**做法**

1.将南瓜削皮，洗净，切成小块；鸡蛋打散。

2.将南瓜块用水煮至熟透，沥干水分，然后用小匙子碾碎，加入面粉、糖，搅拌均匀。

3.将和匀的南瓜泥拍成圆饼状，在小碗里倒入适量黑芝麻，将南瓜饼的表面粘上黑芝麻，上火烤热即可。

栗子糊

□**材料：** 栗子5个

□**调料：** 海带清汤半杯

□**做法**

将栗子煮熟之后去皮，捣碎；海带清汤煮沸后加栗子煮烂即可。

贴心小提示

如果妈妈们想省事，可直接购买炒好的糖栗子，但购买时要注意不要贪卖相，一些不法商贩为了增加栗子的卖相，会在翻炒栗子时加放一种蜡，这种蜡熔解后能附在栗子皮上，如果再经过长时间反复炒制，还会浸透到栗子肉上。而这样的栗子不仅难吃，对宝宝的身体还有害。

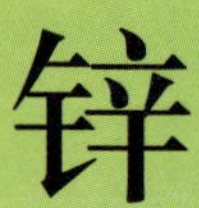

锌

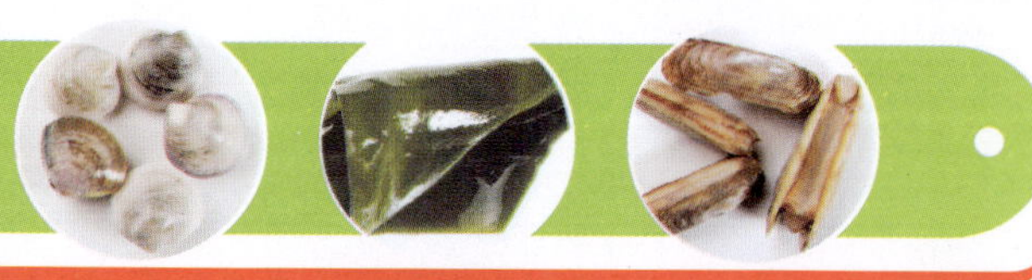

营养解读

锌是人体生长发育、生殖遗传、免疫、内分泌等重要生理过程中必不可少的物质。母乳所含的锌的生物利用率比较高，用配方奶喂养的宝宝就应该尽早添加富含锌元素的辅食。另外，在离乳期辅食添加应充足，喂养要适当，以免引起宝宝缺锌。

关于锌的摄入量，1～6个月的婴儿每天为3毫克，7～12个月的婴儿每天为8毫克，1～3岁的幼儿每天为9毫克。

食物来源

一般说来，动物性食物含锌量比植物性食物更多。含锌量高的食物有牡蛎、蛏子、扇贝、海螺、海蚌、动物肝、禽肉、瘦肉、蛋黄、蘑菇、豆类、小麦芽、酵母、奶酪、海带、坚果等。

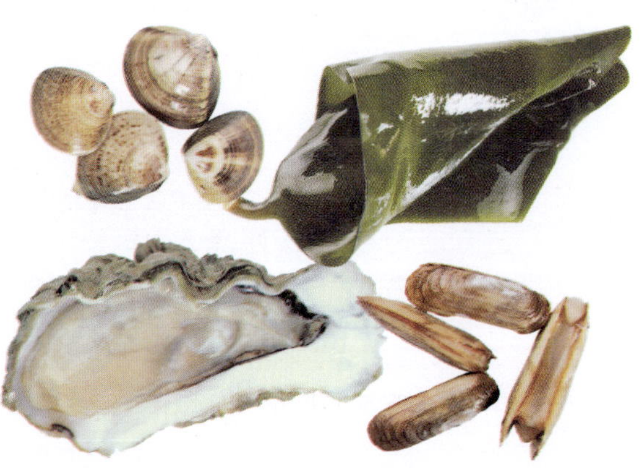

功能速报

锌能参与酶的合成与激活；加速宝宝生长发育；维持正常食欲；维持正常的免疫功能；促进伤口愈合；对维生素A的代谢及视觉有重要作用；维持脑的正常发育；促进和维持正常的性发育。

缺乏症状

缺锌的宝宝普遍食欲差，有异食癖、皮肤色素沉着等现象，还会在皮肤和黏膜的交界处及四肢末端发生皮炎；缺锌会导致小儿生长发育障碍，使身材矮小；0～6个月的宝宝缺锌，脑胶质细胞就要减少15%，将直接造成终生不能修复的损害；幼儿期缺锌会影响神经行为发育和动作发育的改变，对宝宝智力的发育损害也是无可挽回的；锌缺乏还会使宝宝免疫力降低，增加腹泻、肺炎等疾病的感染率。此外，患有佝偻病和贫血的小儿多有缺锌现象。

禁忌提示

锌过量可使宝宝体内维生素C和铁的含量减少，抑制铁的吸收和利用，引起缺铁性贫血；锌过量还会抑制吞噬细胞的活性，使免疫力下降，反复感染。

全面延深

在宝宝的膳食中，如果能合理搭配食物，同时宝宝没有挑食、偏食的坏毛病，一般不会有缺锌现象。母乳喂养的婴儿，一般不需要补锌。

推荐食谱

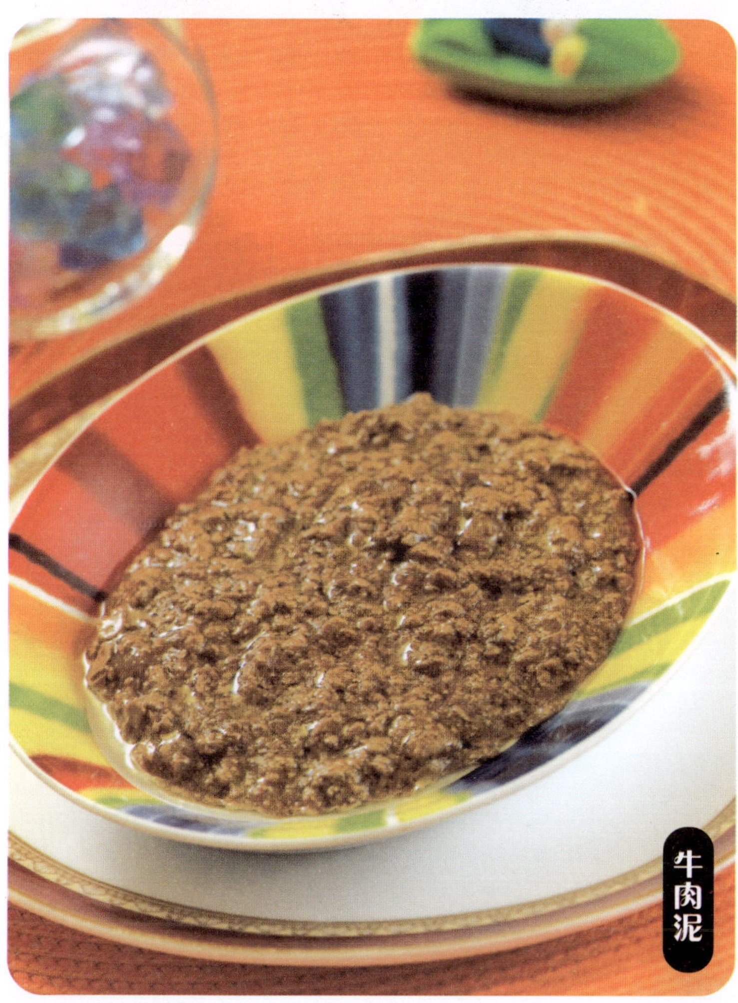

牛肉泥

□材料：牛肉适量

□调料：高汤3大匙，红薯粉少许

□做法

1.锅里加水煮滚，放入牛肉略煮一下，取出牛肉，捣烂。

2.将捣烂的牛肉及高汤一起放入锅里煮，用水溶解红薯粉，加入锅中成泥状即可。

清水蛏子汤

□材料：蛏子50克

□调料：盐适量

□做法

1.把活蛏子放入清水中喂养一晚，让蛏子吐净沙子。

2.把水烧开，放入洗净的蛏子煮熟，加入适量的盐调味即可。

芝麻炒肝

□材料：猪肝500克，鸡蛋1个，芝麻200克，面粉100克，葱末、姜末各少许

□调料：盐、椒盐、味精各适量

□做法

1.将猪肝洗净，切成薄片，用盐、味精、葱末、姜末腌好后，裹上面粉、鸡蛋汁和芝麻。

2.将油放入锅内，烧至六七成热，放入猪肝片，炸透出锅装盘；吃的时候蘸椒盐即可。

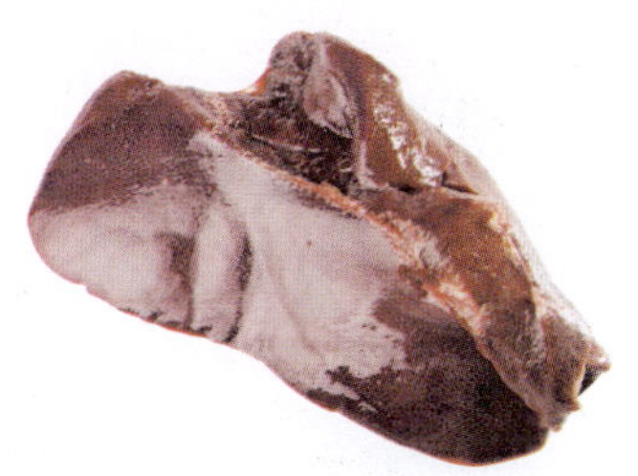

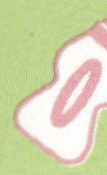

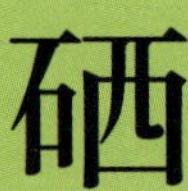

硒

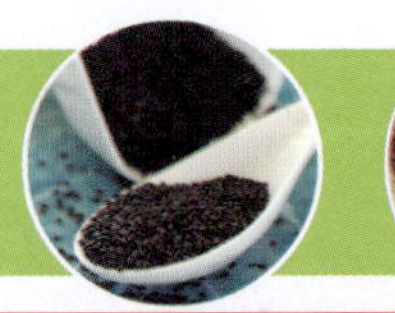
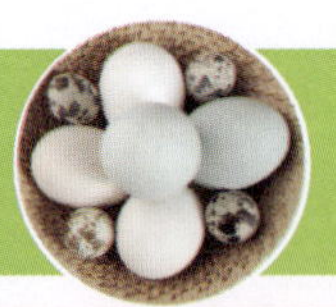
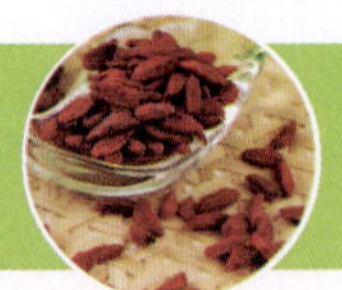
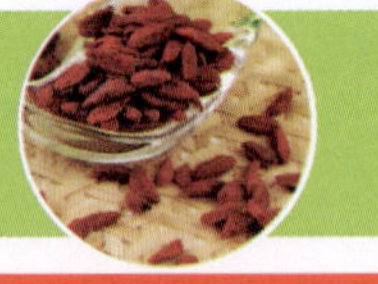

营养解读

硒是维持人体正常功能的重要微量元素之一。有专家研究微量元素与宝宝智力发育的关系时发现，先天愚型患儿血浆硒浓度较正常值偏低。婴幼儿每日硒的必需摄入量为10～20微克，母乳中硒的含量基本可以满足宝宝生长发育的需要，而牛奶中硒含量仅为母乳的5%，所以用配方奶喂养的宝宝容易缺硒。

食物来源

富含硒的动物性食物有猪腰、鱼、小海虾、对虾、海蜇皮、驴肉、羊肉、鸭蛋黄、鹌鹑蛋、鸡蛋黄、牛肉等。富含硒的植物性食物有茄子、干松蘑、红蘑、茴香、芝麻、大杏仁、枸杞子、花生、黄花菜、豇豆等。

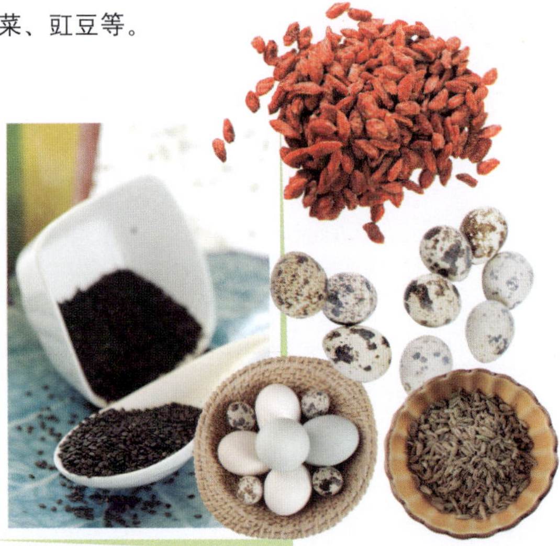

功能速报

- 有保护、稳定细胞膜的作用。
- 对汞、镉、铅等重金属有解毒作用。
- 可保护宝宝心血管和心肌健康。
- 有助于宝宝视力的发育。

缺乏症状

宝宝缺硒易患假白化病，表现为牙床无色，皮肤、头发无色素沉着等。

禁忌提示

硒元素过量会干扰体内的甲基反应，导致维生素B_{12}、叶酸和铁代谢紊乱，如果不及时治疗对宝宝智力发育有不良影响。如果增加膳食中蛋白质和维生素的摄入量，多给宝宝吃些牛奶、大豆、蛋、鱼和植物油等食品，就可以增加硒的排泄，降低硒的毒性。

全面延深

缺硒地区更要注意补硒

我国22个省区中，72%的地区属于国际公认的缺硒地区，其中黑龙江、吉林、山东、江苏、福建、四川、云南、青海、西藏等省份均存在严重缺硒区。土壤缺硒，导致食物、家畜及水源中的硒含量不足，再加上人为因素造成的硒成分破坏，使缺硒对我国婴幼儿的身体健康造成了极大的威胁。生活在上述地区的家长要密切关注自己的宝宝是不是缺硒。

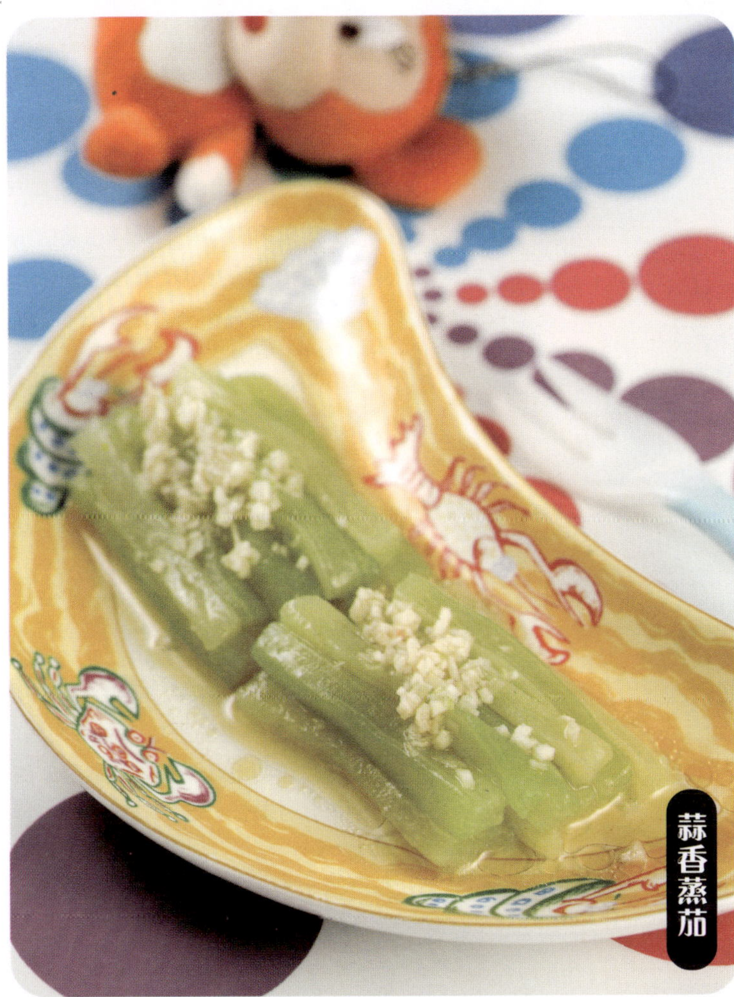

蒜香蒸茄

□**材料：** 茄子1条，蒜10克

□**调料：** 香油、盐各适量

□**做法**

1.茄子洗净，切块；大蒜去皮洗净后剁成泥。

2.将茄子块放入碗中，上面撒上蒜泥，再淋上香油，加盐调味。

3.待水开后，将碗放上蒸锅蒸30分钟即可。

豆腐鲑鱼丸子

□**材料：** 豆腐半块，鲑鱼50克，蛋黄1个，生菜叶、葱末各少许，玉米粉、红薯粉各1小匙

□**调料：** 盐、冰水各适量

□**做法**

1.豆腐及鲑鱼分别洗净，剁成泥；豆腐要挤出水分，鲑鱼则要加少许盐搅拌至肉凝结成团状。

2.将所有的材料（除生菜叶之外）均匀混合，加入冰水搅拌均匀，捏成小圆形。

3.锅中的水滚开后下入做好形状的食物煮熟。

4.生菜叶垫在盘底做装饰，捞起成品装盘即可。

虾仁炒冬瓜

□**材料：** 虾仁100克，冬瓜200克，葱末、姜末各少许

□**调料：** 水淀粉、盐各适量

□**做法**

1.将虾仁去肠泥，洗净，剁成碎末。

2.冬瓜洗净，削去皮，挖净瓤，切成薄片。

3.油锅烧热后煸香葱末、姜末，继而下入虾末煸炒，再加入盐，搅拌均匀。

4.投入冬瓜片煸炒，可以适量加些水；直至冬瓜软熟，用水淀粉勾芡即可。

钠

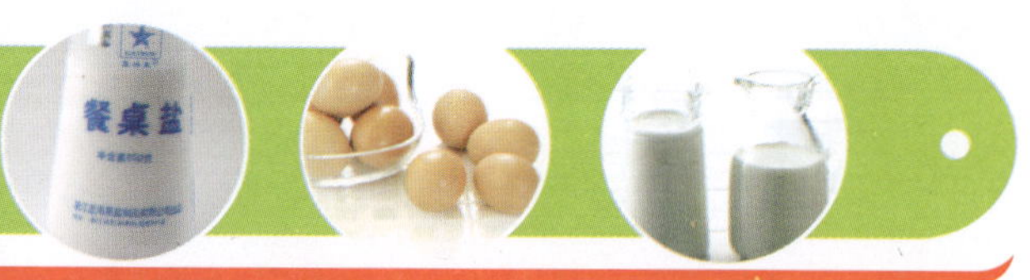

营养解读

膳食中的钠主要存在于食盐中，是保证肌体水平衡最重要的物质之一，也是人体肌肉和神经组织中的主要成分之一。人体通过食盐摄取钠以后会由肾脏排泄，再由排泄物通过排泄系统排泄到体外，或由汗液通过皮肤排出体外。宝宝对钠元素的需要量约为每天115～300毫克。

功能速报

- 参与水的代谢，保证体内水平衡。
- 维持体内酸碱平衡。
- 是胰汁、胆汁、汗和泪水的组成成分。
- 参与心肌和神经功能的调节。

食物来源

除食盐外，蛋白质食物中的钠含量比蔬菜和谷物中多。水果中钠含量很少或不含钠。

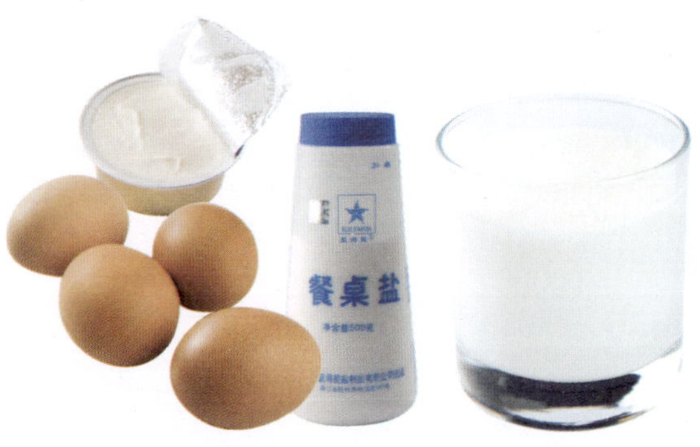

缺乏症状

人体内钠在一般情况下不易缺乏，但在某些情况下，如禁食、少食、膳食钠限制过严而摄入非常低时，或在高温、过量出汗、肠胃疾病、反复呕吐、腹泻使钠过量排出而丢失时，或患某些疾病时，都易导致钠缺乏。

宝宝长期出汗过多、腹泻、呕吐等会发生钠缺乏症。钠元素缺乏会造成宝宝身体失水、食欲减退和生长缓慢。

禁忌提示

食盐的主要成分是氯化钠，食入过多会使宝宝体内钠离子浓度增高。由于宝宝的肾功能尚不成熟，不能将过多的钠排出体外，钠一旦过量会加重宝宝的肾脏负担。同时，钠含量过高还会造成低钾，而持续低钾会导致宝宝心功能受损。

全面延深

宝宝喝果汁要适量

果汁等饮料口感好，含有多种维生素，宝宝喜欢喝，而且适当喝些果汁也有利于宝宝身体健康，但绝不能用果汁代替一日三餐的正常膳食，更不能因喝果汁而影响宝宝的正常饮食。这是因为果汁中钠元素含量很低，长期饮用会导致宝宝血钠过低，严重的还会引发脑水肿，导致大脑不可逆的损害。家长对此应引起足够的重视。进餐前，不应让宝宝饮果汁，否则会影响食欲，尤其是在夏天。

○ 推荐食谱

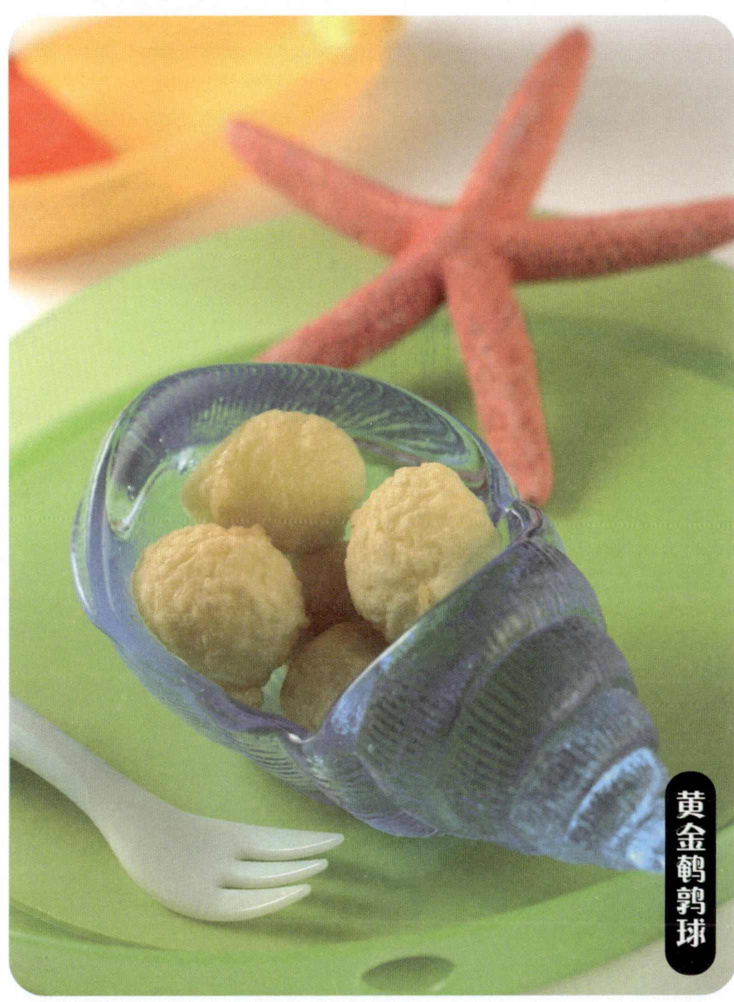

■ 黄金鹌鹑球

□**材料：** 鹌鹑蛋10个，面粉30克，鸡蛋1个

□**调料：** 盐适量

□**做法**

1.先将鹌鹑蛋煮熟，剥壳，备用。

2.鸡蛋打散，加入面粉、盐，用少许清水搅拌成糊状。

3.鹌鹑蛋裹上面糊后，放入油锅炸熟即可。

■ 桃仁炒腰花

□**材料：** 猪腰2只，核桃仁100克，姜片少许

□**调料：** 盐适量，淀粉少许

□**做法**

1.猪腰洗净，切花；核桃仁洗净后沥干。

2.油锅烧热，放入腰花、姜片炒至断生。

3.放入核桃仁炒熟，用少许淀粉勾芡，加盐调味，即可装盘。

■ 鸡肉粥

□**材料：** 鸡胸脯肉、菠菜各10克，米饭1/4碗

□**调料：** 海带清汤半杯，盐、酱油、白糖各适量

□**做法**

1.将鸡胸脯肉洗净，去筋，切成小块，用酱油、盐和白糖腌一下。

2.将菠菜洗净，炖熟并切碎。

3.米饭用海带清汤煮一下，再放入菠菜末、鸡肉块同煮至熟即可。

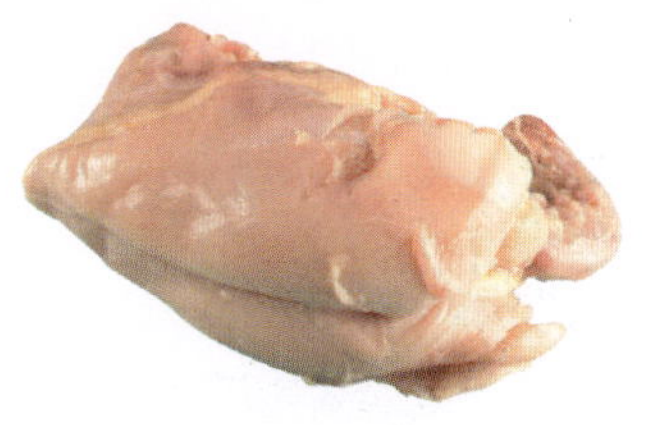

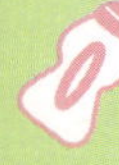

碘

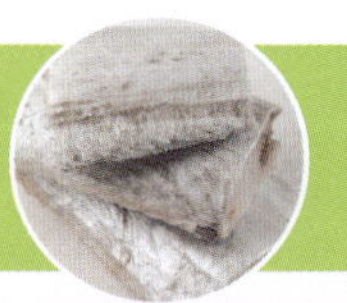
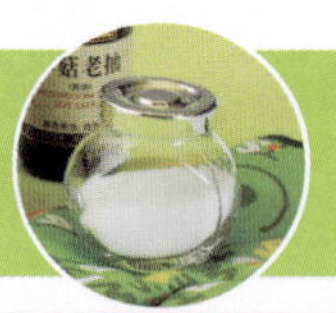
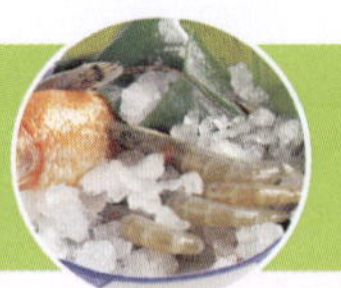
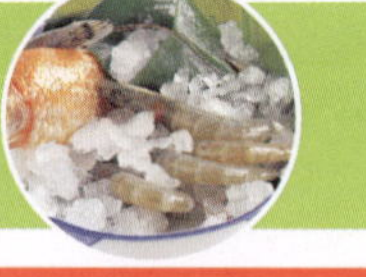

营养解读

碘是人体必需的微量元素，也有人称之为智力元素，人体内80%的碘存在于甲状腺中，碘的功能主要通过甲状腺激素表现出来，不仅对调节肌体物质代谢必不可少，对人体的生长发育也非常重要。国际医学界的检测结果显示，人类智力的损害中有80%是因为缺碘导致的。0～2岁是脑细胞发育的关键时段，此时碘营养是否正常，直接影响到宝宝一生的智力水平。

食物来源

平时烹调宝宝食物要坚持用合格碘盐，并应适当食用一些富含碘的天然食品，如海带、紫菜、海鱼、虾等。

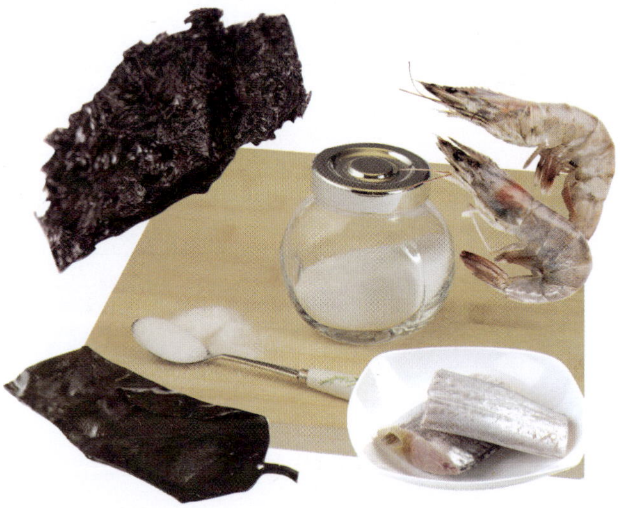

功能速报

- 促进正常的生长发育，并提高宝宝学习能力。
- 预防甲状腺肿大。
- 通过燃烧脂肪控制宝宝体重。

缺乏症状

婴儿期的宝宝缺碘，可引起克汀病，表现为智力低下，听力、语言和运动障碍，身材矮小，上半身比例大，有黏液性水肿，皮肤粗糙、干燥，面容呆笨，两眼间距宽，鼻梁塌陷，舌头经常伸出口外。幼儿期缺碘则会引发甲状腺肿大。

禁忌提示

人体对碘的摄入量并不是越多越好。碘对甲状腺肿的流行有明显的双向性，摄入不足会引起低碘甲状腺肿；而摄入过多时，也会引起高碘甲状腺肿。

全面延深

补碘应引起全民关注

调查结果显示，我国城市中均存在不同程度的碘缺乏。

目前公认标准为：人群尿碘水平在100微克/升以上，才能基本上消除碘缺乏危害。从这个全新的认识出发，我国几乎所有地区，包括以前认为的非病区，实际上都是缺碘地区，可见需要补碘的范围已扩大到全国各地（高碘地区除外）。

○ 推荐食谱

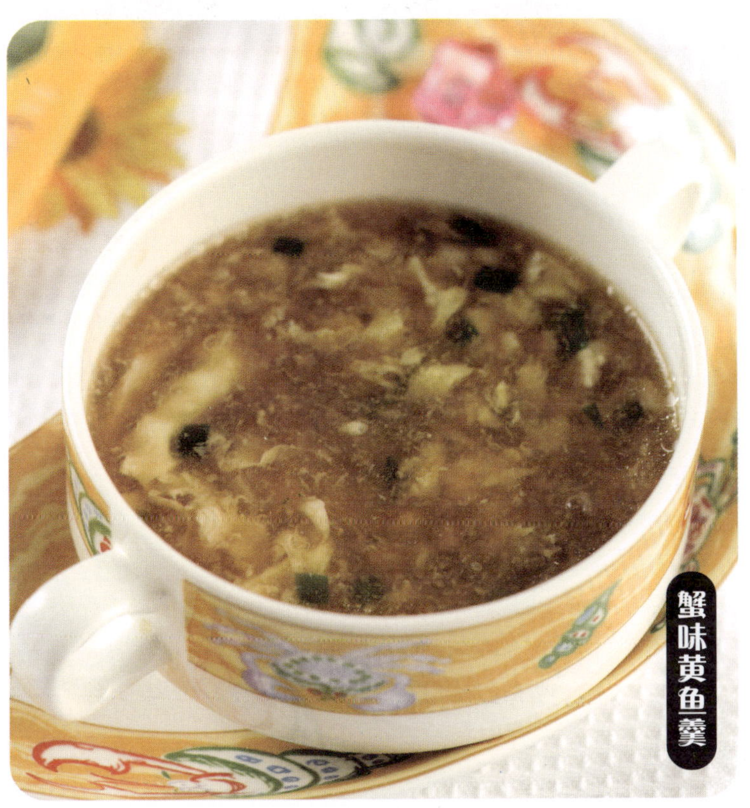

■ 蟹味黄鱼羹

□材料：鲜黄鱼500克，猪瘦精肉100克，韭菜50克，鸡蛋1个，姜末少许

□调料：酱油、料酒、香醋、淀粉各适量

□做法

1.将猪瘦精肉洗净，切细丝；黄鱼去头、去尾，鱼骨剔除，留下鱼皮，一起用清水洗净后放入盘中。

2.将少许姜末、料酒、瘦猪肉丝和黄鱼放入盘中，上笼蒸10分钟。

3.取出后理净黄鱼小骨刺，将黄鱼切碎，备用。

4.锅烧热后放入植物油，下肉丝煸炒，加入料酒、酱油，再将鱼下锅，加水适量，烧滚后加入香醋、淀粉，最后加入打散的鸡蛋、韭菜、剩余姜末即可。

■ 虾皮紫菜汤

□材料：虾皮20克，紫菜50克

□调料：盐、香油各适量

□做法

1.虾皮和紫菜放入清水中泡开。

2.放入煮开的水中，然后加盐调味。

3.最后滴入香油即可。

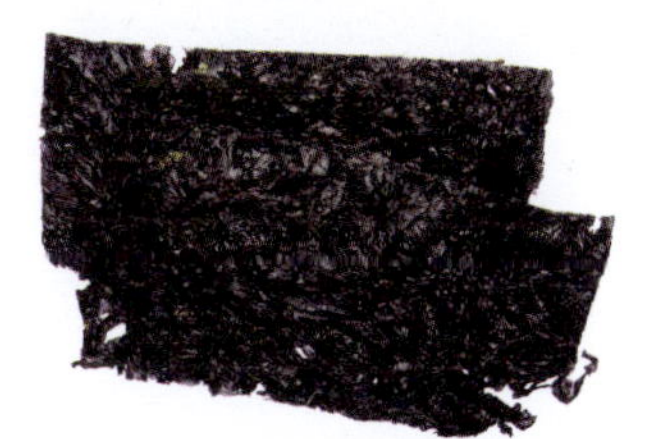

■ 裙带菜红蛤粥

□材料：干红蛤2个，干裙带菜20克，大米适量

□调料：盐适量

□做法

1.将红蛤和裙带菜用水泡开之后拧净水分并切碎。

2.将泡好的米加适量的水一起倒入豆浆机中磨碎。

3.以1:10的比例将米和水调好，加入裙带菜和红蛤一起煮。

4.煮好之后用盐调味即可。

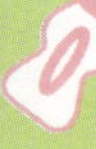

钾

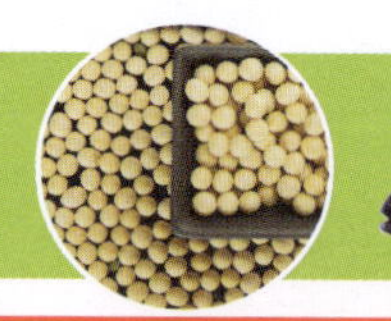
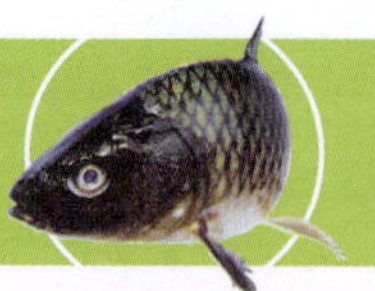
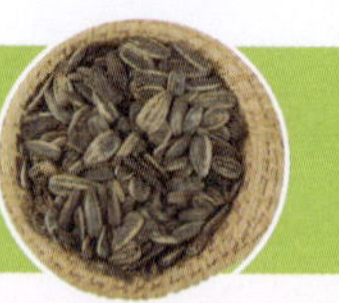

营养解读

钾元素是人体细胞内最主要的阳离子，也是最容易缺乏的矿物质。它的大部分功能都是在与钠的协同作用中发挥的，因此维持宝宝体内钾、钠离子的平衡，对生命活动有着重要的意义。

无论是母乳还是牛奶中，都含有丰富的钾，而且宝宝的吸收率可达90%以上，因此宝宝不易产生钾缺乏症。

食物来源

钾广泛分布于食物中，肉类、家禽、鱼类、各种水果和蔬菜类都是钾的良好食物来源。含钾比较丰富的食物有糖浆、土豆淀粉、米糠、海带、大豆、香料、葵花子、麦麸和牛肉等。

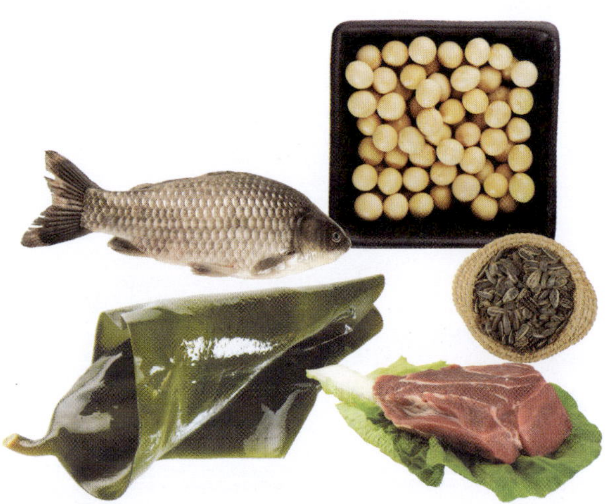

功能速报

- 调节细胞内适宜的渗透压和体液的酸碱平衡。
- 参与细胞内糖和蛋白质的代谢。
- 有助于维持神经健康、心跳规律正常，协助肌肉正常收缩。
- 在摄入高钠而导致高血压时，可降低血压。

缺乏症状

宝宝体内钾缺乏可引起心跳不规律和心跳加速、心电图异常、肌肉衰弱和烦躁，严重的将导致心跳停止。其实，宝宝很少因为膳食的原因引起钾的缺乏，而多是由于腹泻、呕吐，以及服用利尿药而使钾大量流失所致。

禁忌提示

婴幼儿对钾的最低日需要量为90毫克。人体中多余的钾需要通过肾脏代谢。婴幼儿时期宝宝的肾脏功能比较弱，应该避免一次性过量食用富含钾的食物，否则会加重肾脏负担。

全面延深

夏日出汗多宝宝需补钾

夏季炎热，宝宝活动量一多便会出大量的汗。如果出汗后的宝宝出现了四肢无力、疲惫嗜睡等症状，就表明宝宝出现了失钾现象，这时就应该给宝宝适量补钾。

○ 推荐食谱

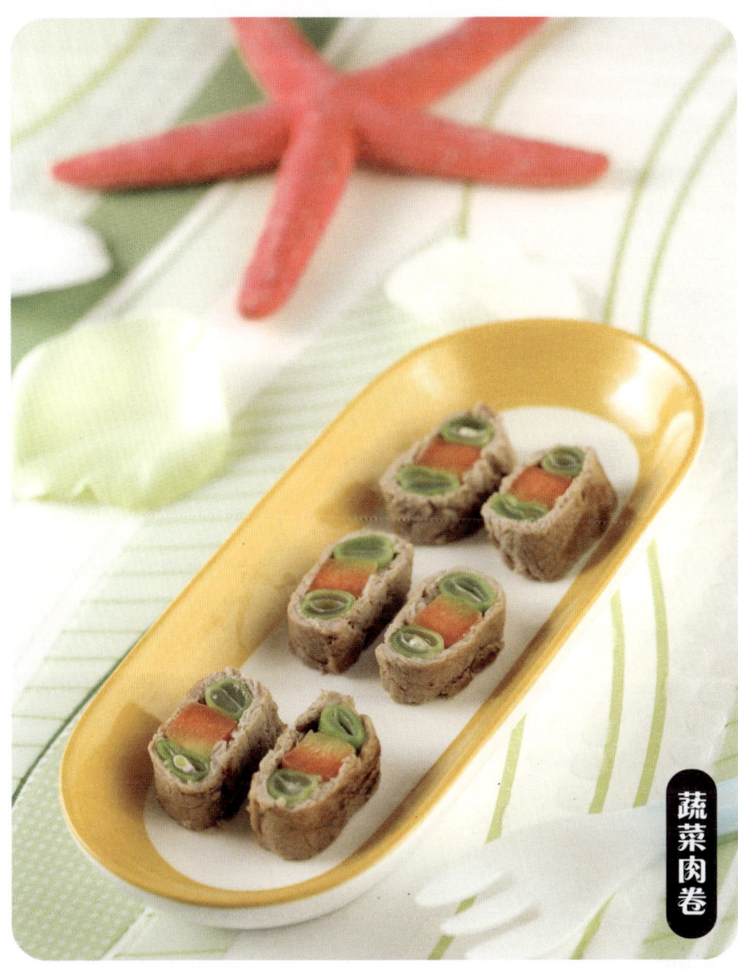

蔬菜肉卷

□**材料：** 四季豆3根，胡萝卜80克，薄猪肉片4~5片

□**调料：** 盐适量，醪糟1小匙

□**做法**

1.猪肉片洗净，抹上米酒与盐；四季豆洗净，撕除老筋后切长段。

2.胡萝卜洗净，去皮后切条。

3.猪肉片分别摊开，排入适量四季豆段与胡萝卜条包卷起来，放入锅中蒸熟即可。

黄瓜炒猪肝

□**材料：** 猪肝200克，黄瓜100克，干木耳50克，葱末、姜末、蒜末各少许

□**调料：** 水淀粉、酱油、料酒各4小匙，糖、盐、味精各适量

□**做法**

1.将猪肝洗净，切成片，用水淀粉、盐上浆。

2.用八成热的油滑过后捞出，备用。

3.将黄瓜洗净，切片；将木耳泡发，洗净，撕成小碎块，备用。

4.将油烧至七成热时，放入葱末、姜末、蒜末、黄瓜片、木耳稍炒几下，将滑油的猪肝片倒入锅内，迅速淋入料酒，再加酱油、盐、糖、味精、适量水。

5.水开后用水淀粉勾芡即可。

土豆粥

□**材料：** 土豆1/3个，牛奶2大匙，熟蛋黄1/4个

□**调料：** 盐适量

□**做法**

1.将土豆去皮，洗净，炖烂，捣碎并过滤。

2.将土豆泥加牛奶用小火煮，并轻轻搅拌，黏稠后加盐。

3.将蛋黄捣碎放在土豆泥里即可。

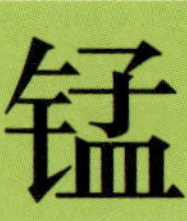

锰

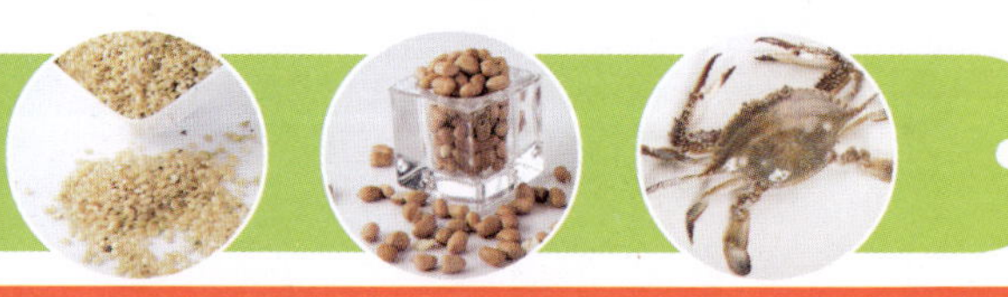

营养解读

锰是和精神关系最密切的金属元素，是人体软骨生长中不可缺少的辅助因子，也是人体内多种酶的组成成分，在细胞代谢中起着重要作用，与人体健康关系十分密切。锰摄入量差别很大，主要取决于是否食入含量丰富的食品，如非精制的谷类食物、绿叶蔬菜和茶。婴儿每天需锰0.2～1.5毫克，幼儿为1.5～3毫克。

食物来源

含锰丰富的食物有糙米、粗粮、鸡肝、牛肝、猪腰、鱼子、蟹肉、核桃、松仁、莴笋、花生、土豆、姜、大豆、葵花子、小麦、大麦等。

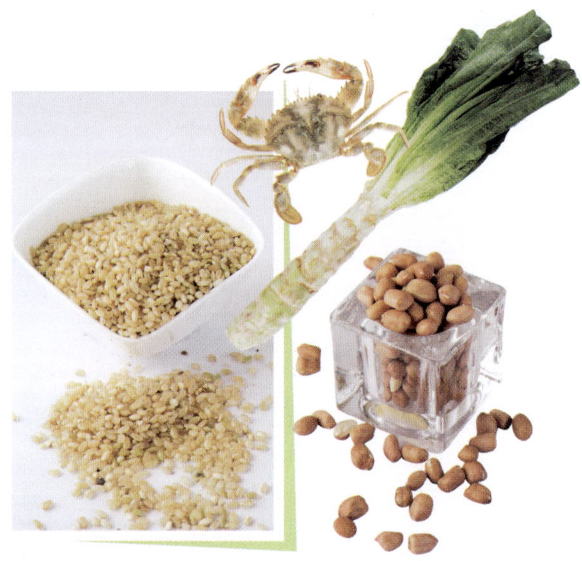

功能速报

- 促进宝宝骨骼的生长发育。
- 保护细胞中腺粒体的完整。
- 维持正常的脑功能。
- 维持正常的糖代谢和脂肪代谢。
- 可改善肌体的造血功能。

缺乏症状

锰元素缺乏对婴幼儿最大的危害是干扰大脑正常功能的发挥，使宝宝智力减退，容易患多动症，诱发癫痫等。同时，还会使宝宝生长发育迟缓，骨骼出现畸形。

禁忌提示

锰元素摄入过量会导致中毒，早期表现为疲乏无力、头昏、头痛、失眠、步态不稳等，较重时会出现言语障碍、“口吃”、智力低下、情绪不稳定等。专家指出，一般通过食物摄入的锰都是安全的，但要防止宝宝在含锰化合物较多的环境中玩耍。

全面延深

纠正偏食防缺锰

植物性食物中含锰虽较多，但吸收率较低。所以，不能让宝宝养成偏食的习惯。一般荤素混杂的膳食，每日可供给5毫克锰，基本可以满足需要。偏食精米、白面、肉、奶等，易导致锰缺乏。

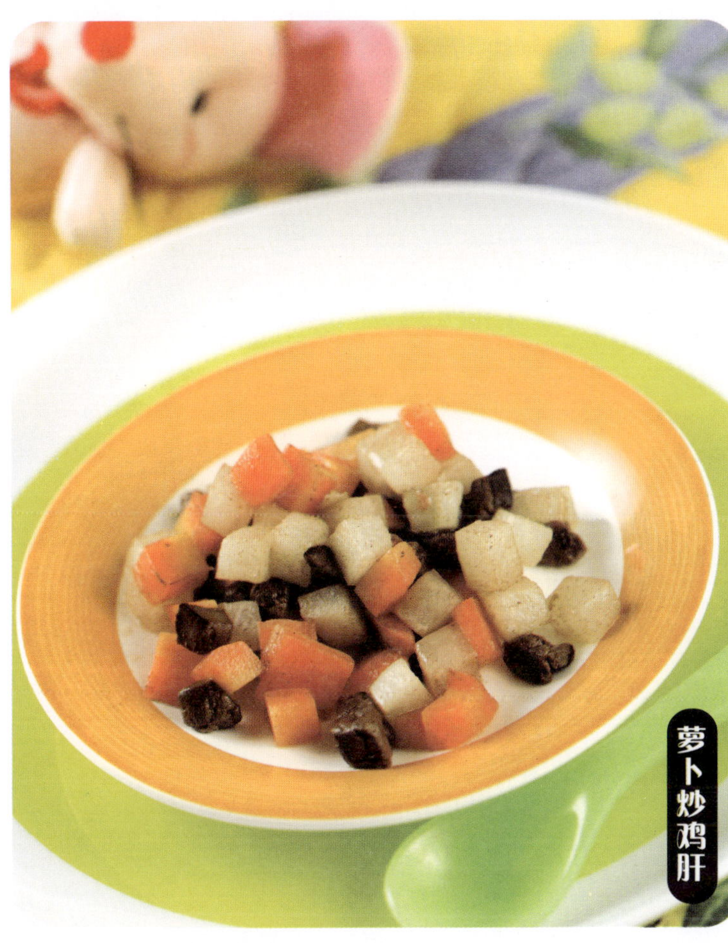

萝卜炒鸡肝

□材料：鸡肝80克，胡萝卜60克，白萝卜60克

□调料：醪糟1小匙，酱油1/2匙，小鱼干高汤2大匙

□做法

1.鸡肝洗净，切小丁；胡萝卜、白萝卜均洗净，去皮后切小丁，放入滚水中氽烫1分钟后捞出沥干水分。

2.热锅中倒入少许油烧热，放入鸡肝丁、胡萝卜丁、白萝卜丁，以小火炒匀，加入醪糟拌炒数下后，淋入调匀的小鱼干高汤与酱油，续煮至汤汁收干即可。

松仁玉米饼

□材料：松仁100克，玉米粒300克，面粉60克

□调料：盐适量

□做法

1.松仁和玉米粒分别洗干净。

2.面粉加适量水调稀，放玉米粒和松仁、盐拌匀。

3.平底锅内放油，用匙子舀调好的松仁玉米糊倒入锅中，摊成圆形，稍煎后翻面。两面煎熟即可。

核桃仁粥

□材料：糯米1/3杯，核桃5个，红枣1个

□调料：盐适量

□做法

1.将核桃夹开，把核桃仁取出，泡在水里，将其薄皮剥去并捣碎。

2.将红枣去核并用水浸泡后捣碎。

3.将核桃仁、红枣、糯米加适量水放在小锅里煮。

4.煮好后用盐调味即可。

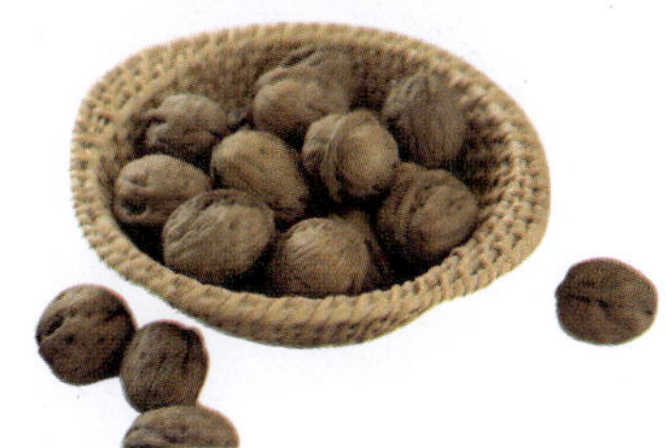

牛磺酸

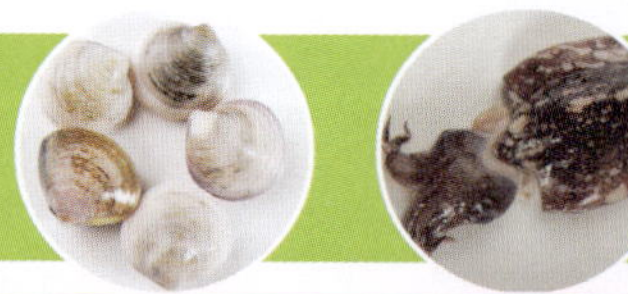
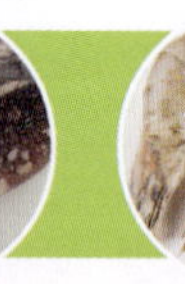
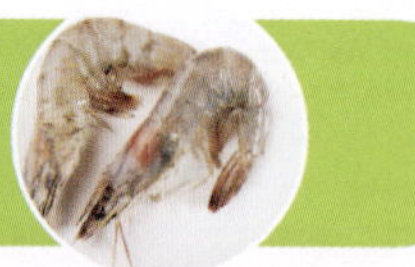

营养解读

牛磺酸是存在于人体内的一种必需氨基酸，是人体必不可少的一种营养素，有着平衡健康的作用。牛磺酸存在于人体所有组织器官中，其总量约占人体体重的0.1%，但新生儿体内的牛磺酸却很少，必须从外界摄取。

母乳中的牛磺酸含量较高，尤其初乳中含量更高。如果补充不足，将会使幼儿生长发育缓慢、智力发育迟缓。

另外，牛磺酸还与幼儿、胎儿的中枢神经及视网膜等的发育有密切的关系，一旦缺乏还会有碍神经和眼睛的发育。

食物来源

动物内脏、墨鱼、章鱼、虾、牡蛎、海螺、蛤蜊等都含有丰富的牛磺酸。青花鱼、竹荚鱼、沙丁鱼等牛磺酸的含量也很丰富。

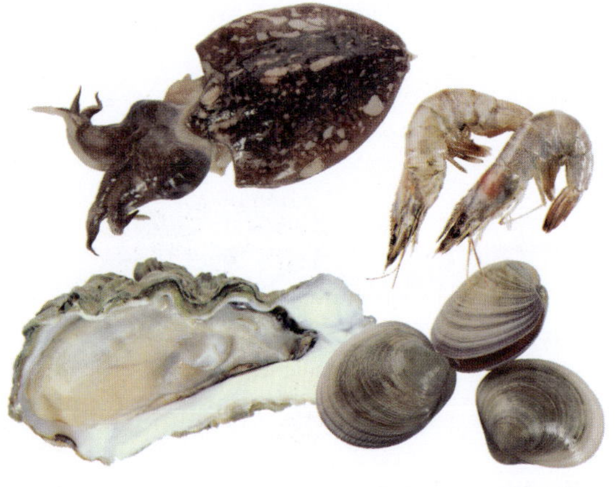

功能速报

- 保护宝宝的肝脏和肠胃。
- 保护心肌，增强宝宝心脏功能。
- 减轻肥胖婴幼儿的脂肪肝症状。
- 增强宝宝的免疫功能。
- 调节脑部的兴奋状态。
- 有助于修复角膜，保持视网膜的健康，预防眼部疾病。

缺乏症状

宝宝如果缺乏牛磺酸，易产生疲劳感，可能会引起神经细胞损伤，发生视网膜功能紊乱。严重时可能导致癫痫。

禁忌提示

牛磺酸易溶于水，所以鱼类、贝类煮的汤不要扔掉，可给宝宝饮用。

全面延深

坚持母乳喂养，预防牛磺酸不足

由于婴幼儿体内不能自身合成牛磺酸，因此必须通过外源补充才能满足正常生长发育的需要。而牛奶中牛磺酸的含量极微，母乳中牛磺酸的含量则是牛奶的25倍。如果长期牛奶喂养婴儿势必会影响婴儿的生长发育，乃至智力发育。因此，为了维持宝宝正常的生长发育，应尽量母乳喂养。

○ 推荐食谱

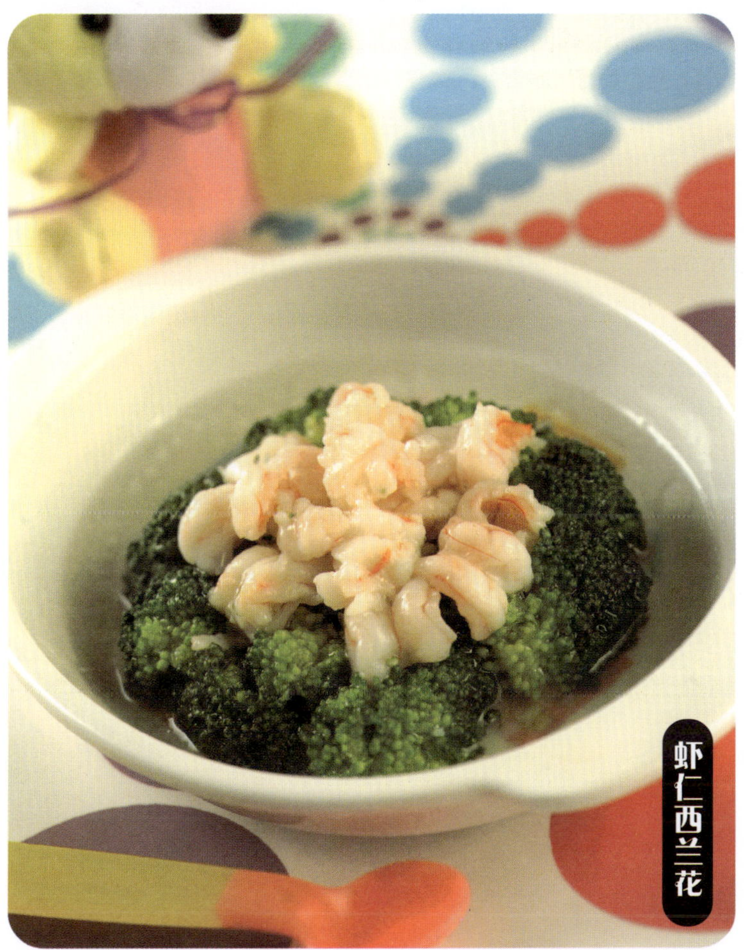

虾仁西兰花

□**材料：** 西兰花30克，虾仁15克

□**调料：** 盐少许

□**做法**

1.将西兰花洗净，放入滚水中煮软后切碎。

2.把虾仁洗净后切丁。

3.锅内放油，烧热后放入虾仁和西兰花，大火快炒至熟，加盐调味即可。

蔬菜鱼肉粥

□**材料：** 鱼白肉30克，胡萝卜1/5个，萝卜20克，米饭1/4碗

□**调料：** 海带清汤半杯，盐、酱油各适量

□**做法**

1.将鱼骨剔净，鱼肉炖熟并捣碎。

2.将萝卜、胡萝卜洗净，去皮，用擦菜板擦好。

3.将米饭、海带清汤及鱼肉、蔬菜等倒入锅内同煮。

4.煮至黏稠时，放入盐、酱油调味即可。

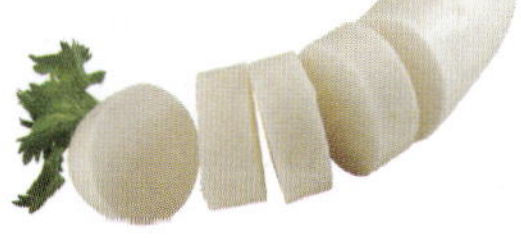

芥菜滚鱼汤

□**材料：** 芥菜100克，大眼鱼1条，姜2片

□**调料：** 盐适量

□**做法**

1.芥菜用水洗净，切段，备用；姜刮皮洗净，切两片，备用。

2.大眼鱼切洗干净，去皮，控干水分，撒些盐腌片刻，放入油锅，煎至微黄，备用。

3.煲滚适量清水，放入姜片及大眼鱼，滚20分钟。

4.再加入芥菜段，滚片刻。

5.汤滚后，放入盐调味即可食用。

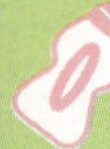

乳酸菌

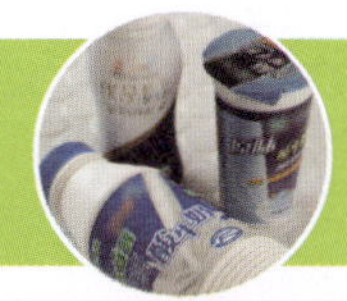
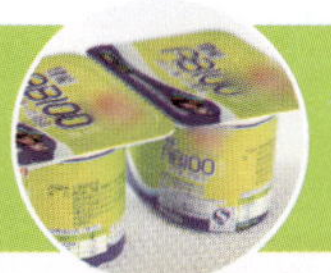
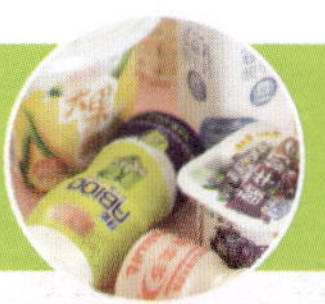

营养解读

乳酸菌是一种存在于人类体内的益生菌，因能够将碳水化合物发酵成乳酸而得名。益生菌是一个庞大的菌群，当益生菌占优势时（占总数的80%以上），人体则保持健康状态，否则会处于亚健康或非健康状态。在人体肠道内栖息着数百种的细菌，其数量超过百万亿个。其中对人体健康有益的叫益生菌，以乳酸菌、双歧杆菌等为代表；对人体健康有害的叫有害菌，以大肠杆菌等为代表。研究表明，以乳酸菌为代表的益生菌是人体必不可少的且具有重要生理功能的有益菌，它们数量的多和少，直接影响到人体的健康与否。同样，宝宝的健康也和乳酸菌密不可分。

食物来源

乳酸菌主要存在酸奶中。另外，口服乳酸菌素片也是补充乳酸菌的有效途径之一。

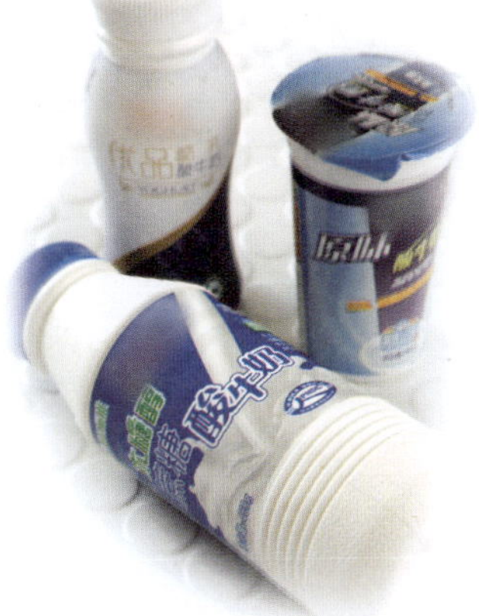

功能速报

- 能将肠内酸性化，预防病原菌的繁殖，维持宝宝肠道健康。
- 促进宝宝消化吸收，保持排便顺畅，预防便秘。
- 抑制有害物质被肠壁吸收，并将其迅速排出体外。
- 提高宝宝免疫力。

缺乏症状

缺乏乳酸菌会造成宝宝免疫力低下。

禁忌提示

乳酸菌可分为动物源乳酸菌和植物源乳酸菌。动物源乳酸菌取自动物，因菌种常处于相对不稳定状态，其生物功效也较不稳定，且在大量食用时，易导致人体动物蛋白过敏；而植物源乳酸菌，因为取自植物易被人体认可，不论摄取多大的量，人体都不会产生异体蛋白排斥反应，且植物源乳酸菌比动物源者更具有活力，能比动物源乳酸菌多8倍的数量到达人体小肠内，从而发挥其强大而稳定的生物功效。

全面延深

不要将酸奶和酸奶饮料混为一谈

酸奶中含有活性乳酸菌，具有促进营养吸收、调节胃肠道功能等功效；但酸奶饮料却只含有乳酸，而不含有能发酵的活性乳酸菌。因此家长千万不要把酸奶饮料和酸奶混为一谈。

○ 推荐食谱

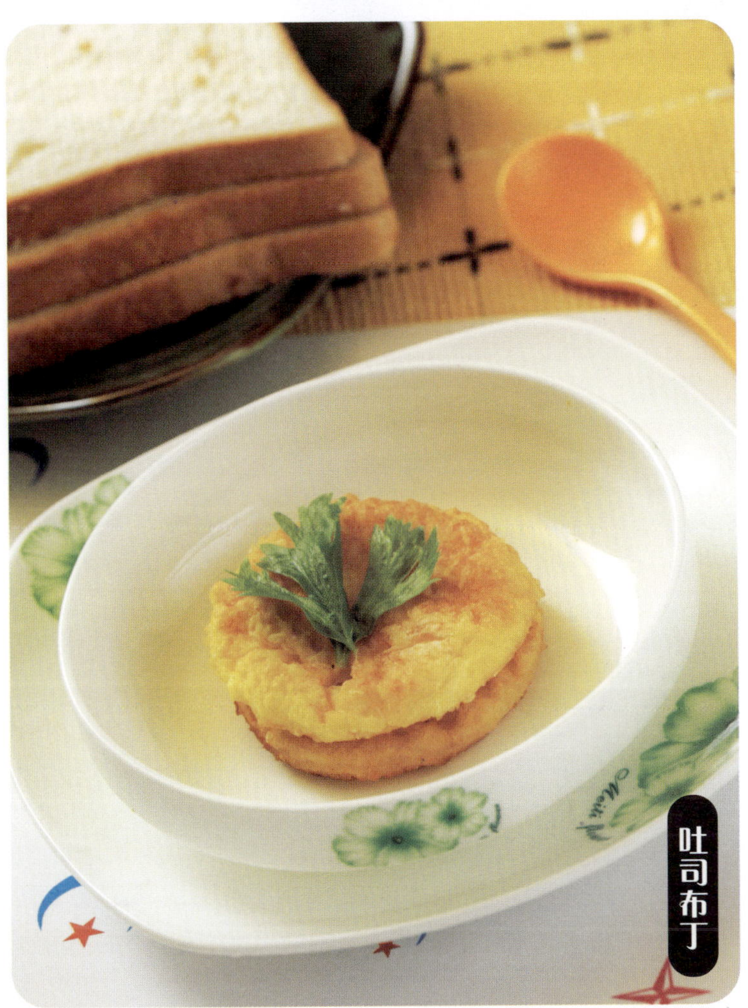

■ 吐司布丁

□**材料：** 吐司1片，酸奶半杯，鸡蛋半个

□**调料：** 白糖1小匙，奶油少许

□**做法**

1.吐司去硬边，撕小片，加入酸奶、白糖，以小火煮片刻成糊状，放凉。

2.鸡蛋打散，加入做法1中，拌匀成糊状。

3.模型中抹少许油，倒入蛋糊中，入蒸锅中，以中火蒸20分钟即可。

■ 干酪面包糊

□**材料：** 面包1片，牛奶2/3杯，干酪粉半大匙，酸奶适量

□**调料：** 无

□**做法**

1.将面包的边沿剪掉后撕成碎片。

2.把撕碎的面包加牛奶用小火煮，煮成糊状后撒上干酪粉、酸奶即可。

■ 酸奶豌豆饭

□**材料：** 米饭、酸奶各适量，豌豆10个

□**调料：** 无

□**做法**

1.将豌豆洗净，用开水煮熟，捣碎并过滤。

2.在米饭中加适量酸奶和豌豆蒸熟即可。

■ 蛋黄酸奶糊

□**材料：** 鸡蛋1个，酸奶1大匙

□**调料：** 肉汤1小匙

□**做法**

1.将鸡蛋煮熟之后，取出蛋黄放入细筛捣碎。

2.将捣碎的蛋黄和肉汤入锅，用小火煮并不时地搅动。

3.呈稀糊状时便取出冷却。

4.将酸奶倒入锅中搅匀。

ω−3脂肪酸

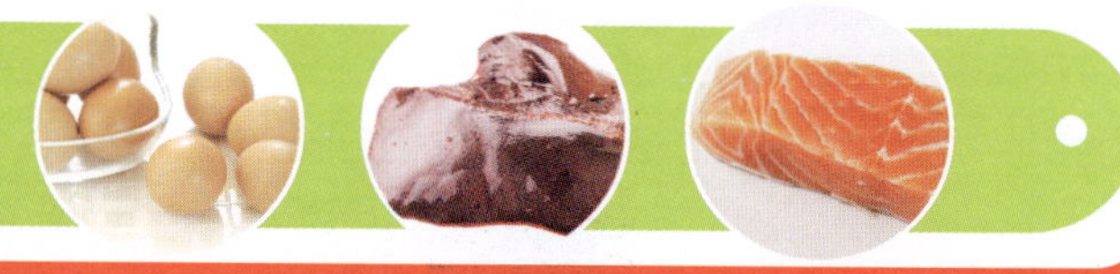

营养解读

ω−3脂肪酸主要包括两种不饱和脂肪酸，即二十碳五烯酸（EPA）和二十二碳六烯酸（DHA）。ω−3脂肪酸是合成DHA（即脑黄金）的必需物质，是保持脑细胞活力的要素，可促进宝宝大脑的生长发育，健脑益智。

ω−3脂肪酸能作用于大脑发育的各个方面，包括促进脑神经细胞的增殖和分化、促进神经纤维髓鞘化、调节脑内神经递质的水平等。

食物来源

海里的浮游植物和陆地上的亚麻子都含有丰富的ω−3脂肪酸。鸡蛋、猪肝、肉类、鲑鱼、大比目鱼、大青花鱼、鲈鱼、沙丁鱼和鲭鱼等也都是富含ω−3脂肪酸的食物。

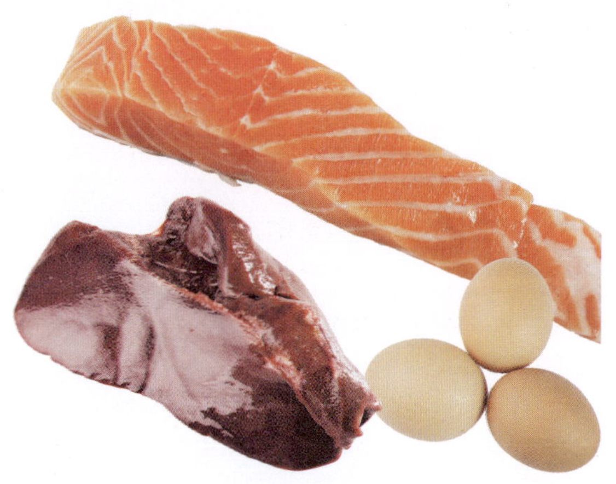

功能速报

- 促进宝宝脑细胞的发育、神经细胞突触的延长，增加突触之间的联系以增强信息传递功能，从而提高宝宝的记忆力，增强学习能力。
- 在人体内能减少炎症物质的产生而发挥其抗炎作用，对风湿性关节炎等有一定疗效。
- 能帮助对抗抑郁及情绪障碍。

缺乏症状

- 缺乏ω−3脂肪酸，会出现皮肤异常状况。
- 缺乏ω−3脂肪酸，可能会导致婴幼儿失明。
- 长期缺乏，可能引起婴幼儿智力障碍，甚至造成持久性的损害。

禁忌提示

ω−3脂肪酸中的二十二碳六烯酸（DHA）易氧化，而生成过氧化物，因此最好与含有维生素C、维生素E及β−胡萝卜素等抗氧化成分的食物一同摄取。

全面延深

拒绝“垃圾食品”

被公认为“垃圾食品”的快餐食品中含有大量的热量，一旦被人体摄入，便会制造出大量的自由基，从而影响大脑神经原和与学习、记忆有关的物质。因此，要多给宝宝吃富含ω−3脂肪酸的食物，并避免让宝宝吃“垃圾食品”。

○ 推荐食谱

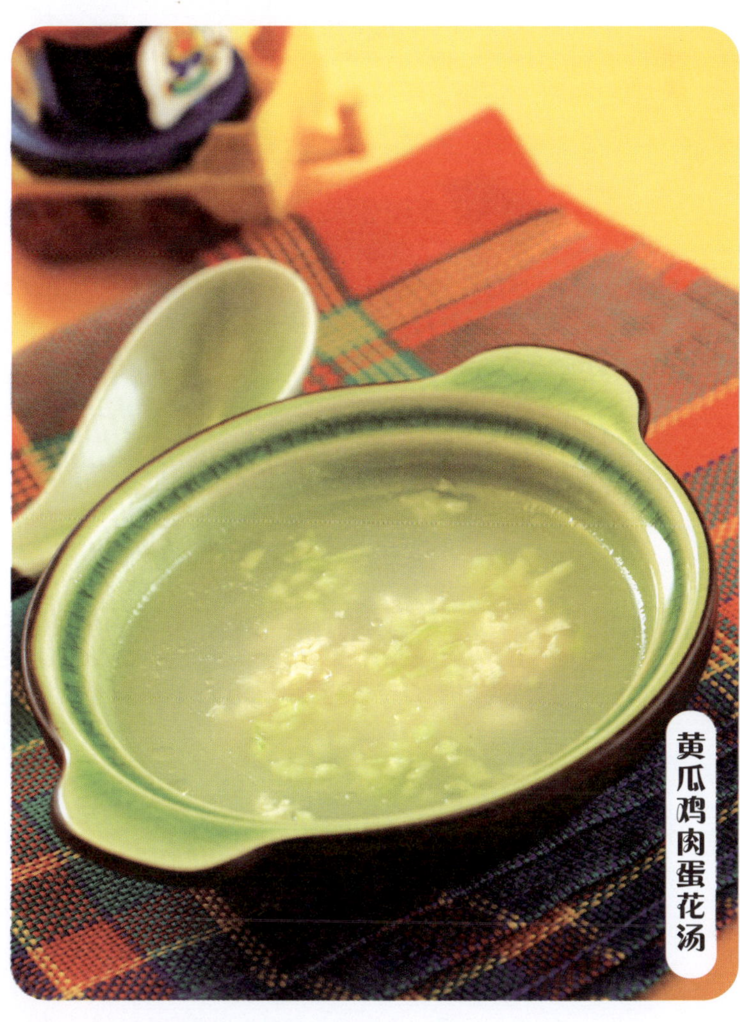

黄瓜鸡肉蛋花汤

□**材料：**鸡肉、黄瓜各适量，鸡蛋1/4个

□**调料：**高汤半杯，水淀粉少许

□**做法**

1.鸡肉洗净，先拍打，再切小块；黄瓜去皮，洗净，去子，切薄片。

2.将鸡肉块、黄瓜片与高汤一同放入锅里煮熟。

3.鸡蛋打散，淋入锅里，水淀粉加水溶解，放入锅里勾芡即可。

西红柿鱼糊

□**材料：**净鱼肉100克，西红柿20克

□**调料：**盐适量，鸡汤200克

□**做法**

1.将净鱼肉煮熟后切成碎末。

2.西红柿洗净，用开水烫后剥皮，切成碎末。

3.锅内放入鸡汤，加入鱼肉末、西红柿末，煮沸后用小火煮成糊状，加入盐调味即可。

肉末炸鹌鹑蛋

□**材料：**猪肉100克，鹌鹑蛋10个

□**调料：**盐、酱油各适量，淀粉少许

□**做法**

1.猪肉洗净后剁成泥，加入淀粉、盐、酱油拌匀入味。

2.清水煮开后，放入鹌鹑蛋煮熟，捞出来去壳。

3.将煮好的鹌鹑蛋放入肉泥中，裹一层肉糊。

4.油锅烧沸后下鹌鹑蛋炸熟即可。

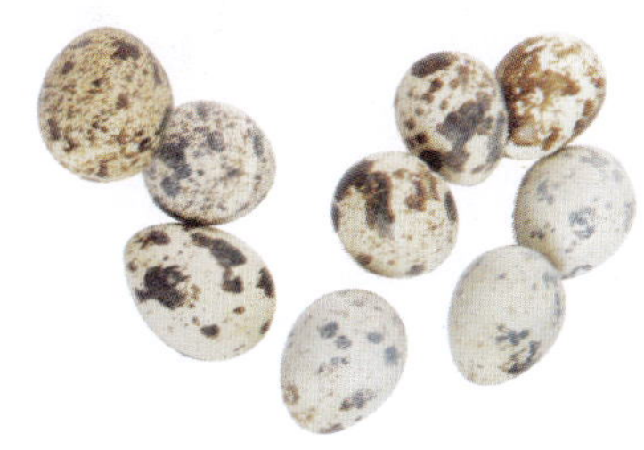

氨基酸

营养解读

氨基酸是构成蛋白质的基本物质，也是蛋白质消化过程中的最终产物，同时也是合成体内蛋白质和组织的原料。

人体所需的氨基酸约有20种，其中有8种是人体无法制造的，称为“必需氨基酸”，必须从饮食中摄取。只有全部的必需氨基酸同时存在体内，并按正确比例组合，人体才能合成蛋白质。

食物来源

氨基酸含量比较丰富的食物有墨鱼、章鱼、鳝鱼、泥鳅、海参、蚕蛹、鸡肉、豆腐、紫菜等。另外，豆类、花生、杏仁、香蕉、牛肉、鸡蛋、银耳、新鲜蔬果、动物内脏、瘦肉、乳类、山药、藕等也含有氨基酸。

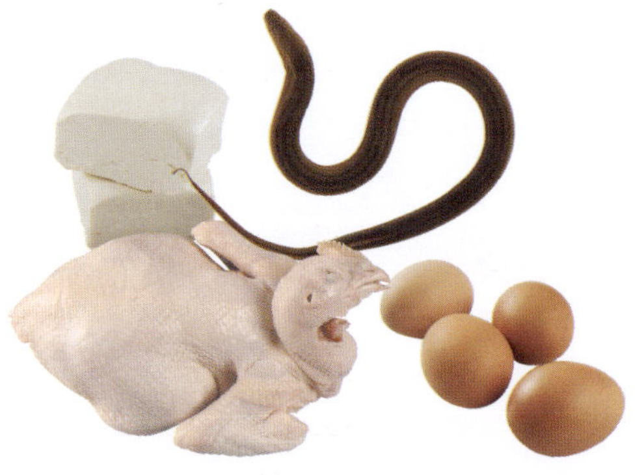

功能速报

- 蛋白质在人体内不能直接被利用，而是通过变成氨基酸小分子后被利用的。
- 起氮平衡作用。
- 可转变为糖或脂肪。
- 参与构成酶、激素、部分维生素。
- 婴幼儿适当摄取氨基酸可强化脑细胞。

缺乏症状

如果宝宝体内缺乏任何一种必需氨基酸，就可导致生理功能异常，影响抗体代谢的正常进行，最后导致疾病。同样，如果体内缺乏某些非必需氨基酸，则会产生抗体代谢障碍。

禁忌提示

若食物中包含了所有的必需氨基酸，则称为“完全蛋白”；若缺乏某种必需氨基酸或其含量过低，则称为“不完全蛋白”。肉类和乳品多为完全蛋白；而蔬菜和水果则多为不完全蛋白。摄取不完全蛋白食物时，必须注意搭配，使所有氨基酸都能充分获得。

全面延深

身体内除了水之外，最多的成分就是由氨基酸构成的蛋白质，约占身体的17%。头发、指甲、皮肤及肌肉组织几乎完全由蛋白质构成。人如果缺少了蛋白质就无法生存。

推荐食谱

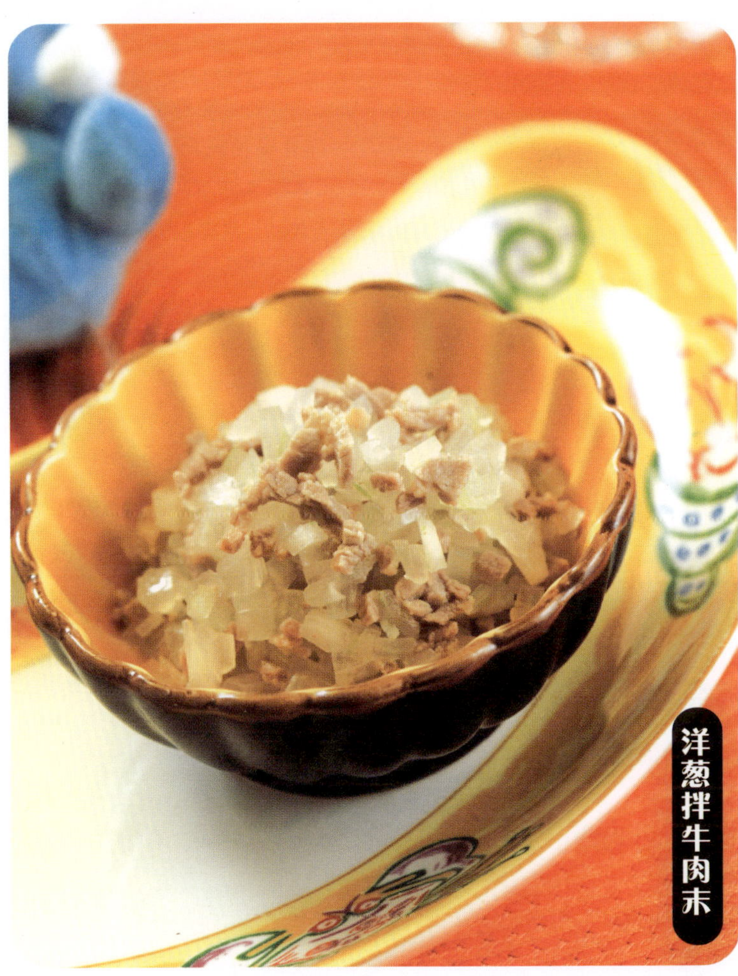

洋葱拌牛肉末

□**材料**：牛肉末、洋葱、白萝卜各适量

□**调料**：高汤适量

□**做法**

1.牛肉末用刀背拍打，剁细，用沸水汆烫一下。

2.洋葱去皮，洗净，切成丁；白萝卜洗净，磨成泥。

3.将高汤及牛肉末放入锅里煮，加入洋葱丁、白萝卜泥，再煮至沸腾即可。

蔬菜小杂炒

□**材料**：土豆、蘑菇、胡萝卜、黑木耳、山药各15克

□**调料**：水淀粉、盐、香油、高汤各适量

□**做法**

1.先将所有的材料洗净，切成片，备用。

2.把洗干净的炒锅放在炉火上，放入少许油，等烧热后放入胡萝卜片、土豆片和山药片，煸炒片刻，再放入适量的高汤。

3.烧开后，加入蘑菇片、黑木耳片和盐，烧至材料酥烂，然后用水淀粉勾芡，再淋上少许香油即可。

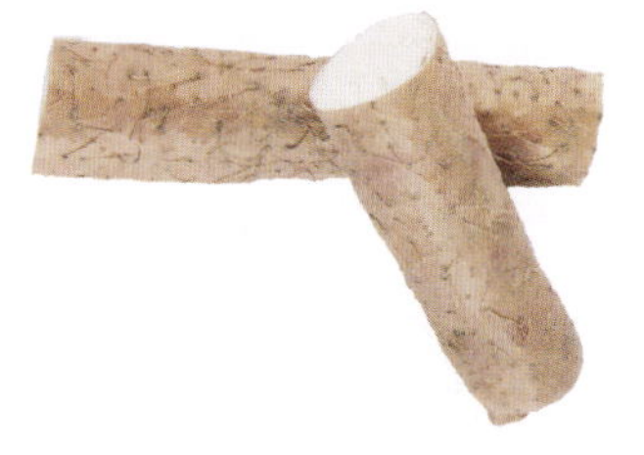

脊肉米粥

□**材料**：猪脊肉、粳米各100克

□**调料**：盐、香油、胡椒粉各适量

□**做法**

1.先将猪脊肉洗净，切成小块，放入锅内用香油炒一下。

2.然后加入粳米煮粥；待粥将烂熟时，加入盐、胡椒粉调味，再煮沸即可食用。

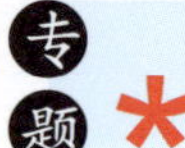

专题：营养素之外的“营养”——水、阳光、新鲜空气

相信现在很多家长都已经意识到维生素、矿物质、DHA、ARA以及益生菌等营养素对于宝宝健康成长的重要性，但是家长们有没有想过，水、阳光、新鲜空气，这些我们日常不可或缺的“营养”，它们可是让我们可爱的宝宝身体更健康的法宝。

○ 水

水有利于体内化学反应的进行，在生物体内还能起到运输物质的作用，而且水对于维持生物体温度的稳定性也起了很大作用。此外，水还可以促进食物的消化吸收，维持脏器的形成等。

>>看看身体中有多少水

水是所有生命体的重要组成部分，人体中水的份额大约占成年人体重的70%左右，占儿童体重的80%以上。水是宏量营养素，没有哪种营养物质能像水一样广泛地参与人体内的各种功能活动。人体的每一个器官都含有极其丰富的水，血液和肾脏中的水占83%，心脏为80%，肌肉为76%，脑为75%，肝脏68%，就是骨头也含有22%的水分。

>>怎样给宝宝喝水

很多宝宝往往在口渴时才想起喝水，而且往往是大口吞咽，这种做法是不对的。喝水太快、太急会无形中把很多空气一起吞咽下去，容易引起打嗝或腹胀，因此最好先将水含在口中，再缓缓喝下，尤其是肠胃虚弱的宝宝，喝水更应该一口一口慢慢喝。

喝水切忌渴了再喝，应在两顿饭期间适量饮水，最好隔一个小时喝一杯。家长还可以根据宝宝的尿液颜色来判断宝宝是否需要喝水。一般来说，人的尿液为淡黄色，如果颜色太浅，则可能是水喝得过多；如果颜色偏深，则表示需要多补充一些水了。睡前少喝、睡醒后多喝也是正确饮水的原则，因为睡前喝太多的水，会造成眼皮浮肿，半夜也会老跑厕所，降低睡眠质量。而经过一个晚上的睡眠，人体流失的水分约有450毫升，早上起来需要及时补充，因此早上起床后空腹喝水有益血液循环，也能促进大脑清醒，使这一天的思维清晰敏捷。

另外，有的家长用饮料或者茶水代替水来喂养宝宝的做法也是错误的。

人几天不吃饭仍旧可以维持生命活动，但是如果几天不喝水就会危及生命。

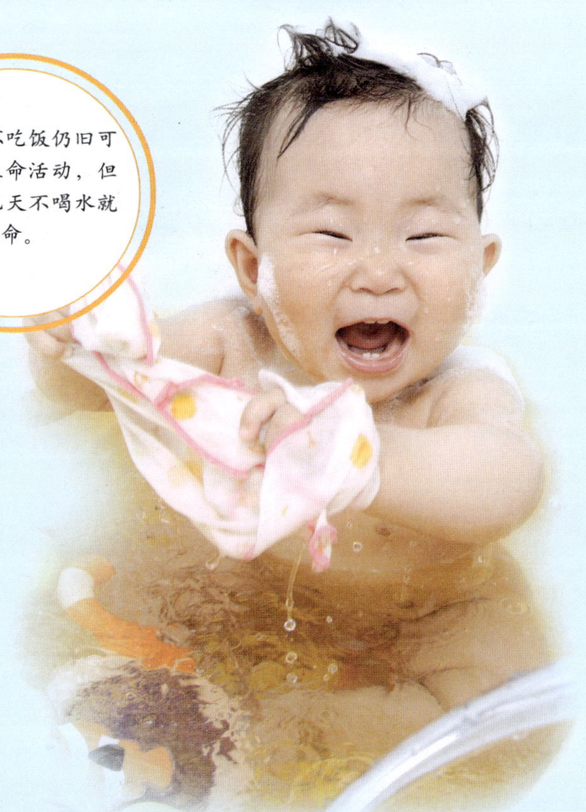

↑经常给宝宝洗澡，可预防多种疾病。

>>水的其他用途

水除了饮用外，还可以用来给宝宝洗澡。定期给宝宝洗澡、沐浴或者让宝宝游泳，可以帮助宝宝提高大脑对体温的调节能力，能起到清洁身体和预防皮肤病的作用，还能帮助宝宝增强体质，预防呼吸道感染等疾病。

阳光

阳光也是宝宝生长发育不可缺少的物质。所谓的需要阳光并不是指让宝宝直接暴晒在太阳之下，而是合理、科学地给宝宝做日光浴。经常做日光浴的宝宝骨骼的发育都非常好。通过阳光照射可以促进宝宝血液循环；而且阳光中的紫外线能促进宝宝对钙和磷的吸收，满足宝宝快速生长发育的需要，同时还能帮助宝宝提高抗病能力。

温馨TIPS

日光浴的注意事项

宝宝在刚开始做日光浴的时候，时间可以稍微短一些，大约在2分钟左右，经过一个月的过渡期可慢慢延长至20分钟左右。不过要注意，不能让宝宝着凉；阳光不要直射宝宝的头部，可戴遮阳帽来保护宝宝的头和眼不被太阳光直射；要选择晒太阳的时间，尤其是夏季千万不可以暴晒，以免阳光灼伤宝宝的皮肤，冬季可以在阳光充足的室内或者向阳避风处进行；日光浴后要及时为宝宝擦汗、洗澡、换内衣，同时也要及时地为宝宝补充水分；在宝宝生病或者患有严重湿疹的时候不要做日光浴。

新鲜空气

我们都知道有生命的生物的生存都缺少不了氧气。新鲜的空气中含有充足的氧气，可以促进宝宝的心肺和大脑活动，让宝宝的身体更加健康。所以即便是在冬季，也要注意保持室内的通风，让宝宝可以呼吸新鲜空气。

而且利用空气和宝宝体表温度的差异可以对宝宝的皮肤进行刺激，促进宝宝的血液循环，保持旺盛的新陈代谢。这样不但可以预防宝宝感冒，还能增强宝宝对外界环境变化的适应能力。

空气浴的进行和日光浴一样，采用循序渐进的方法，刚开始的时间控制在2分钟左右，然后慢慢延长空气浴的时间，每3～4天可以使温度降低1℃。不过要注意，虽然说要让宝宝的皮肤尽可能和空气接触，但是不能让宝宝着凉，如果宝宝的皮肤苍白，面色发紫、发冷，那么就应该立刻停止空气浴。

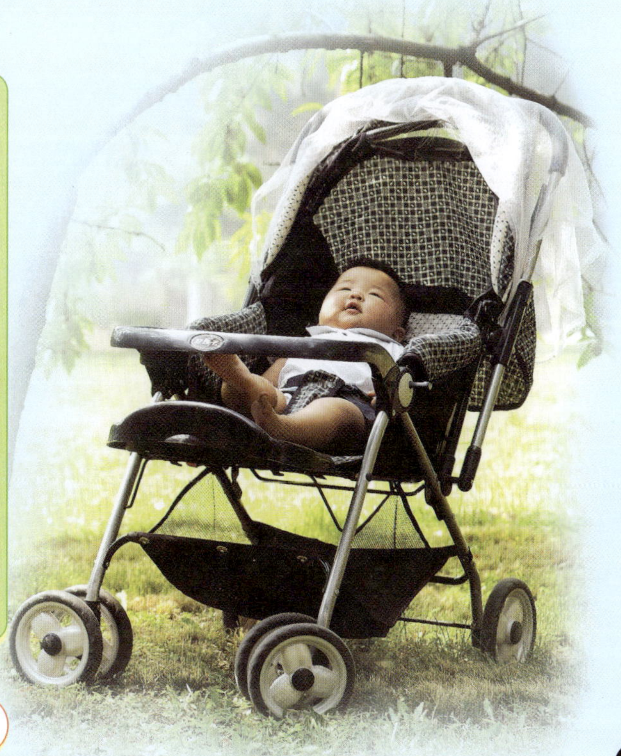

↑经常给宝宝进行日光浴和空气浴。

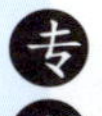

Part 3

Part

3

常见疾病与不适的膳食调养

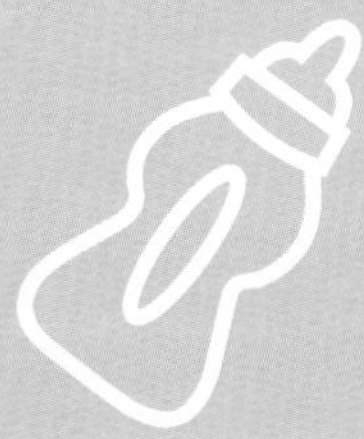

很多家长对于宝宝营养的问题出现的误解越来越多，

本章将告诉各位家长，

怎样根据宝宝的现状来照料宝宝的膳食。

要知道，

世界上只有膳食不好的宝宝，

没有天生营养不良的宝宝。

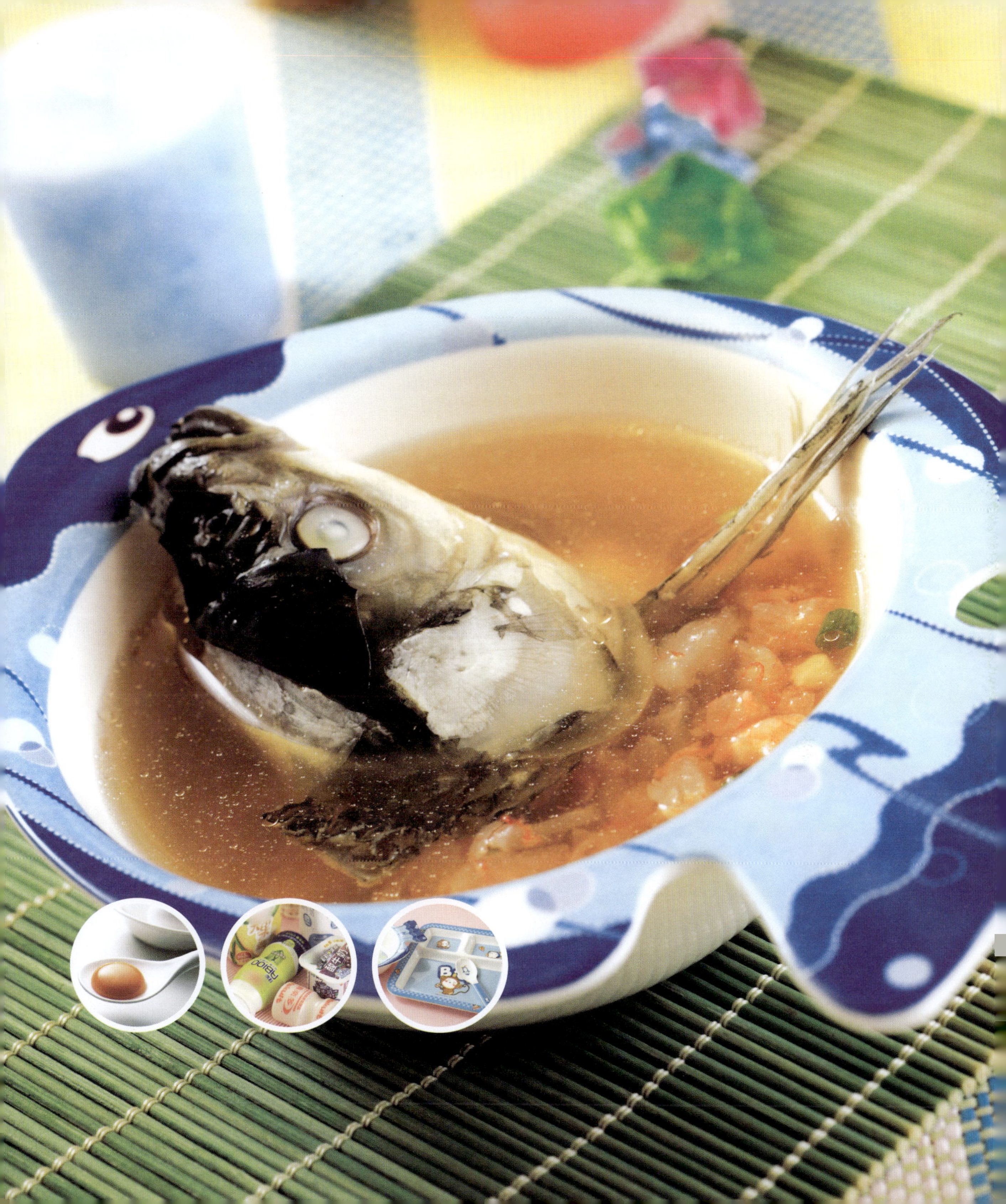

营养不良

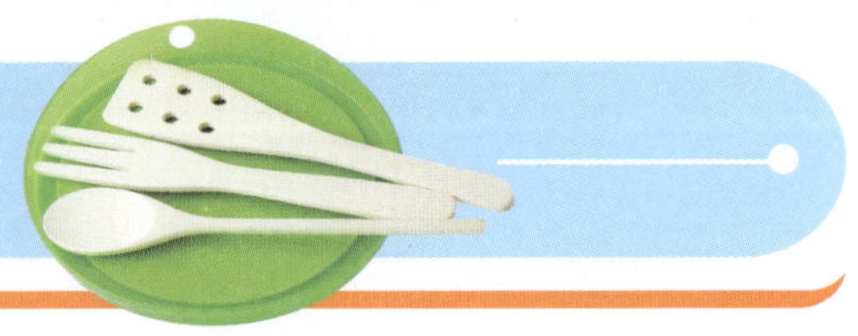

宝宝的生长发育特别迅速。因此在宝宝成长阶段营养补充比任何年龄阶段都更为重要。营养不良常继发于一些疾病，如慢性腹泻和吸收不良性疾病。营养不良的非医学原因是食物缺乏，或者家长缺乏营养知识而忽视了科学喂养方法。

如果长期营养供给不足，生长发育就会受到阻碍，甚至停止。这不仅会影响到宝宝当时的健康状况，还可能因此失去发育的最佳时期，从而影响到以后的健康，使宝宝的体力、智力都受到损害。

不适表现

营养不良常有两种典型症状。一种为消瘦型，是由于热能严重不足引起的，表现为宝宝矮小、消瘦、皮下脂肪消失、皮肤缺乏弹性、头发干燥易脱落、体弱乏力、萎靡不振。另一种为浮肿型，是由严重蛋白质缺乏引起的，表现为宝宝周身水肿，眼睑和身体低垂部水肿，皮肤干燥萎缩、角化脱屑或有色素沉着，头发脆弱易断和脱落，指甲脆弱有横沟，无食欲，肝大，常有腹泻和水样便。另外，也有混合型，介于两者之间。无论哪一型都伴有其他营养素缺乏的表现。

调养妙计

- 适当添加辅食，及时离乳。
- 改变宝宝不良饮食习惯，如挑食、偏食等。
- 努力为宝宝做到每一餐都膳食平衡。

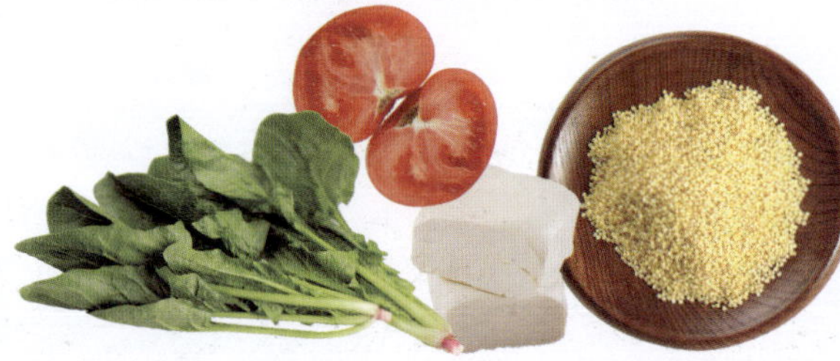

专家指导

怎样改善婴幼儿营养不良

宝宝营养不良往往是在疾病发生前就出现一系列征兆，情绪、行为异常就是一种信号。家长不妨通过观察宝宝的情绪来调整饮食、培养宝宝良好的饮食习惯，从而改善营养不良状况。

- 如果宝宝长期情绪多变，爱激动、吵闹或脾气暴躁等，应考虑甜食摄入过多。家长应限制宝宝糖的摄入量，平衡宝宝饮食。
- 如果宝宝经常沉默寡言、反应迟钝等，可能是体内缺乏蛋白质和维生素等营养素。家长应多给宝宝吃鱼类、肉类、奶制品等高蛋白食物，同时多给宝宝吃些富含维生素的蔬菜水果。
- 如果宝宝经常忧虑、不安、健忘，可能是缺乏B族维生素。家长可适当在饮食中补充些粗粮、蛋黄、奶制品、土豆、猪肝、核桃仁等富含B族维生素的食品。
- 如果宝宝夜间常手脚抽筋、磨牙，常感头晕目眩或气虚，则多为缺钙、铁的表现。家长应让宝宝多吃些富含钙、铁的食物，如奶制品、鱼松、虾皮、海带等。
- 如果宝宝有异食癖倾向，则可能是缺锌、锰等微量元素所致。家长应让宝宝多吃些富含锌、锰的禽类及牡蛎等海产品。

○ 调理食谱

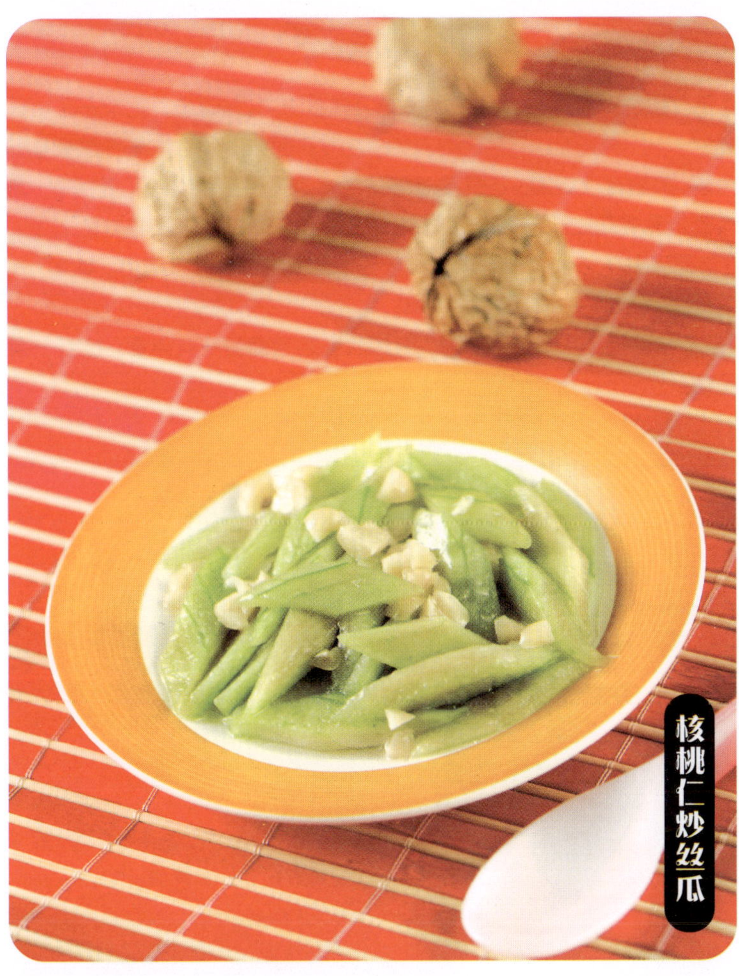

核桃仁炒丝瓜

□**材料：** 核桃仁100克，丝瓜150克，葱花少许

□**调料：** 盐适量

□**做法**

1.核桃仁用开水浸泡洗净，切成小粒；丝瓜洗净，削去皮，切小片。

2.油锅烧热，放入丝瓜片翻炒。

3.待丝瓜片炒软后，倒入核桃粒，翻炒片刻，加入盐、撒入葱花就可以装盘了。

山药烙饼

□**材料：** 淮山30克，鸡内金12克，面粉、芝麻各适量

□**调料：** 红糖适量

□**做法**

1.把淮山和鸡内金炒至微黄，研成细末。

2.加入适量面粉、芝麻、红糖及水，做成面团，用擀面杖擀成圆片，放入油锅中烙成饼即可。

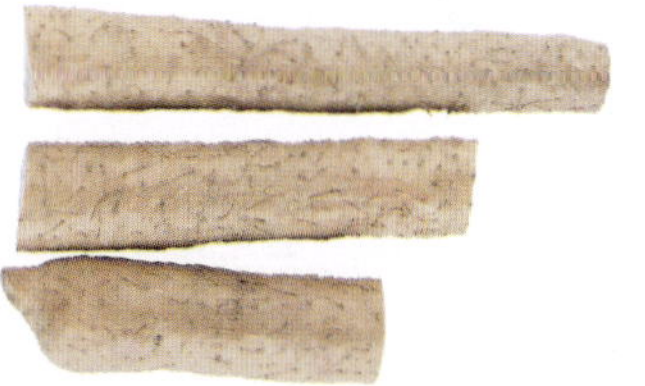

什锦蒸蛋

□**材料：** 淮山、麦芽、茯苓、莲子肉、槟榔各15克，山楂20克，鸡内金30克，鸡蛋1个

□**调料：** 白糖适量

□**做法**

1.把淮山、麦芽、茯苓、莲子肉、槟榔、山楂、鸡内金一起研成细末，每次用5克。

2.细末鸡蛋搅匀，加入适量水和白糖蒸熟即可。

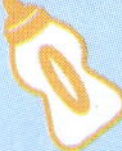

肥胖

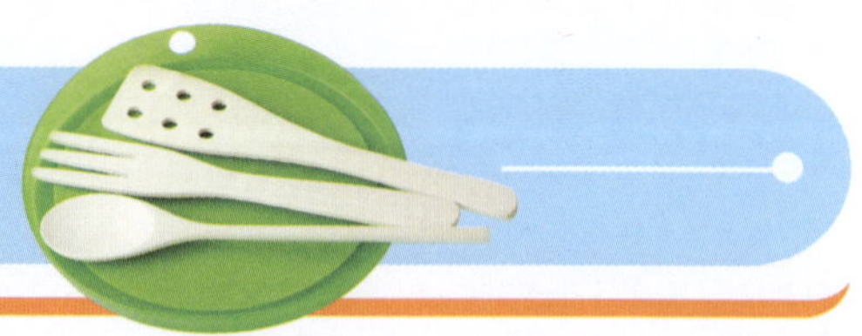

肥胖症，是指皮下脂肪积聚过多，通常以超过同龄、等高的正常婴幼儿体重20％为标准。近年来医学研究发现，宝宝肥胖，可能发展为成人肥胖症、高血压以及糖尿病，应当及早预防。目前，婴幼儿是否肥胖多数按世界卫生组织的身高体重发育标准来判断。根据这个标准，不仅要看孩子的体重是否超过同龄儿童标准，最主要是看其体重是否超过其身高的标准体重。如果超过标准体重的20％以上就要注意控制孩子的体重增长。

我们经常会看到这样的情景：有时宝宝已经进入梦乡了，爸爸妈妈还是硬生生地把他叫醒喂奶。其实，一个不满10个月的宝宝，一旦营养过剩，以后患肥胖症的概率将达到4％。

1岁以内是身体容易长胖的高发期。在这个阶段，妈妈最好每隔3个月就为宝宝检测一次体重。宝宝一旦肥胖就很难“瘦”下去，因此预防非常重要。

不适表现

肥胖虽然对于宝宝来说可能没有任何影响，但是肥胖的宝宝活动时会有诸多不便，经常遭到同伴们的讥笑，常常有自卑感，性格也多孤僻而不合群。这对宝宝的心理发育十分不利。

肥胖后皮肤皱褶处加深，局部湿、温度增加，容易产生细菌感染或出现疖肿。

成人的肥胖可起始于婴幼儿时期，长期肥胖还可导致血糖、血胆固醇和三酸甘油酯增高。预防成年人的心血管疾病就要从小儿时期开始才能见效。

调养妙计

- 让宝宝自幼养成好的生活习惯，避免营养过度及养成爱吃甜食的不良习惯。
- 多吃蔬菜，不要过量膳食。
- 平时多锻炼身体，多活动，不要养成睡懒觉的习惯。

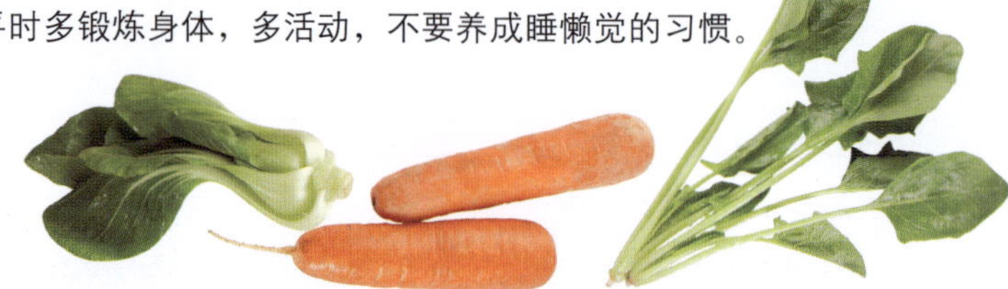

↑蔬菜营养丰富且热量很低，不会引起肥胖，可让宝宝多吃。

专家指导

导致小儿肥胖的原因，主要是片面追求营养，导致营养过剩。进食量过多，尤其是肉食、甜食、零食过多，主食超量以及运动量少。饮食中所含热量长期超过身体的正常需要，多余的热量就会以脂肪的形式储存起来，脂肪堆积过多，体重就会增加。所以，这种情况又称为单纯性肥胖症或营养性肥胖症。

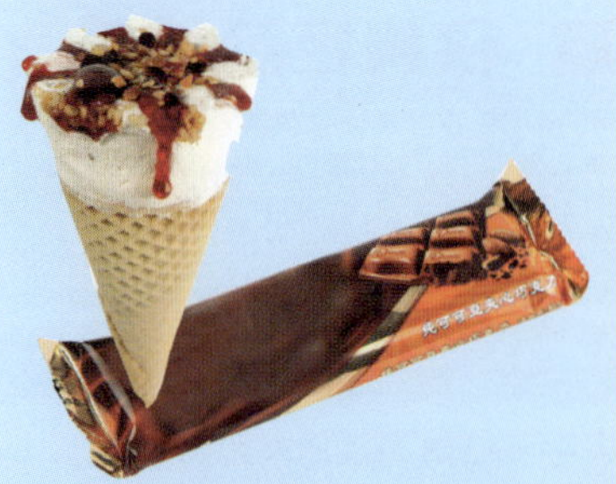

↑甜食的热量过高，易导致宝宝肥胖，因此最好不要给宝宝吃甜食。

调理食谱

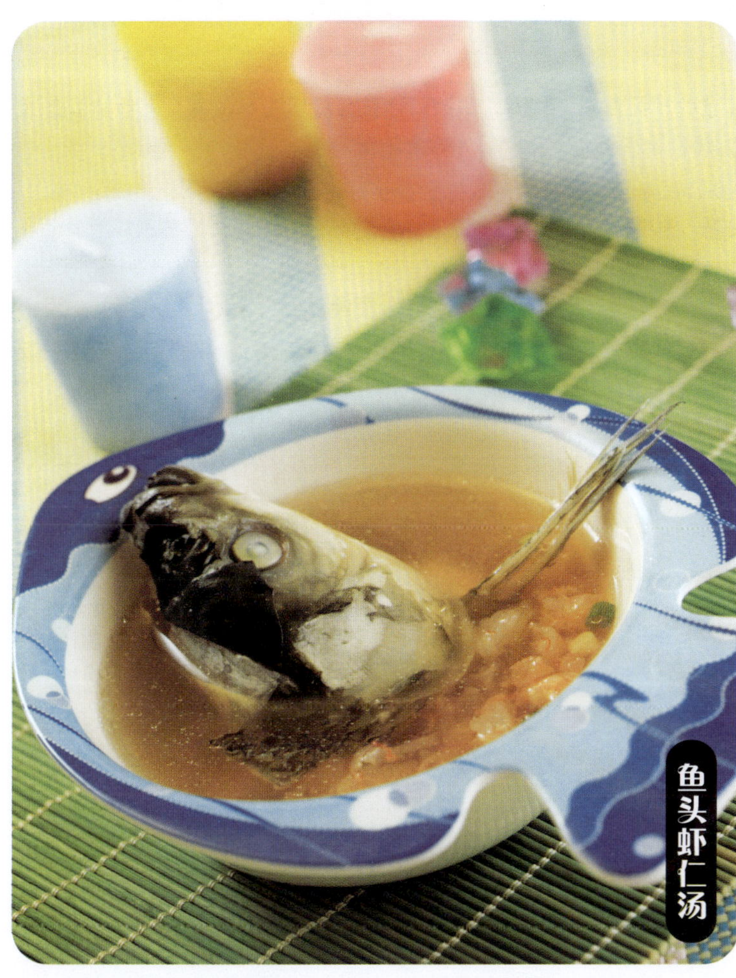

鱼头虾仁汤

□材料：鱼头（鲫鱼或鲤鱼）1个，天麻15克，葱花、姜末、虾仁、鸡肉丁各适量

□调料：盐少许，香油适量

□做法

1.鱼头处理干净，与天麻、虾仁、鸡肉丁一同放入锅中，加适量水一起煮熟。

2.将熟时，加葱花、姜末、香油、盐调味即成。

冬瓜粳米粥

□材料：冬瓜100克，粳米30克

□调料：无

□做法

1.把冬瓜洗净，切成小片。

2.粳米淘洗干净，和冬瓜片一起放入锅中，加入适量水熬成粥即可。

山楂枸杞汁

□材料：山楂15克，枸杞子10克

□调料：白糖适量

□做法

把山楂和枸杞子洗净，一起加入白糖，用开水冲泡，吃山楂和枸杞子，喝汁。

黄瓜泥

□材料：黄瓜1/4根

□调料：淀粉少许，高汤3大匙

□做法

1.黄瓜洗净，去皮，用擦丝板擦丝。

2.将黄瓜丝与高汤一同放入锅中煮。

3.淀粉加适量水溶解，放入锅中勾芡，继续煮熟即可。

贴心小提示

黄瓜水分多，并含有一些维生素，具有很好的减肥功效。超重的宝宝常吃这道黄瓜泥能有效控制体重。

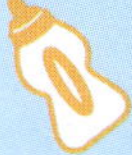

贫血

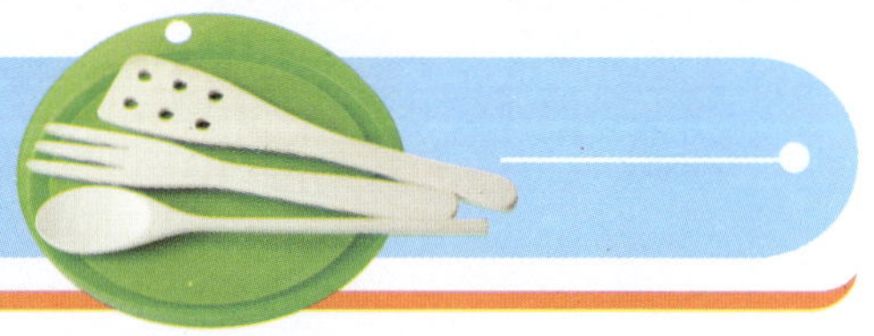

贫血分为多种，其中缺铁性贫血是宝宝的常见疾病，我国儿童缺铁性贫血的发生率较高，在0~6岁的宝宝中，30%~40%存在不同程度的贫血，尤其容易发作在6个月至3岁的宝宝身上。人工喂养的宝宝比母乳喂养的患宝宝贫血的概率几乎高出一倍。

缺铁性贫血是由某种原因影响铁质的摄入或对铁的吸收减少造成体内铁储存不足、血红蛋白合成减少而导致的。

不管什么性质的贫血，都会引起宝宝肝、脾、淋巴结肿大，心脏扩大，重者还会发生心功能不全。贫血还严重影响宝宝的生长发育，所以必须认真防治宝宝贫血。

不适表现

当宝宝精神不好、食欲差、经常疲乏无力时，应观察宝宝的面色、皮肤黏膜是否苍白。若是，应想到贫血。有的宝宝还会出现异食癖，喜欢吃土块、粉笔等异物。

贫血会使血液携氧能力和智力都降低。缺铁性贫血还会影响宝宝的行为和智力发展，对宝宝呼吸、消化、循环系统功能，以及生长发育都有很大的影响，并导致视觉、听觉发育水平和学习能力下降。

调养妙计

食物中铁的吸收率十分重要，母乳中铁含量虽少，但易于吸收，所以母乳喂养的宝宝患贫血的较少。动物食品中的血红蛋白易于吸收，所以动物血和内脏对防治宝宝贫血效果较好。食物中的铁约5%～10%能被吸收，宝宝每天损失的铁极少，但由于生长发育较快，因此需要的铁比成人多，每日约需6～16毫克。

在为2岁宝宝安排饮食时，每周至少要给宝宝吃1～2次猪肝、猪血及动物内脏类食物，提供给宝宝容易消化吸收的铁质。

专家指导

植物中的铁质有些不易被人体吸收，如菠菜虽含铁丰富，但菠菜中的草酸易与铁结合，使宝宝难以吸收利用，因此菠菜要汆烫后再给宝宝吃，以去除其中的草酸。植物食品中黄豆、黑豆、黑芝麻、红果、红枣、黑木耳及深色蔬菜和水果中都含有丰富的铁质，可以在日常饮食中多给宝宝食用。

除非宝宝贫血特别严重时才需要在医生指导下用药物补铁。治疗贫血的药物主要是铁剂、维生素B_{12}和叶酸。也可用中药治疗，重度贫血可用输血疗法。

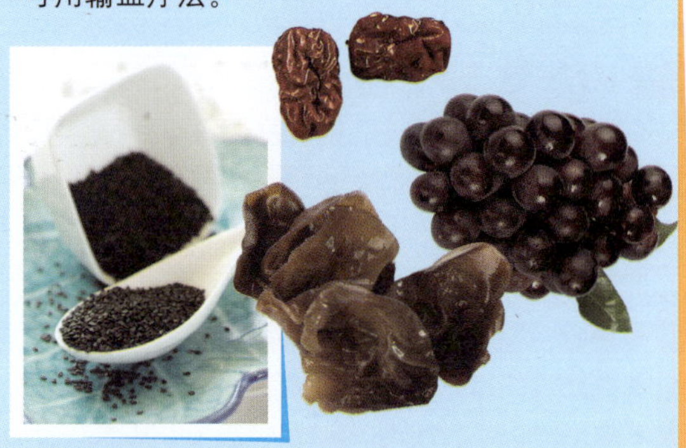

↑富含铁质的食物。

○ 调理食谱

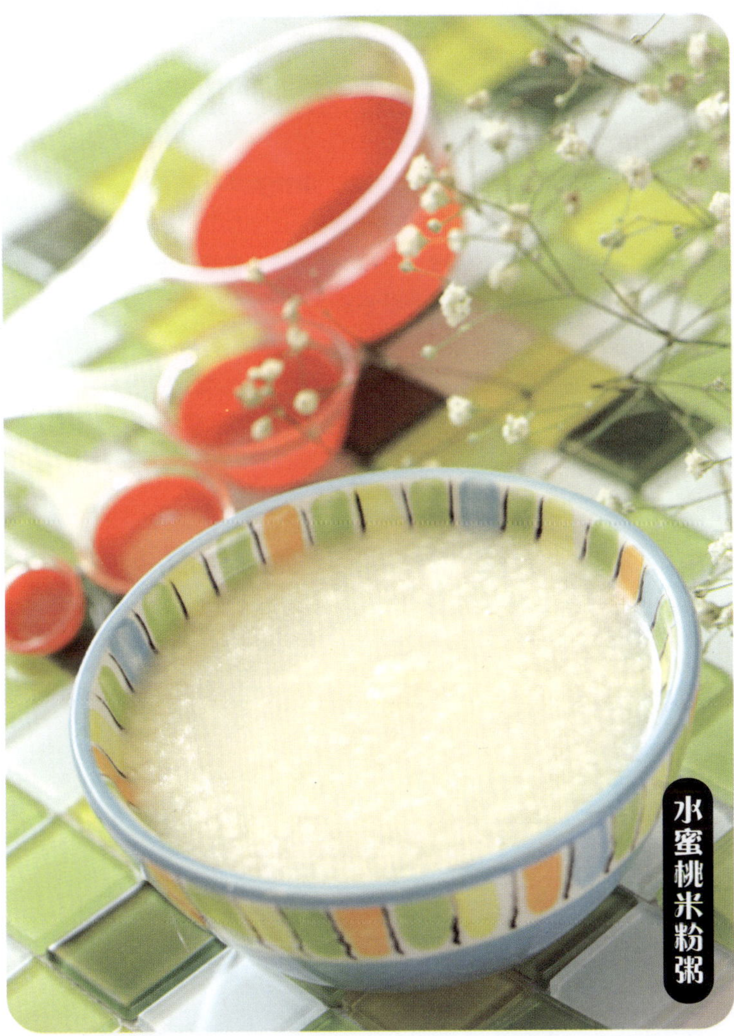

水蜜桃米粉粥

□材料：水蜜桃半个，婴儿专用米粉1大匙

□调料：无

□做法

1.水蜜桃洗净，用开水稍烫后，去皮，去核，用汤匙压成泥。

2.将米粉加入桃泥中，拌匀即可。

菠菜肝泥

□材料：鲜菠菜叶100克，鸡肝适量

□调料：盐适量

□做法

1.把菠菜洗净，切成丝。

2.水烧沸，放入菠菜丝，加盐煮沸5～6分钟后离火；鸡肝煮熟，切末。

3.将菠菜捞出与肝末混匀，加入适量汤汁即可食用。注意，盐是用来调味的，不要放多了。

葡萄干肝泥

□材料：猪肝50克，葡萄干8克

□调料：白糖适量

□做法

1.葡萄干用温水泡软切碎。

2.猪肝洗净，上笼蒸熟，趁热做成肝泥。

3.把炒锅置于火上，加水适量，放入肝泥及葡萄干，用微火煮。

4.煮熟时加入白糖调匀即可。

黑枣桂圆糖水

□材料：黑枣20克，桂圆肉10克

□调料：红糖25克

□做法

将黑枣、桂圆肉洗净，加清水500毫升，再加入红糖，煮熟或隔水炖40分钟即可。

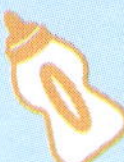

夜啼

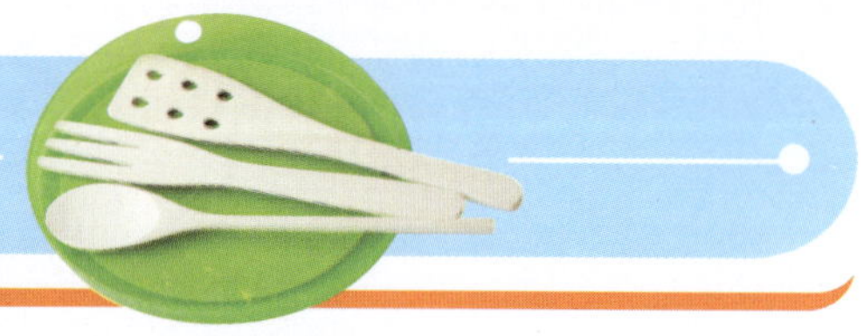

夜啼是指宝宝每逢到了夜晚就会啼哭，但白天却一切如常，经过体检也没有异常情况发现。民间将这样的宝宝称为“夜哭郎”。引起夜啼的原因很多，父母应该细心地寻找一下。

中医认为，夜啼的发生与心脾有关。多由脾胃虚寒、乳食积滞、心火亢盛、遭受惊吓所致。临床表现为小儿白天如常，入夜则啼哭不安，多见于3个月以内的幼小宝宝。

现代医学认为，小儿神经系统发育不完全，可能因一些疾病导致神经功能调节紊乱而造成本病的发生。此外，若因饥饿、环境问题、白天睡得太多、尿布浸湿、皮带过紧、皮肤瘙痒等引起的啼哭者，不属于本病的范围。

此外，患佝偻病的宝宝夜间常常烦躁不安，家长哄也无用；患蛲虫病的宝宝，夜晚蛲虫会爬到肛门口产卵，引起皮肤奇痒，宝宝也会烦躁不安，啼哭不停；维生素D不足引起的血清钙浓度下降也会导致宝宝夜啼。

不适表现

夜啼的不适表现主要是宝宝在晚上哭闹不止，但是白天却能安稳入睡。

调养妙计

应给宝宝多晒太阳，以便从阳光中获得充足的天然维生素D。

宝宝2个月时，可在医师指导下每日加服适量的浓缩鱼肝油和钙剂；5～6个月后逐渐加入辅助食物，如吃蛋黄、代乳粉、菜汤、果汁等，可达到预防目的。

注意给宝宝多吃富含钙质的食物，如鱼、虾皮、虾米、海带、紫菜、豆制品、鲜奶、酸奶、奶酪、黄花菜、胡萝卜、小白菜、小油菜等。

但要注意维生素D不宜长期或过量服用，否则会致中毒，出现生长发育不良、精神不振、不想吃奶、呕吐等症状。

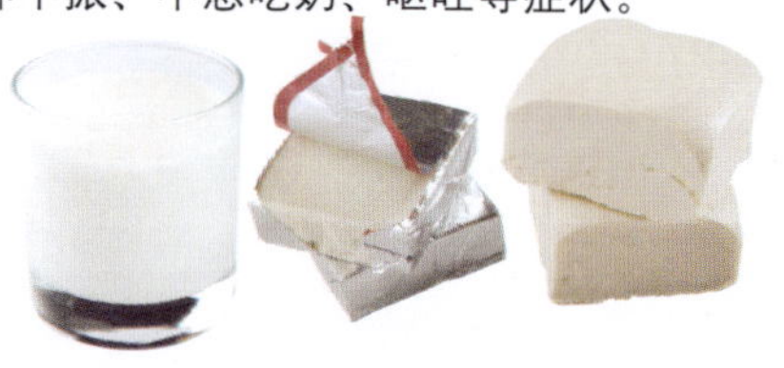

专家指导

改善宝宝夜啼的方法

夜晚睡眠对于正处在生长发育中的宝宝而言是极为重要的，因为宝宝在夜晚熟睡时，分泌的生长激素的量较多，而生长激素能促使宝宝身高的增长。但是夜啼是影响生长激素分泌的重要因素，如果宝宝夜啼时间持续不减，其身高增加的速度就会显得缓慢。

养成好的作息规律能够缓解宝宝夜啼的症状。尤其是对生物钟日夜颠倒的宝宝要及时加以纠正，白天不要让宝宝的睡眠次数过多、时间过长，宝宝醒着时要充分利用声、光、语言等条件延长宝宝的清醒时间；晚上则要避免宝宝因过度兴奋而不易入睡或产生夜惊。宝宝的卧室内外都要保持安静，并且温度适宜。

调理食谱

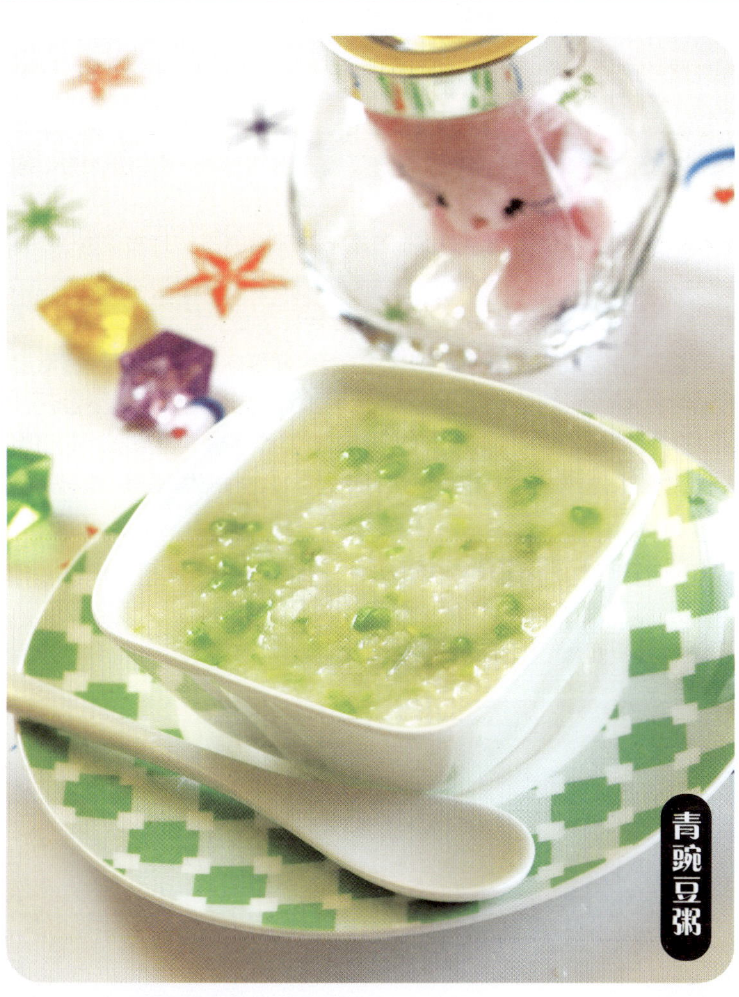
青豌豆粥

青豌豆粥

□材料：青豌豆少许，大米1大匙

□调料：无

□做法

1.大米淘洗干净，与水以1：10的比例放入锅中煮熟。

2.青豌豆去皮，放入锅中，加适量水煮熟，捞出，捣烂。

3.取煮好的大米粥3大匙，用研钵将其捣烂，再与捣烂的青豌豆混合均匀即可。

骨头姜煲

□材料：鸡骨、猪骨各250克，姜片50克

□调料：醋、盐各少许

□做法

1.把鸡骨和猪骨洗净，斩块，一起放入水中煲3个小时。

2.最后放入醋和盐调味即可。

贴心小提示

鸡骨、猪骨里面都含有大量的钙，因此这款骨头煲可以为人体补充充足的钙，缺钙的宝宝可常食，而且还可以改善因缺钙引起的夜啼。

百合莲子粥

□材料：百合50克，带芯莲子30克，粳米100克

□调料：红糖适量

□做法

将百合、带芯莲子分别洗净，放入锅中，加适量水烧开，再将洗净的粳米放入锅中熬成粥，待粥要出锅时，加入红糖稍煮即可。

贴心小提示

百合味甘、微苦，性微寒，能润肺止咳、清心安神；莲子性寒，味苦，能清心除烦。二者与粳米同煮成粥，睡前食用，或分早、晚两次食用，可润肺、清心安神，缓解孩子夜间啼哭。

流口水

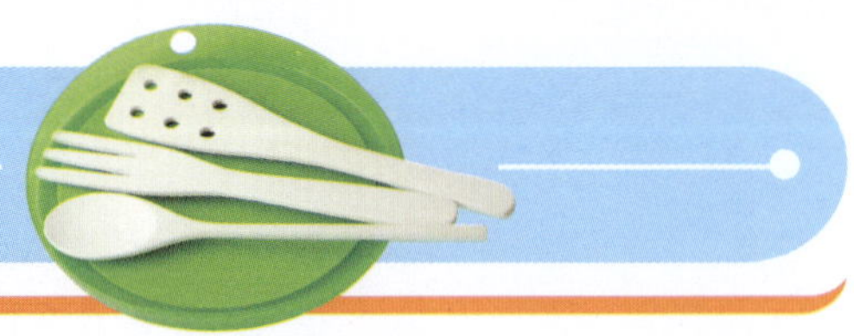

宝宝的口腔小而浅，吞咽反射功能还不健全，不会用吞咽动作来调节口水，所以只要口水多了，就会流出口外。另外，不少宝宝喜欢将指头、橡皮奶嘴等放入嘴里吮吸，这样也刺激了唾液腺的分泌，使口水增多。家长只需注意护理即可。

正常婴儿在一定的生长阶段里，唾液分泌比成人要多，但唾液过多，造成流涎现象就不一定都正常了，有些是生理现象，有些则是病态。生理现象的流涎过多，是暂时性的，一般可不治自愈。病理现象的流涎，应当引起家长注意。常见于口腔某一部分发炎，如口腔炎、舌炎或牙龈炎等，唾液就会增多。

牙齿畸形是引起睡觉时流口水的另一个原因。尤其是凸面型牙齿畸形的宝宝，前牙向前凸出较明显，常出现开唇露齿，睡觉时唇部很难完全覆盖前牙面，上下唇常自然分开，就容易流口水，最好尽快矫正牙齿。

除了上述口腔问题外，还有些全身性疾病也可能引起睡觉时流口水。一些神经官能症或其他可能引起植物神经紊乱的全身疾病患儿，睡觉时也可能出现副交感神经异常兴奋的情况，会使大脑发出错误信号，引起唾液分泌增加。

另外，像服用某些抗癫痫类药物的副作用之一，就是流口水，选择药物时需要注意。

不适表现

病理性的流口水流出的唾液往往带有黄色或血色，唾液气味也很臭，这种情况常常伴有其他症状，如发热、烦躁不安、哭闹、不肯吃东西等，一旦发现这类情况，应当赶快请医生治疗。

常流口水的孩子下巴经常被浸泡，会引起局部的皮肤红肿，甚至糜烂和脱皮。

调养妙计

富含丰富维生素的蔬菜和水果要为宝宝足量供应，尤其是富含维生素C的蔬果。如柠檬、橙子、猕猴桃、枣、草莓、柿子、荔枝、桂圆、芒果、无花果、菠萝、苹果、葡萄、雪里蕻、苋菜、青蒜、蒜苗、香椿、菜花、苦瓜、辣椒、甜椒等。

也可用具有摄涎止唾作用的中药如益智仁、白术等制作成药膳，喂给流口水的宝宝。

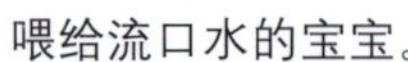

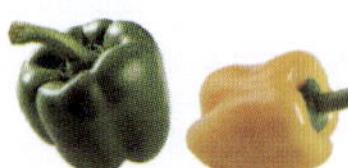

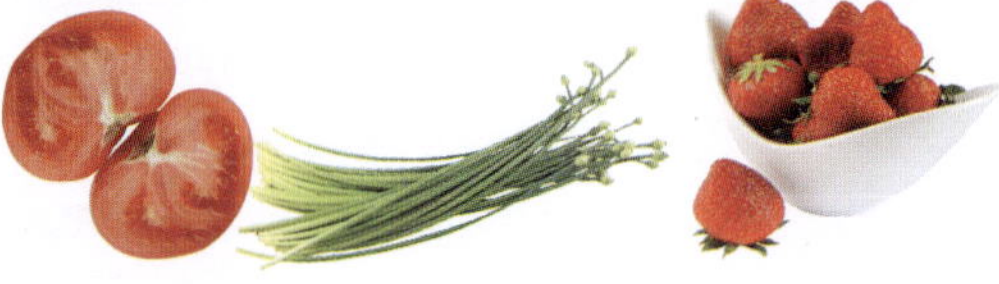

专家指导

宝宝流口水的护理

宝宝流口水时，妈妈要给宝宝围上围嘴，以免将衣服浸湿、弄脏。另外，还要准备几块干净、柔软的纱布和棉质手帕，放在随手可取的地方，随时为宝宝轻轻拭干嘴边的口水，缩短口水停留在皮肤上的时间，减少对皮肤的刺激。纱布、手帕、围嘴要随时更换，勤清洗，常在阳光下暴晒，保持清洁和干燥，这样宝宝才会觉得舒服。

给宝宝的食物应该软烂、清淡，以免刺激宝宝的口腔。

调理食谱

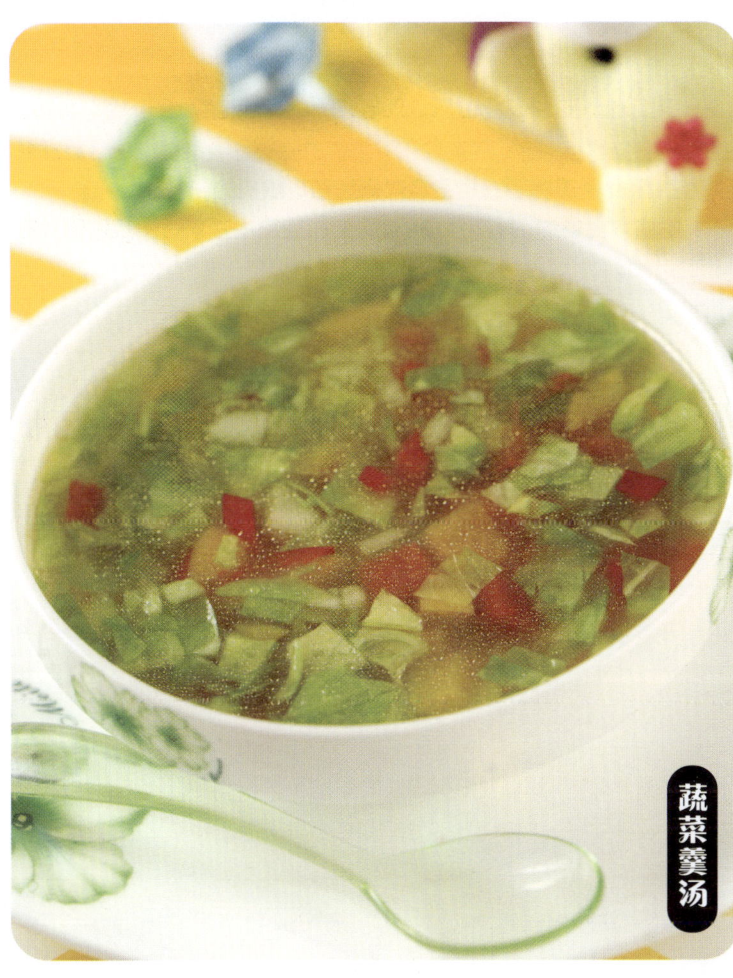

蔬菜羹汤

□材料：南瓜80克，柴鱼高汤半杯，红椒、圆白菜叶各60克

□调料：淀粉少许

□做法

1.南瓜洗净，去皮，切小丁；红椒洗净，去蒂及子，切小丁；圆白菜叶洗净，切小片。

2.将柴鱼高汤倒入锅中，以小火煮开，放入所有蔬菜材料煮至熟透，最后淋入淀粉稍微勾芡即可。

益智粥

□材料：益智仁、白茯苓、大米各30～50克

□调料：无

□做法

1.先把益智仁同白茯苓烘焙干后，一并研磨为细末。

2.大米淘洗干净后煮成稀薄粥，等到粥熟时，每次调入药粉3～5克，稍煮即可。

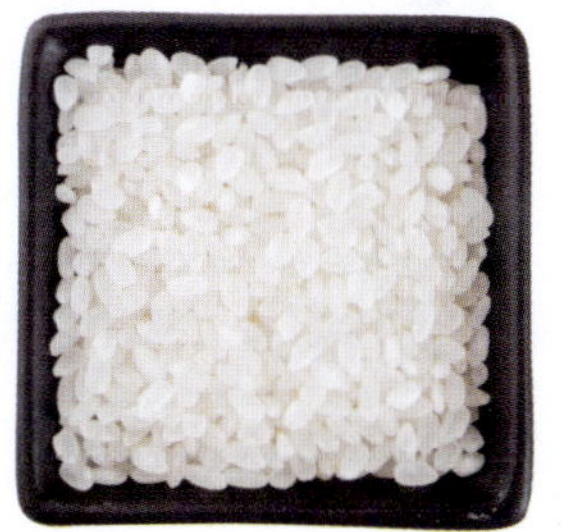

白术糖

□材料：生白术30～60克

□调料：绵白糖50～100克

□做法

1.先将生白术晒干后，研为细粉，过筛。

2.再把白术粉同绵白糖和匀，加水适量，调拌成糊状，放入碗内，隔水蒸或置饭锅上蒸熟即可。

3.每日服10～15克，分作2～3次，温热时嚼服，连服7～10天。

长牙

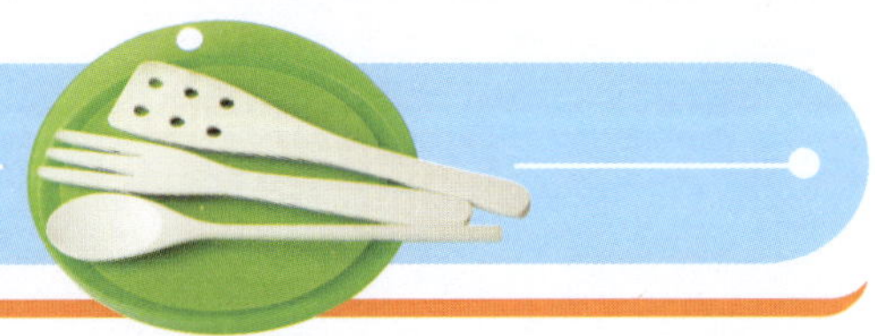

宝宝在出生后6个月左右即开始长出第一颗牙齿，这时长出的牙齿叫乳牙，之后会陆续长出一共20颗。

在宝宝生长发育的过程中，营养与口腔保健有着重要关系，尤其是与牙齿和牙龈关系更为密切。牙龈需要终生不断地供给营养，以维持牙齿的健康完整，因此需要特别注意膳食对龋齿和牙龈病的影响。

一些家长认为，宝宝如果没有长牙是不能吃固体食物的，其实并非如此。及时添加一些半固体和固体性质的辅食，有助于宝宝咀嚼能力的发展和牙齿的萌出。

不适表现

大多数宝宝在出牙时牙龈有充血水肿，并会流口水，有时还出现睡眠不安、发烧等现象。

调养妙计

当宝宝开始长牙时，宝宝开始有咀嚼能力，加上因为长牙的关系而喜欢乱咬东西，所以这个时期妈妈可新添加供应富含蛋白质的蛋、豆、鱼、肉类及稀饭、面条、吐司面包、馒头等五谷根茎类食物。在食物质地上，可视宝宝的发育状况，由流质（汤汁）或半流质（糊状）转换成半固体（泥状）或固体。

所以建议妈妈应该还给宝宝准备包括蛋黄、豆、鱼肉、肝类、五谷根茎类、蔬菜类、水果类等四大类食物的辅食，虽然宝宝可以开始吃一些固体食物，但这个时期的宝宝仍然是以奶类为主要的营养来源。

专家指导

宝宝长牙时的护理

在乳牙萌出的时候，宝宝常喜欢咬玩具等硬物，这时要多加小心看护，以免其乱咬硬物等锐器而损伤牙龈黏膜。

在出牙期要注意宝宝的清洁卫生，加强护理。如每次进食后均要喂白开水以清洁口腔与牙龈黏膜。

另外，辅食的添加应及早重视、循序渐进、由软到硬，可从3～4个月时开始添加，逐渐从米糊、鱼肉、蛋类过渡到五六个月时的烂粥、肉末、菜泥等，这样既可使消化系统逐渐适应，又可及时锻炼咀嚼功能、刺激牙齿萌出。到多数乳牙萌出以后，还可逐渐给宝宝添加饼干、瘦肉、豆类等较硬韧而耐咀嚼的食物，进一步促进牙齿与颌骨的发育。

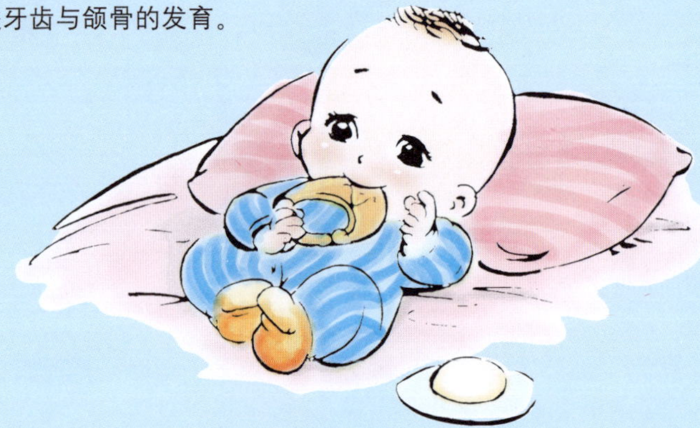

↑在乳牙萌出期间，宝宝喜欢咬较硬的物品，妈妈要注意宝宝的口腔卫生，以防止宝宝病从口入。

调理食谱

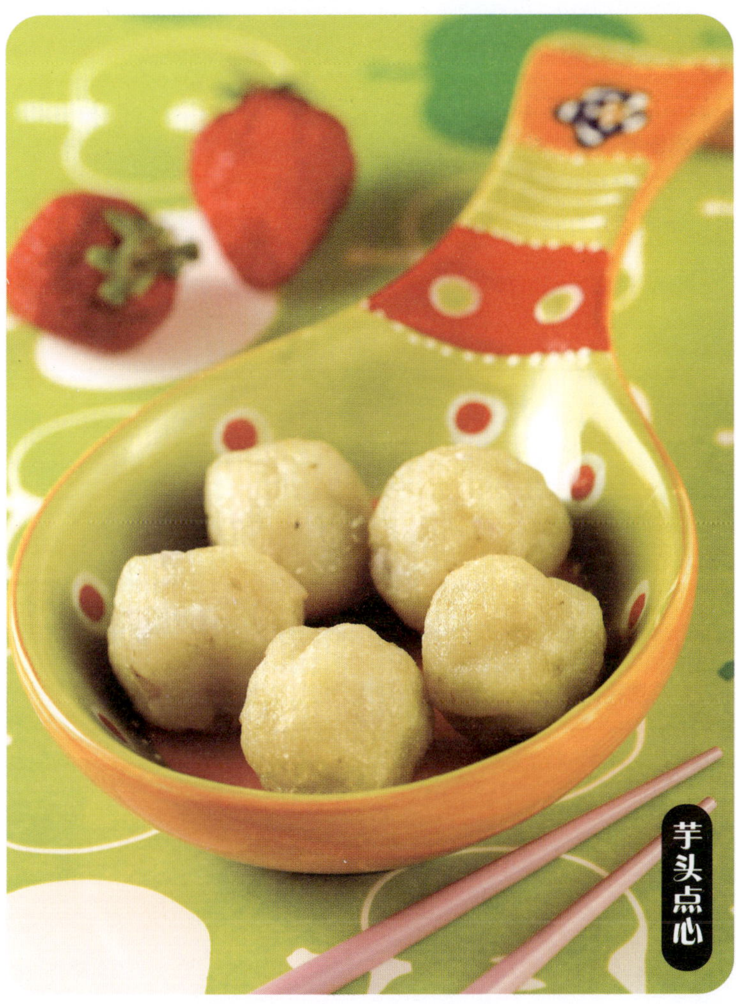

芋头点心

□**材料：**芋头200克

□**调料：**砂糖1大匙

□**做法**

1.芋头洗净，去皮后切片，放入锅中蒸熟，取出放入大碗中压碎。

2.趁热将砂糖加入芋头泥中拌匀，捏成小丸子，放入预热好的烤箱中，以160℃的温度烘烤7分钟即可。

菜肉粥

□**材料：**白菜、菠菜、肉末、鸡蛋、大米各适量

□**调料：**淀粉、料酒、盐各适量

□**做法**

1.白菜、菠菜洗净，切碎。

2.用盐、料酒、适量淀粉拌好肉末，腌透。

3.大米淘洗干净，放入锅中，熬成白粥，再放入肉末，继续熬煮至熟。

4.鸡蛋打进去搅匀，小火慢炖。

5.粥煮黏后，放入白菜末、菠菜末再稍煮片刻，加盐调味即可。

一锅炖

□**材料：**茄子、土豆、芸豆、西红柿、胡萝卜、瘦肉各适量

□**调料：**盐、淀粉各适量

□**做法**

1.茄子、土豆、芸豆、西红柿、胡萝卜、瘦肉均洗净，除芸豆外均切丁，然后将所有材料放在一起连炒带炖。

2.出锅时用淀粉适量勾芡，加盐调味即可。

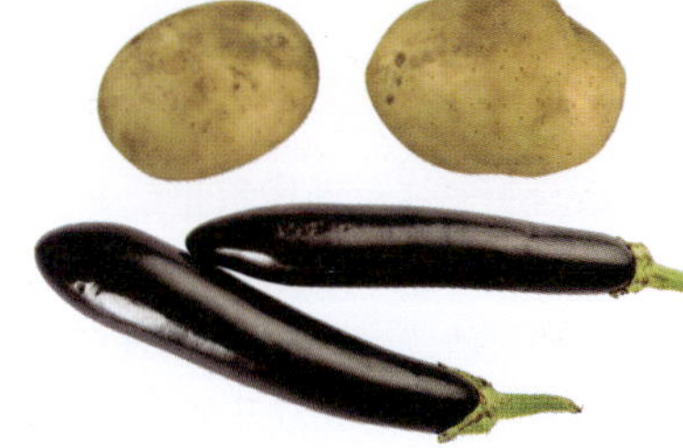

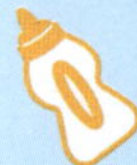

食物过敏

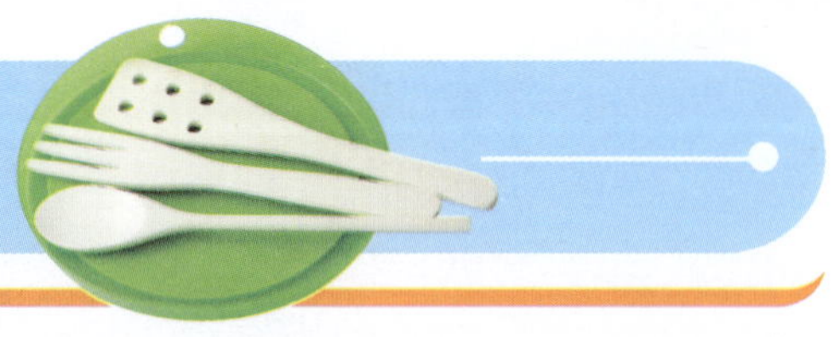

食物过敏是由于进食某种食物后造成的不良反应，有呕吐、腹泻及皮肤起疱等症状。轻度食物过敏会慢慢好转；严重的食物过敏能引起喉头水肿而造成窒息、急性哮喘大发作、过敏性休克等，如果不进行及时有效的抢救，就有可能死亡。所以，对于宝宝食物过敏，千万不能掉以轻心。

食物过敏在成人中的发病率为2%，儿童则高达8%。对于食物过敏最简单的应对方法便是到医院去查一下过敏原，然后尽量避免给宝宝食用这种食物。

不适表现

>>胃肠道症状

恶心、呕吐、腹痛、腹胀、腹泻、黏液样或稀水样便，个别人还会出现过敏性胃炎及肠炎、乳糜泻等。

>>皮肤症状

皮肤充血、湿疹、瘙痒、荨麻疹、血管性水肿。这些症状最容易出现在面部、颈部、耳部等部位。

>>神经系统症状

如头痛、头昏等，比较严重的还可能会发生血压急剧下降、意识丧失、呼吸不畅，甚至是过敏性休克的症状。

调养妙计

对于食物过敏可以通过以下几种方法来调理：

>>避免吃致敏食物

在经过临床诊断或根据病史已经明确判断出过敏原后，应当完全避免再次摄入此种过敏原食物。比如对牛奶过敏的宝宝，就应该避免食用含牛奶的一切食物，如添加了牛奶成分的雪糕、冰淇淋、蛋糕等。

>>对食品进行加工

通过对食品进行深加工，可以去除、破坏或者减少食物中过敏原的含量。如可以通过加热的方法破坏生食品中的过敏原；也可以通过添加某种成分改善食品的理化性质、物质成分，从而达到去除过敏原的目的。在这方面，最容易理解，也最常见的就是酸奶。牛奶中加入乳酸菌，分解了其中的乳糖，这样对乳糖过敏的宝宝也可以吃酸奶了。

>>用别的食品替代

简单地说就是不吃含有过敏原的食物而用不含过敏原的食物代替。比如说，对牛奶过敏的宝宝可以用羊奶、豆浆代替。

专家指导

在宝宝膳食中最可能导致过敏反应的食物有鸡蛋、牛奶、鱼、贝壳类海产品、坚果、花生、黄豆、小麦等。另外，芝麻、水果等食物过敏也相当常见。

由于交叉食物过敏现象的存在，还应避免食用与之有交叉过敏反应的食物。如怀疑存在食物过敏，应及早咨询有经验的医治变态反应（过敏反应）的专科医生。

调理食谱

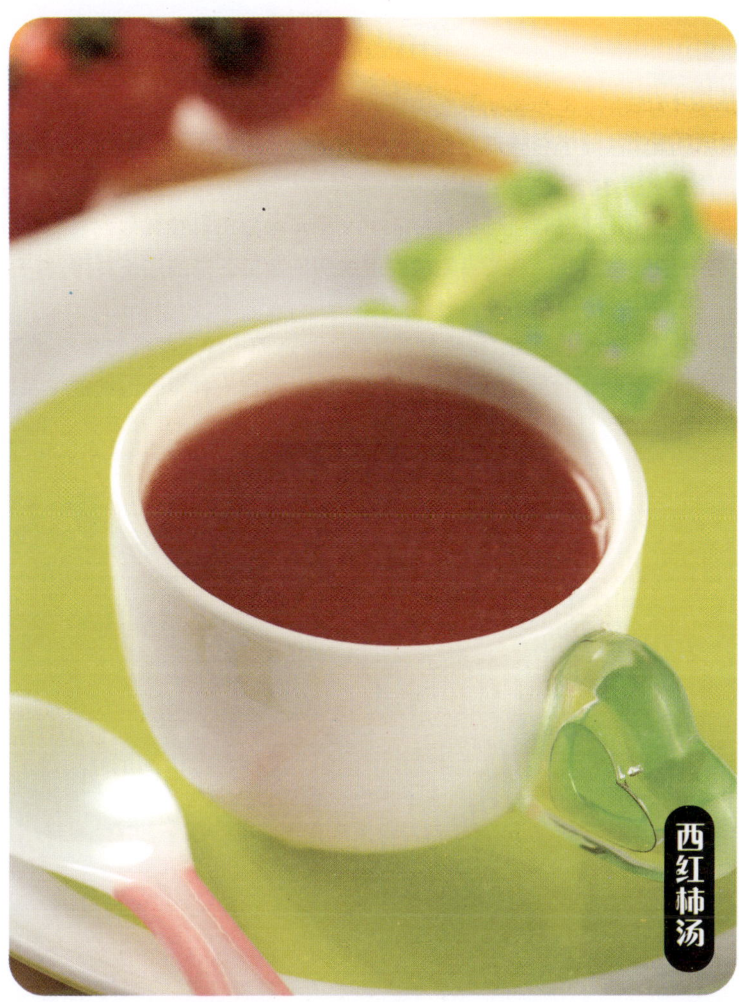

西红柿汤

□**材料：** 西红柿1个

□**调料：** 无

□**做法**

1.西红柿洗净，去皮，切成大块。

2.把西红柿块放入开水中，果肉与水的比例约为1：3，煮5分钟。

3.滤去西红柿渣，倒出汤水即可食用。

芽菜沙拉

□**材料：** 苜蓿芽、豌豆芽、明日叶各一小把，玉米、山药各1段，纳豆1大匙，红椒半个，芦笋2个

□**调料：** 酢拌酱1大匙

□**做法**

1.将玉米放入滚水中煮，熟后取出放凉，剥下玉米粒。

2.芦笋削去粗皮，洗净，放入沸水锅中，氽烫一下，捞出切段。

3.将山药削皮和红椒分别洗净，切成条状；将所有食材及芽菜、纳豆排盘，淋上酢拌酱即可。

党参蔬菜汤

□**材料：** 党参12克，西兰花1朵，蘑菇4片，玉米笋、西红柿各2个，土豆1个，月桂叶2片

□**调料：** 盐适量

□**做法**

1.西红柿洗净，切大块；土豆削皮，洗净，切小块；蘑菇洗净，切半；玉米笋洗净，切段。

2.所有食材及月桂叶、党参一起放入锅中，加5碗水熬汤，大火烧开后转小火煮20分钟，加盐调味即可。

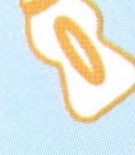

偏食、挑食

偏食、挑食是儿童保健门诊常见的饮食行为问题，也是婴幼儿喂养困难、营养素缺乏的主要原因。一般表现为拒吃某种食物、挑吃自己喜欢的饭菜、不愿尝试新的食物和对食物缺乏兴趣等。据调查，挑食、偏食现象好发于6个月至6岁各个年龄段的儿童，比例高达30%。

进入1岁以后，孩子的饮食逐步向成人化过渡，营养素主要来源于食物，而不再是母乳或其他代乳品了。幼儿期是宝宝饮食习惯养成的重要阶段，正确的饮食习惯以及对食物的态度能保证宝宝正常的生长发育，并有助于成年以后拥有健康的饮食习惯。

人体健康需要五大类营养素：蛋白质、脂肪、碳水化合物、维生素和矿物质。任何一种天然食物都不能提供人体所需的所有营养素，各种营养素在体内既互相配合又互相制约和互相转换，形成一种平衡制约的关系，共同维持着人体的健康。因此，偏食、挑食对宝宝的生长发育极为不利，长期下去将导致某些营养摄入不足或过量。

不适表现

如果宝宝认为某种食物非常讨厌，需要花很长的时间才能吃完玩盘子里的一颗豌豆，那么他就是个挑食的宝宝。

调养妙计

B族维生素能够帮助宝宝增进食欲，可以让宝宝更积极健康地面对美食。大米、面粉、小米、黄豆及豆制品、花生、猪肉、猪肝、牛羊肝、鸡肝、牛奶、鸡蛋、蘑菇、杏仁、鳗鱼、水果、黄绿色蔬菜等食物都含有丰富的B族维生素，食欲正在减退的宝宝可多吃。

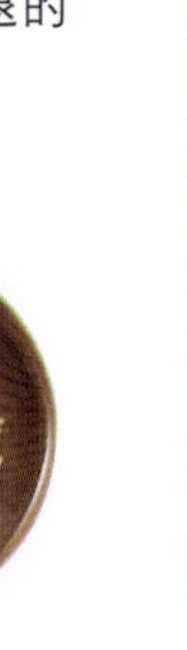

专家指导

注意搭配食物的色、香、味，要适合宝宝的口味，能够刺激宝宝的食欲。宝宝一般喜欢味道柔和且煮得不是特别烂、松脆、颜色鲜艳而容易吃的食物。对于不爱吃的食物，可改变烹调方式。比如，宝宝不爱吃蔬菜，可以把蔬菜包在包子、饺子里来喂。

可把宝宝不喜欢和喜欢的食物掺在一起，最好分成若干小份。开始时，以宝宝喜欢的东西为主，慢慢再把他不喜欢的食物加量，让他慢慢适应。

家长要尽量丰富宝宝的膳食。如果他喜欢吃鸡肉，那就用麦芽裹上；在谷类早餐上撒满富含铁的葡萄干和桃干；用花生酱和低脂蛋黄酱做沙拉的调味品，那么他可能会忘记莴笋是绿色的这一事实；也可以在牛奶奶昔中加入鸡蛋。把宝宝不爱吃的食物尽量做得美观一些，让宝宝忘记或者看不出来这是他不喜欢吃的。

调理食谱

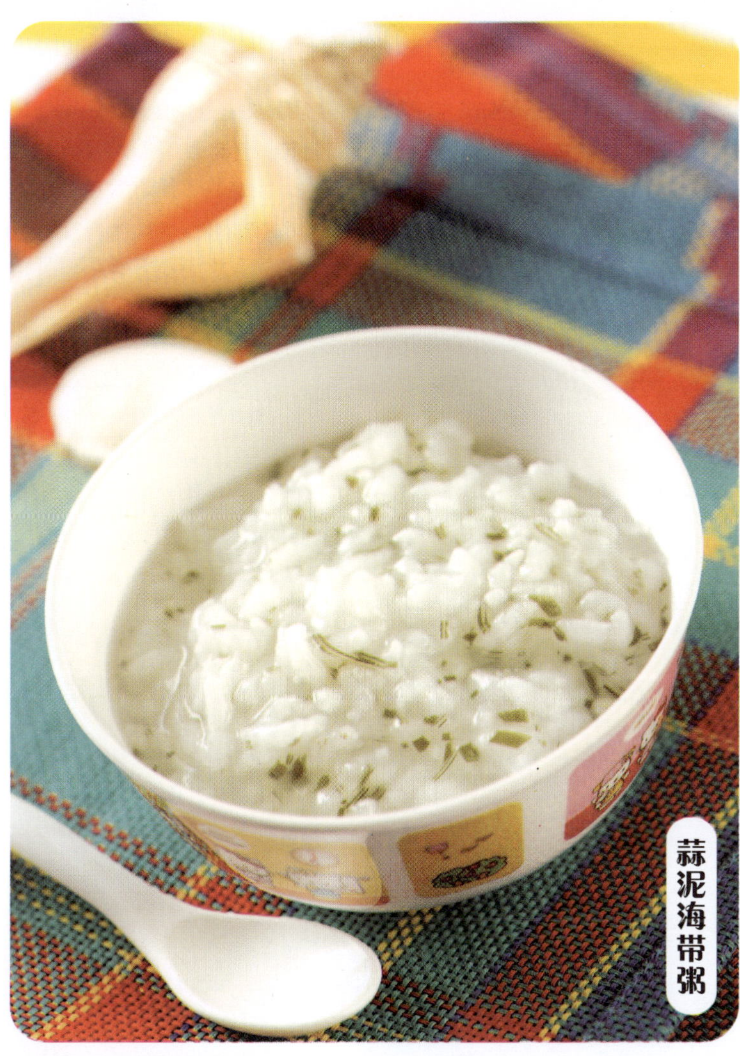

蒜泥海带粥

□材料：海带15克，大米50克，蒜泥少许

□调料：盐适量

□做法

1.海带洗净，切碎，大米淘洗干净，二者一同熬成粥。

2.将蒜泥、盐加入粥中调味，稍煮即可。

肉末炒菠菜

□材料：瘦猪肉100克，菠菜200克，葱末、姜末各适量

□调料：酱油、盐各适量

□做法

1.将猪肉洗净，剁成碎末。

2.菠菜择洗干净，切成段，备用。

3.油放入锅内，热后先煸葱末、姜末，然后将肉末放入，煸至变色，加入酱油、盐翻炒均匀。

4.最后投入菠菜段，用旺火急炒几下即可。

什锦炒饭

□材料：米饭50克，山药、鸡肉丁、黄瓜各10克，银耳5克，葱花少许

□调料：料酒、盐各适量

□做法

1.山药、黄瓜洗净，切丁；银耳水发后洗净，略用刀切几下，备用。

2.炒锅置火上，加入少许油，待烧热后先放入鸡肉丁煸炒片刻，再加入少许水。

3.烧开后，略微焖烧一会儿，等鸡丁熟烂后放入山药丁和银耳块，烧煮片刻后取出，备用。

4.另起油锅烧热，放入米饭、葱花煸炒几下，再放入黄瓜丁及其他材料，加入少许料酒、盐一起煸炒至入味即可。

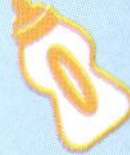

呕吐

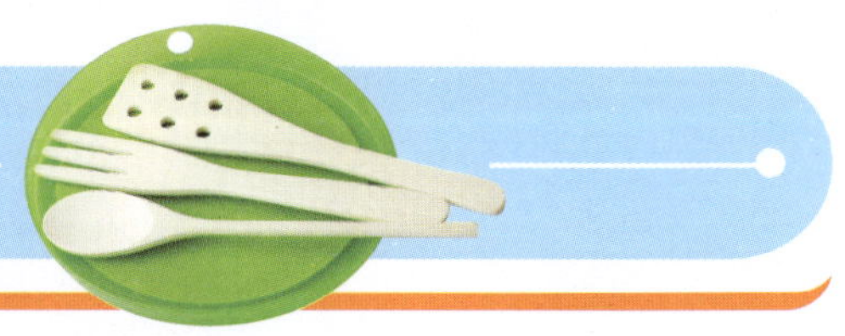

呕吐是婴儿期最常见的异常表现。多数情况下，呕吐会随着婴儿的发育而逐渐减轻，以致缓解。但有些情况下，呕吐则是疾病症状群中的一种表现。

呕吐的原因有很多，一般情况下分为3种，即伤食呕吐、胃热呕吐、胃寒呕吐。但是并不排除宝宝有病理性呕吐的可能。所以如果宝宝呕吐持续的时间比较长，而且面色不好，或呕吐较严重，或同时伴有腹胀、腹泻，应考虑宝宝患有其他疾病，要及时到医院就诊。在排除肠道闭锁、幽门肥厚性狭窄、先天性巨结肠等外科性疾病后，应考虑宝宝是否患有急性胃肠道感染、吸收不良综合征等疾病。

不适表现

>>发热引起的呕吐

宝宝突然呕吐时，要先摸摸他的头，看看有没有发烧。如果有，呕吐很可能是发烧引起的。

>>积食引起的呕吐

若宝宝不发烧而呕吐，这时就必须仔细观察宝宝的模样，呕吐后精神好、玩得也好而且是饭后呕吐的，这样的呕吐往往是因为宝宝吃的过饱积食的缘故。

>>外伤引起的呕吐

没有发烧而呕吐，还要考虑宝宝是不是头部受伤了。在大人没有照顾到的情况下，宝宝的头部会受到意外的打击或碰撞。

>>腹部疾病引起的呕吐

还有一种没有发热的呕吐，但是宝宝会说肚子痛。这时，妈妈就要考虑宝宝是不是肠梗阻。如果宝宝有疝气，就要考虑是不是肠套叠。

>>咳嗽引起的呕吐

有时宝宝咳嗽得很厉害，会把吃下去的东西吐出来，这类宝宝多半是因为痰咳不出来，剧烈咳嗽后发生呕吐的缘故。

调养妙计

宝宝的饮食应采取少量多餐的方式，食物种类以含淀粉质（米、面）、蛋白质（鱼、肉、豆类、奶类、蛋）为佳。但是也要注意及时为呕吐的宝宝补充水分。

专家指导

父母可按宝宝需要调整他们的饮食，转喂不同质地、味道、温度、色彩及种类的食物。不同食物有不同的营养价值，可尝试改变原有的食材组合，满足宝宝开始敏感的味觉。

呕吐后数小时内，不要吃固体食物，不要立刻喂奶，只饮清水或稀释的果汁即可，之后可进食一些如稀饭、面包片等容易消化的食物。

如果吐得严重几乎无法进食，或是连胆汁（黄色或是绿色液体）都吐出来了，表示患儿有脱水、电解质不平衡的可能，最好送医院，给予输液补充。

调理食谱

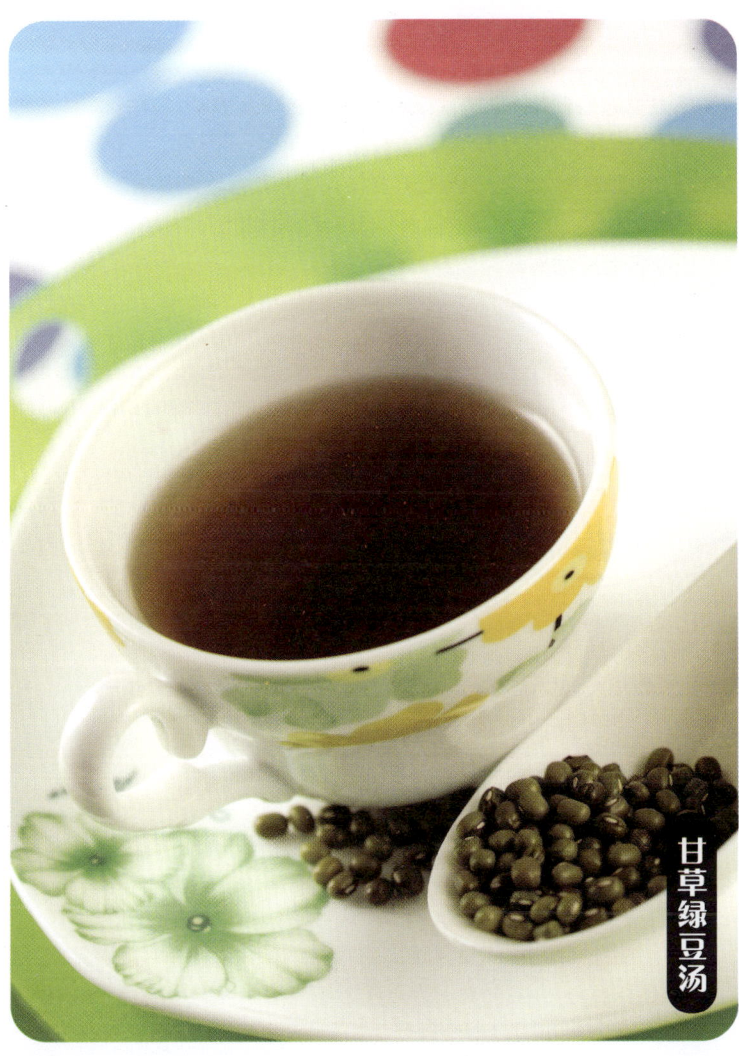

甘草绿豆汤

□材料：甘草10克，绿豆50克

□调料：无

□做法

1.绿豆洗净后与甘草一同放入锅中煮汤。

2.待绿豆酥烂时喝汤吃绿豆即可。

山楂糖

□材料：生山楂500克，姜20克

□调料：白糖250克

□做法

1.白糖加水煎成稠汁。

2.生山楂洗净，切末；姜去皮，洗净，放入榨汁机中榨汁。

3.在白糖汁里加入山楂末、姜汁，搅匀倒入盘中，晾凉切块即可。

竹茹粥

□材料：鲜竹茹30克，粳米50克

□调料：无

□做法

1.鲜竹茹洗净，先用水煮竹茹，取汁去渣。

2.加入粳米煮成粥即可。

姜汁牛奶饮

□材料：鲜牛奶100毫升，生姜汁3～5滴

□调料：无

□做法

将鲜牛奶煮沸，加入生姜汁3～5滴，烧开，稍凉后，可分数次服用。

贴心小提示

姜汁，有散寒解表、降逆止呕的作用；牛奶，是高蛋白、高钙食品，有补虚羸、益肺胃、生津液的作用。故此饮可散寒降逆，和胃止呕。

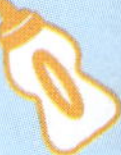

腹泻

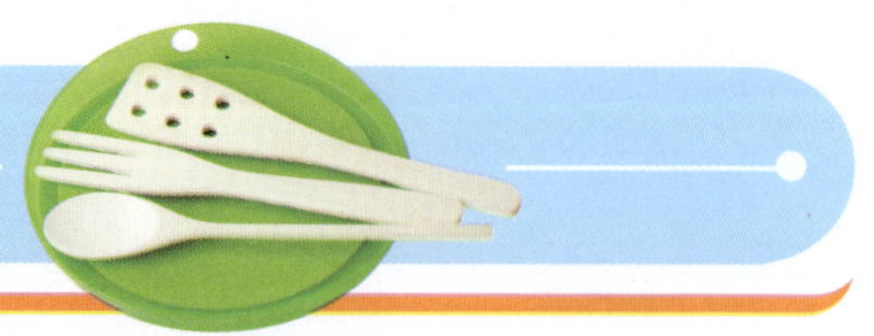

婴幼儿腹泻是指 2 岁以下宝宝由于各种原因引起的以腹泻为主的胃肠道紊乱的一些病征。其中，喂养不当是引起宝宝腹泻的常见病因之一，如过早地喂食大量淀粉或糕饼、豆粉等食品，尤其对 3 个月以内的宝宝很容易引起腹泻；气候变化过快、温差过大、受凉后导致肠蠕动增强、或气温过高、消化酶分泌减少等，均可引起腹泻；某些过敏体质的宝宝，外表虚胖，常有湿疹，较易发生腹泻；此外，和大人一样，细菌及病毒感染也是常见的病因；另外，腹泻也可由营养不良、长期应用药物等原因引起。

不适表现

>>伤食型腹泻

有腹胀腹痛、泻前哭吵、大便酸臭如蛋花状、口臭、不想吃饭等症状。

>>风寒型腹泻

有大便稀薄如泡沫状、色淡、臭气少、肠鸣腹痛、或伴有发热、鼻塞流涕等症状。

>>湿热型腹泻

有大便如水样伴有不消化食物、呈草绿色或黄色、有少量黏液，小便黄少等症状。

>>脾虚型腹泻

时泻时止，或久泻不愈、大便稀薄或带有白色奶块、食后便泻、面色苍白等。

调养妙计

腹泻期应禁食，清理肠胃。也可根据情况进流质膳食，如米汤、藕粉、过滤去渣的菜汤等容易消化的食物；适当饮果汁水、盐开水；还可喝红、绿茶。

病情好转时，可食低脂肪、少渣的半流食，如米粥、肉泥粥、蛋花粥、菜末粥、龙须面、小薄面片及面包、蛋糕、饼干、新鲜蔬果汁。

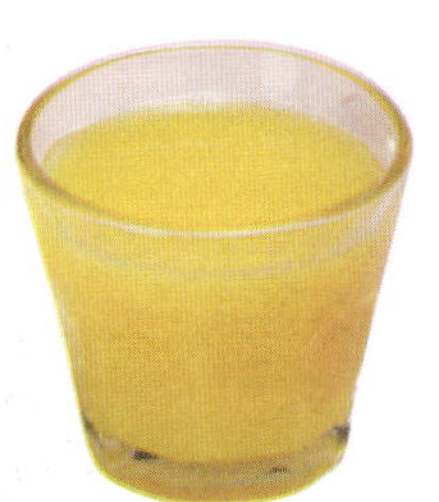

恢复期可食用少油、少渣的软饭。进行干稀搭配，如软米饭、西红柿炒鸡蛋、氽丸子汤。

专家指导

宝宝腹泻时的护理

急性腹泻期应停止给予不易消化的和脂肪类食物，呕吐严重的暂时禁食 6 ~ 8 小时，使消化道休整后再喂食。用母乳喂养者，则先恢复哺乳，人工喂养者可给米汤、稀牛奶或低脂奶。由气候变更引起的，要注意保暖或散热，使宝宝有一个相对恒温的环境。

对于秋冬季常见的病毒性腹泻，则以纠正失水、补充电解质及对症治疗为主。对细菌性腹泻，需给予药物治疗。

腹泻会引起轻度或中度失水，无呕吐者可少量多次饮用淡盐水。吐泻严重者，则需静脉输液。

调理食谱

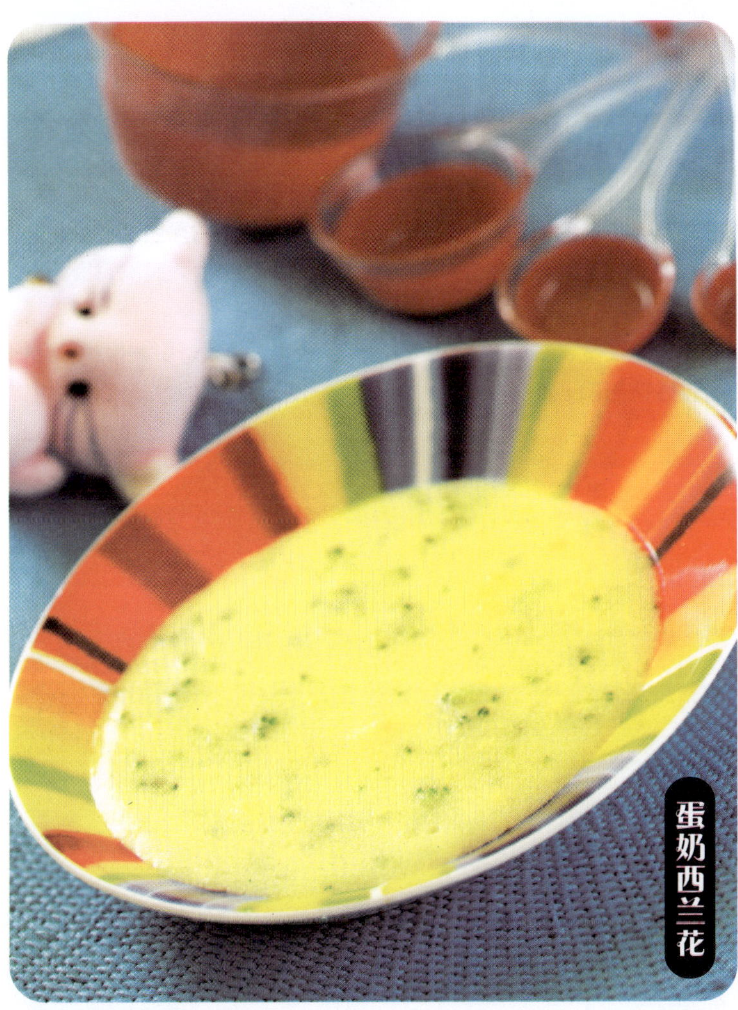

蛋奶西兰花

□材料：西兰花、蛋黄各适量，牛奶2大匙

□调料：无

□做法

1.将蛋黄及用适量热水稀释的牛奶放锅里，边加热边搅拌，煮成泥状。

2.西兰花洗净，放入锅中汆烫，取出，捣碎，加入蛋黄泥的锅中煮熟，拌匀即可出锅。

苹果粥

□材料：苹果1个，粳米适量

□调料：盐适量

□做法

1.将苹果洗净，切成片；粳米淘洗干净。

2.将苹果、粳米放入水中煮开，再放入适量盐即可食用。

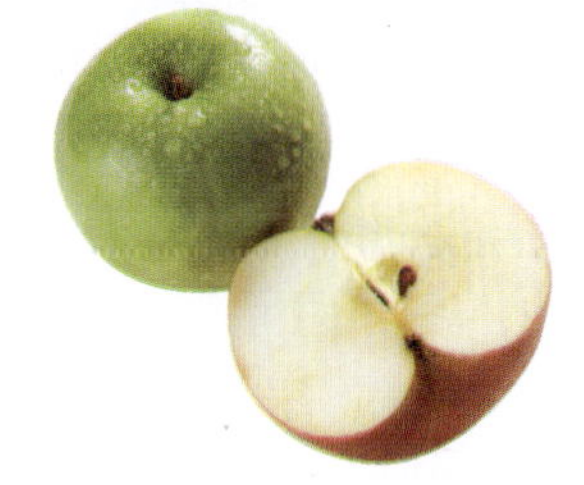

山药粥

□材料：山药、小米各100克

□调料：无

□做法

1.取山药洗净，去皮，切薄片；小米淘洗干净。

2.锅中加水适量，放入小米、山药片，将锅置于火上，旺火煮开，然后小火慢煮至成稀粥状，分次喂服即可。

贴心小提示

山药含有淀粉酶、多酚氧化酶等物质，有利于脾胃消化吸收。此粥有健脾的功效，适宜于小儿慢性腹泻者食用。

胃炎

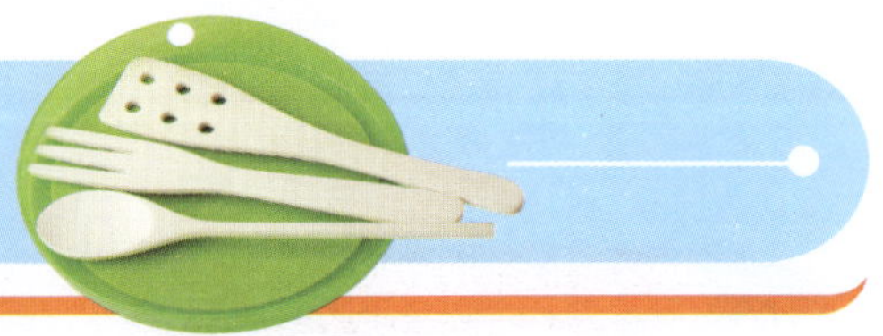

婴幼儿胃炎以胃窦炎最多见。胃窦炎的病变部位主要在胃窦部，病症严重的时候，与幽门螺旋杆菌侵袭有一定关系。

宝宝胃炎的形成常是由于存在长期不良饮食习惯所致，比如贪食冷饮、饮食无节律、挑食、爱吃油煎食品等。由于现在“时髦食品”的诱惑逐渐增多，宝宝不良饮食习惯和长期无节制进食使胃酸和胃蛋白酶分泌增多，导致胃黏膜水肿和糜烂；或者过量的冷饮使胃黏膜下血管收缩和黏膜层变薄。再加上孩子的内脏器官很娇嫩，就更容易使胃受到伤害，进而发展成了慢性胃炎。

另外，长期服用刺激性食物和药物，如粗糙、过冷、过热、过咸的食品；或者经常暴饮、暴食等；以及一些精神神经因素，如持续精神紧张；或者受慢性病影响，如慢性肾炎、尿毒症、肝胆系统疾病、类风湿性关节炎、系统性红斑狼疮等，都是可能的病因。

不适表现

除上腹部不适外，还有进食后加重，中上腹隐痛、饱胀感，并伴有消化不良、嗳气等症状，而且腹痛无规律，范围广泛。宝宝如有以上症状，则很可能是患胃炎了。

调养妙计

饮食调理对治愈宝宝胃炎很重要。总的原则是食物需“细、软、嫩、烂”。宝宝正处在生长发育的阶段，食物要富有营养，所以要加一些牛奶、鸡蛋、鱼、豆制品、面条、粥、新鲜蔬菜、水果等。

另外，还可以吃一些对胃消化功能有帮助的食品，如山药、扁豆、莲子、鸡胗、猪肚等。

不宜多吃的食物有芹菜、竹笋、肥肉及各种油炸食品等。

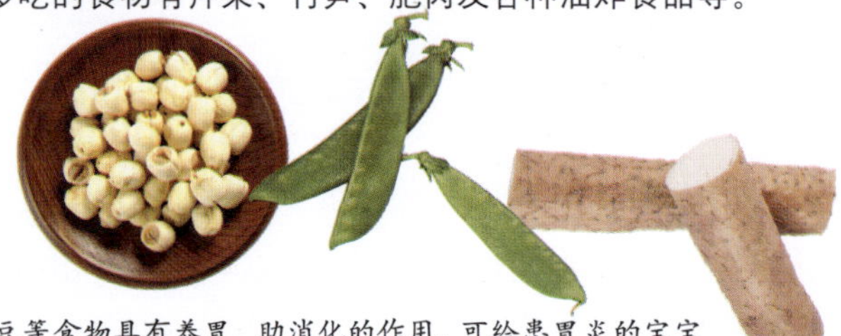

↑山药、扁豆等食物具有养胃、助消化的作用，可给患胃炎的宝宝多吃一些。

专家指导

如何护理患胃炎的宝宝

不良饮食习惯也是引起胃炎的一个因素，所以从小培养宝宝良好的饮食习惯也很重要。宝宝吃饭要定时定量，少量多餐；注意营养搭配，少吃辛辣刺激的食物；另外还要避免挑食、偏食，不要过饥或过饱；不吃过多的冷饮；不要零食或糖果等不离口。否则，都容易导致胃肠功能紊乱和胃黏膜的抵抗力下降而患胃炎。

另一方面，要减少宝宝情绪劳累等因素，不要给宝宝过多压力，注意让宝宝多休息，保证宝宝有充足的睡眠，加强体格锻炼。

○ 调理食谱

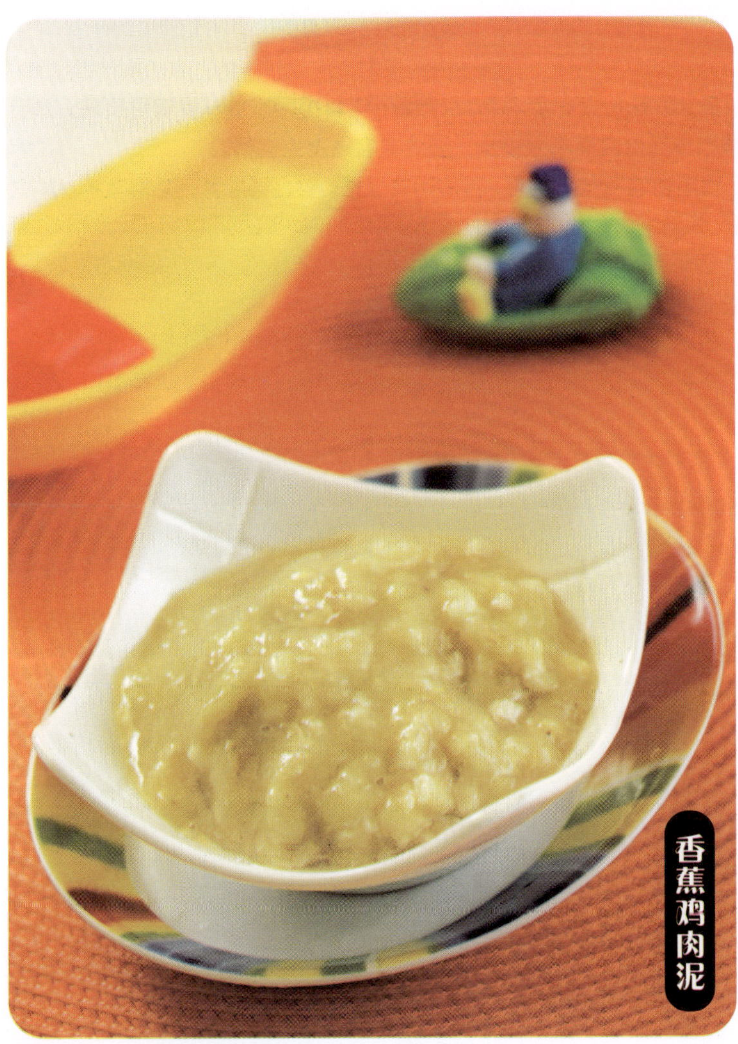

香蕉鸡肉泥

□材料：鸡肉、香蕉各适量

□调料：高汤5大匙

□做法

1.把鸡肉洗净，剁成极小的块；香蕉去皮，切小块。

2.锅里加入高汤、鸡肉、香蕉块一同煮至熟烂，取出，捣碎即可。

山楂核桃茶

□材料：核桃仁150克，山楂50克

□调料：白糖200克

□做法

1.核桃仁用水浸泡30分钟，洗净后，再加少许清水，磨成茸浆，越细越好，装入盆内，再加入适量的清水稀释调匀备用。

2.山楂拍破放入锅内，加清水适量，用中火煎熬成汁，去渣留汁。

3.再把山楂汁倒入锅内，加白糖搅匀，待溶化后，再把核桃浆缓缓倒入锅内，边倒边搅匀，烧至微沸，出锅装碗即可。

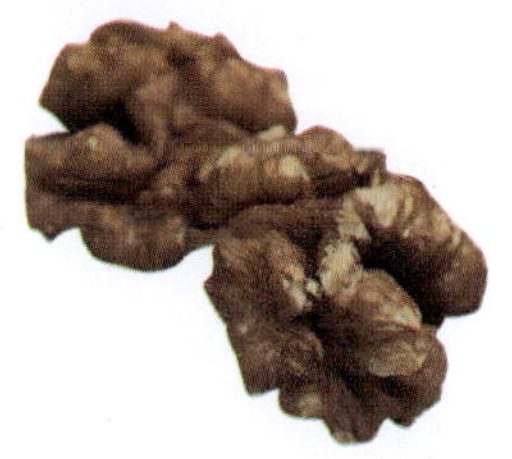

早晚养胃粥

□材料：粳米50克，大枣10个，莲子20克

□调料：白糖适量

□做法

1.莲子用温水泡软、去芯；粳米淘洗干净；大枣洗净。

2.三者同入锅内，加清水适量，大火煮开后，小火熬煮成粥。

3.加白糖调味即可。

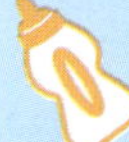

便秘

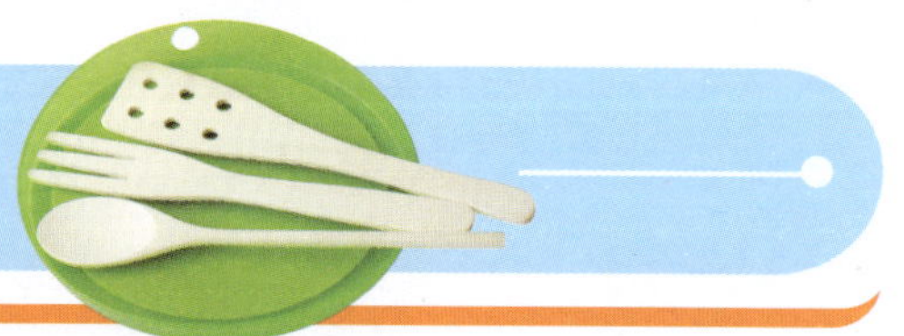

便秘是指肠道蠕动缓慢、水分吸收过多，导致大便干燥坚硬、次数减少、排出困难的一种常见疾病。由于宝宝膳食种类较局限，常吃的食物中纤维素少而蛋白质成分较高，因此很容易发生便秘。

由于宝宝的胃肠道神经调节不健全、胃肠功能发育不完善，若用药物通便，容易导致胃肠功能紊乱、发生腹泻等。因此对于宝宝便秘，食物疗法是最理想的。

不适表现

宝宝便秘时，主要表现为每次排便时排便困难、啼哭不休，甚至发生肛裂。肛裂的发生使宝宝对大便产生恐惧心理，造成恶性循环，时间久了，可引起腹胀、食欲减退和睡眠不宁等症状。

调养妙计

食物中的膳食纤维可促进肠道蠕动，改善便秘，对通便很有帮助。糙米、玉米、牛蒡、红薯、土豆、蜂蜜及大多数蔬菜、水果都含有丰富的膳食纤维，可适当给宝宝多吃一些。

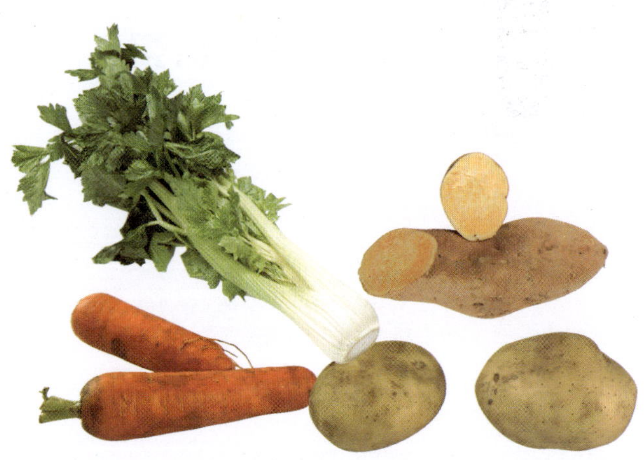

专家指导

若是母乳量不足所致的便秘，常有体重不增、食后啼哭等表现。对于这种便秘，只要增加乳量，便秘的症状便可随即缓解。牛奶喂养的宝宝更易发生便秘，这多半是因牛奶中酪蛋白含量过多，因而使大便干燥坚硬。这种情况可减少奶量，增加糖量，即把牛奶的含糖量由原来的5%～8%增加到10%～12%，并适当增加果汁。不满3～4个月的宝宝可在牛奶中加一些奶糕。奶糕中的碳水化合物在肠道内部分发酵后，可刺激肠蠕动，有助于通便。对于4～5个月以上的宝宝，可适当增加辅食，最好将菠菜、卷心菜、青菜、荠菜等切碎，放入米粥内同煮，做成各种美味的菜粥给宝宝吃。蔬菜中所含的大量纤维素等食物残渣，可以促进肠蠕动，达到通便的目的。

婴儿便秘经以上饮食调整效果仍不佳者，可给宝宝吃点香蕉，香蕉具有滑肠作用，短期内即能发挥润肠通便的作用，从而改善宝宝便秘。

调理食谱

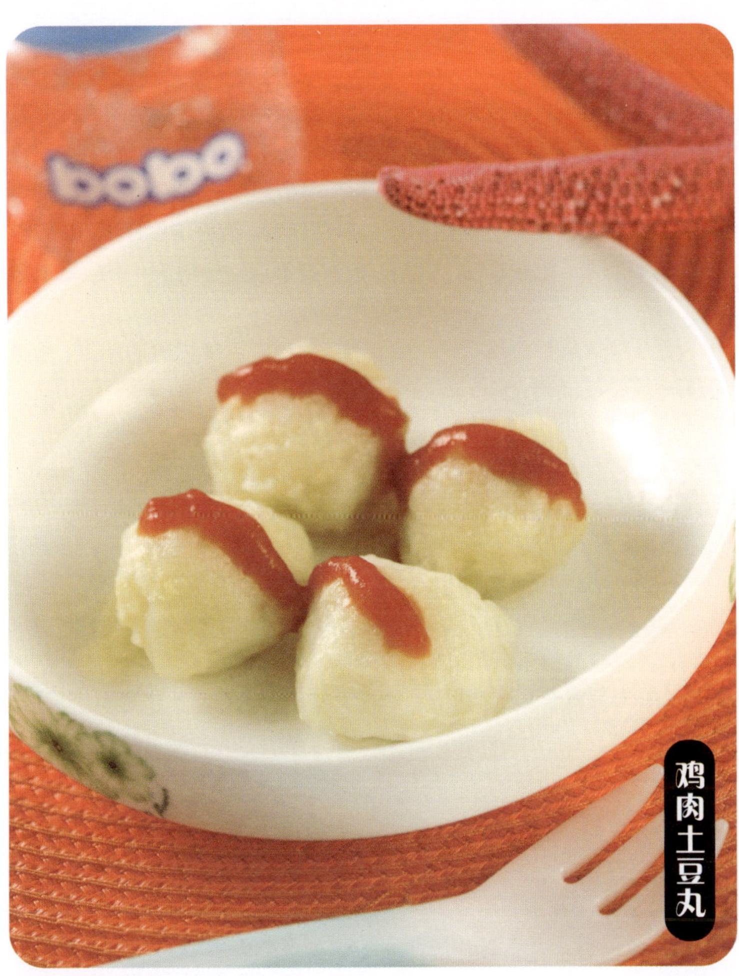

鸡肉土豆丸

□**材料：**鸡肉50克，土豆160克，嫩豆腐100克，熟胡萝卜泥1大匙

□**调料：**番茄酱少许，柴鱼高汤1大匙

□**做法**

1.土豆洗净，放入滚水中烫煮至熟透，取出，去皮后压成泥。

2.鸡肉洗净，放入滚水中烫熟，捞出沥干水分后切碎。

3.嫩豆腐以冷开水洗净，沥干水分后放入碗中，加入鸡肉末、土豆泥、熟胡萝卜泥和柴鱼高汤一起搅拌均匀，捏成小圆球，淋上番茄酱即可。

苹果泥

□**材料：**苹果1个

□**调料：**无

□**做法**

1.把苹果洗净，去皮切丁。

2.放入搅拌器中打成泥状即可。

芝麻茶

□**材料：**香油2小匙

□**调料：**白糖少许

□**做法**

1.把香油和白糖调匀。

2.开水冲服，早晚各1次。

杏仁芝麻粥

□**材料：**杏仁10克，黑芝麻20克，糙米适量

□**调料：**冰糖适量

□**做法**

1.将黑芝麻、杏仁、糙米洗净，泡在水里，浸胀后捞出，备用。

2.将三种材料一起放入碗内捣烂成糊，放入沙锅内，加入适量水煮开，然后用小火炖烂，加入冰糖，煮开即可。

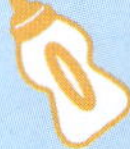

骨折

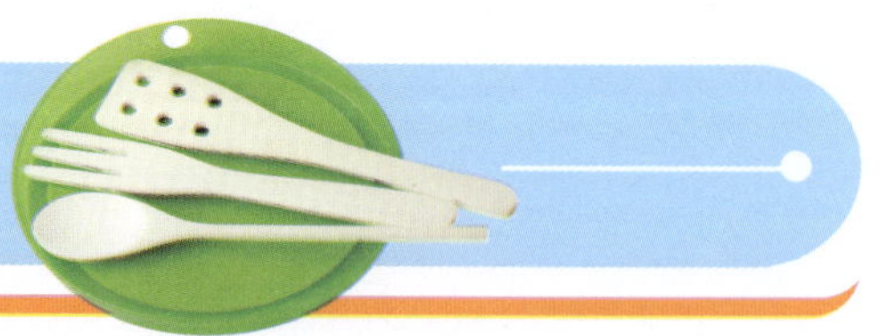

宝宝活泼好动，在游戏玩耍时，很容易发生意外情况，导致骨折。据统计，儿童骨折约占骨科病人的1/3。宝宝断骨的愈合需要一段时间，每个宝宝都会出现不同的愈合情况，快慢稍有不同。

如果宝宝发生骨折，即使是上肢骨折，也应卧床休息 3~7 天，这样有利于骨折部位的固定和康复。如果医生给宝宝使用石膏固定，家长要密切观察宝宝的四肢及身体的温度和感觉是否正常、肤色是否红润、四肢能否伸屈活动。如果发现宝宝的肢体有肿胀、发凉或麻木，皮肤苍白、青紫，或不能够活动等情况，都应马上带宝宝去医院复查。

在此需要注意的是，如果宝宝容易反复发生骨折，家长应注意是否有其他疾病存在，如内分泌障碍、骨骼异常等，并应及时向医生提供相应病史，及早诊治，及早治疗。

不适表现

宝宝身体局部有疼痛和压痛感，活动后疼痛有所加重；局部有肿胀、淤斑，受伤部位出现部分或全部的功能丧失；严重时肢体可出现畸形，如短缩、扭曲、旋转等；反常活动，即不该活动的地方产生活动；移动受伤部位可听到骨断端有摩擦的声音。如果宝宝有这些情况中的一种或几种，那么就极有可能是骨折。

调养妙计

矿物质和维生素对骨折的恢复很重要，尤其是钙质和维生素 D。应鼓励宝宝多吃一些富含钙和维生素 D 的食物，如牛奶、大豆制品、新鲜蔬菜和水果等。这些食物有助于骨折的愈合，帮助促进骨骼的生长发育。

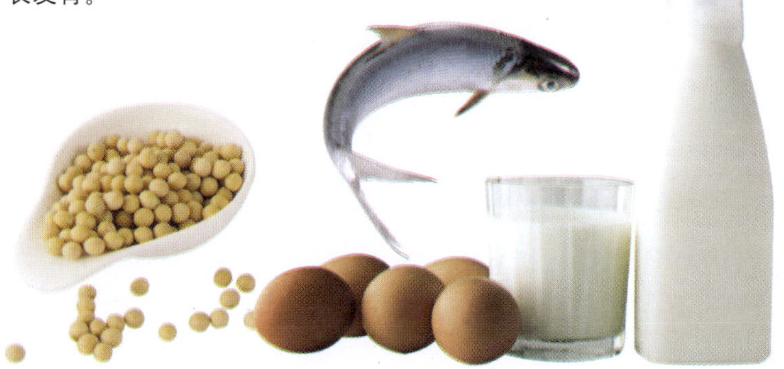

专家指导

骨折宝宝的饮食

宝宝骨折时，应补充丰富的蛋白质、维生素和矿物质。骨折初期，宝宝的胃口会比较差，应安排清淡的、易消化的食物，如给宝宝喝一些鱼汤、肉汤和蛋汤等。随着宝宝病情的恢复，食欲也会逐渐好起来，应适当增加富含蛋白质的食物，如瘦肉、鱼、蛋以及大豆制品等。

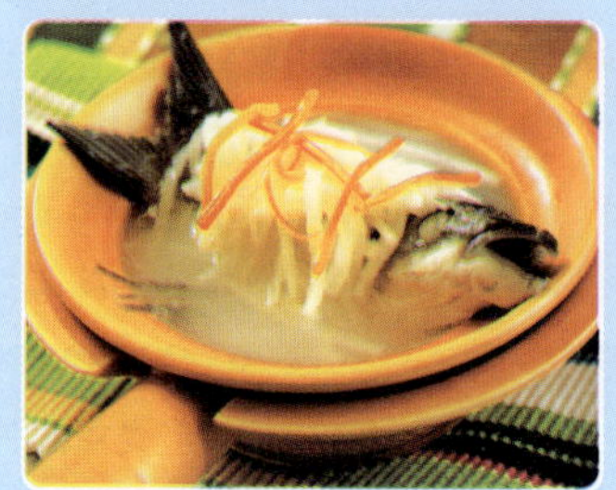

↑鱼汤口味清淡，营养丰富，有助于骨骼的生长发育，因此可给骨折宝宝多喝一些。

○ 调理食谱

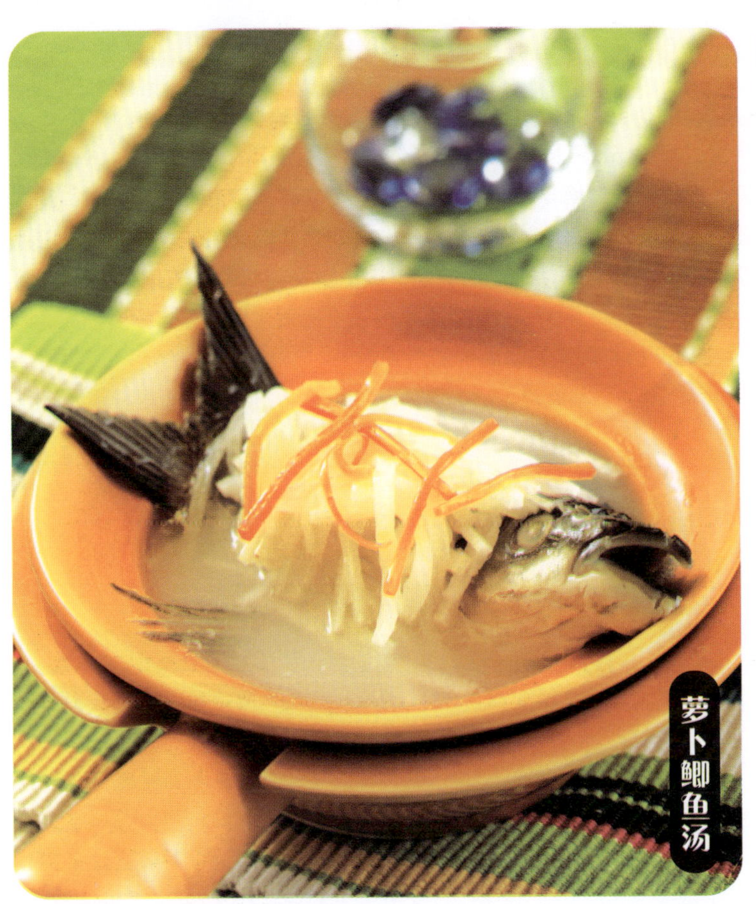

萝卜鲫鱼汤

□材料：白萝卜1个，鲫鱼1条，姜2片，红甜椒1/4个

□调料：盐、料酒各适量

□做法

1.白萝卜洗净，去皮，切丝；红甜椒去子，洗净，切成丝，备用。

2.鲫鱼去鳞，切洗干净，控干水分，备用。

3.油锅烧热，将姜片爆香，跟着放入鲫鱼煎香，浇些料酒，加入适量水煮滚。

4.再放入白萝卜丝、红甜椒丝，用中火煲1小时。

5.最后加盐调味即可。

莲子鲜奶露

□材料：莲子4克，鲜奶50克

□调料：白糖、水淀粉各适量

□做法

1.莲子去芯，在沸水中汆烫1分钟左右，捞起后倒入盅内。

2.加入适量开水，上笼用中火蒸30分钟，至六成熟，加入白糖，再蒸30分钟取出。

3.在奶锅中倒入鲜奶，然后把盅里的莲子和汤一起倒入锅内，微开后用水淀粉勾芡即可。

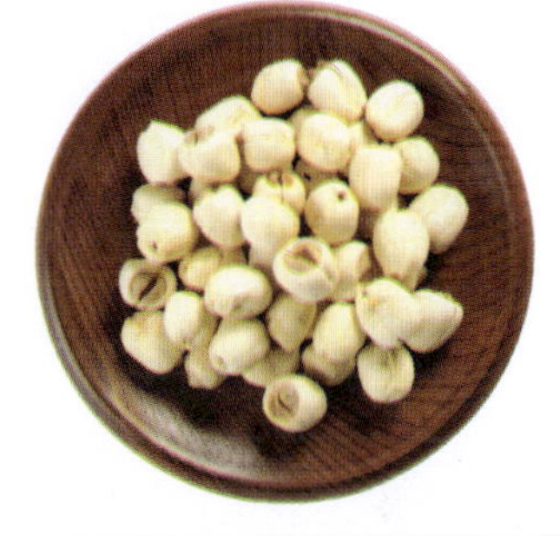

莲藕薏米排骨汤

□材料：排骨600克，莲藕500克，薏米1大匙

□调料：盐适量

□做法

1.莲藕去皮洗净，切成厚片；排骨汆水。

2.锅内加水烧开后把材料全部放入，大火煮开后用小火煮2小时。

3.最后用盐调味即可。

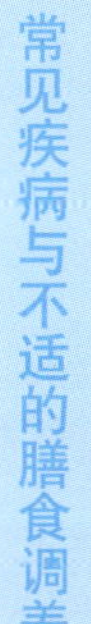

暑热症

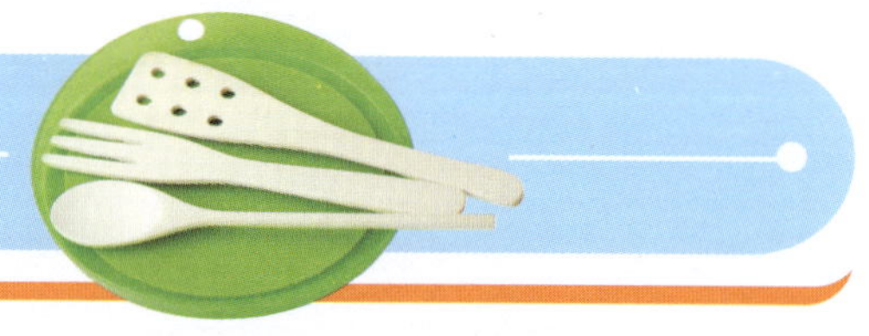

暑热症为婴幼儿时期特有的发热性疾病，又称为夏季热。此病表现为盛夏期间婴幼儿发热经久不退，常待秋凉后自愈。

本病多见于我国中、南部地区，多发生在炎热和湿度相对较高的季节。本病多于盛夏季节缓慢起病，具体表现为长期迁延性发热、热型不定、体温常在38℃～40℃之间。有的患儿表现为持续高热，有的患儿表现为不规则发热。一般在外界气温发生变化时，患儿的体温往往随之而波动，气候愈热，体温愈高。反之，气候转凉后，体温亦随之下降。一般情况下，发热可持续1～3个月。一般认为，暑热症的发生是由于气候炎热时，体温调节中枢功能失调，不能通过各种途径维持产热和散热的动态平衡所致。

需提醒家长的是，宝宝患暑热症后，若体温持续超过39.5℃，并伴有惊叫、嗜睡，甚至惊厥等神经系统症状时，则应及时到医院诊治。

不适表现

主要表现为入夏后长期低热不退、形体消瘦、神疲乏力、烦躁无汗、多饮多尿、头额较热、皮肤干燥灼热、无汗或少汗、小便频数清长、精神烦躁、舌质红、苔薄黄等。

调养妙计

注意宝宝的饮食营养，饮食宜清淡，少吃油腻和刺激性食物，多给宝宝吃高蛋白、高维生素而又易于消化的流质及半流质食物，如奶及奶制品、蛋类、肉类、新鲜蔬菜、水果等。

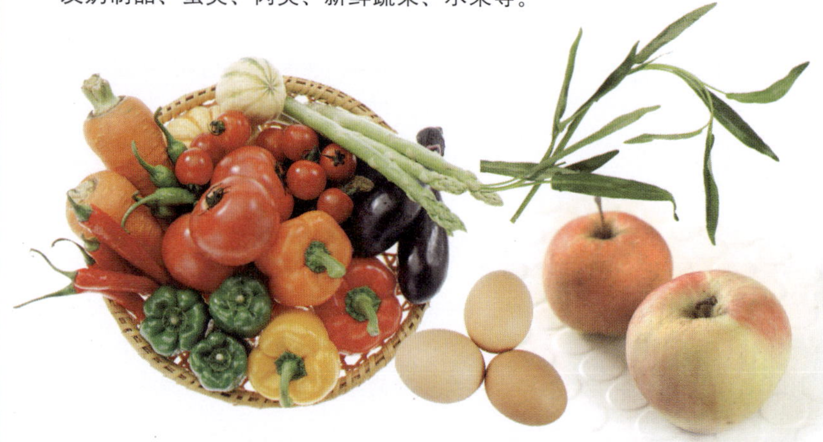

专家指导

宝宝暑热症不但病情重，而且发病急，对宝宝生长发育会产生不良影响。因此，家长应注意预防。教育宝宝不要在烈日下长时间玩耍，并适当给予冷饮解暑。平时还要注意宝宝的饮食和营养，以增强体质。

夏天要注意室内通风，保持凉爽。并可用鲜藿香、薄荷、青蒿等中药煎汤代茶，以预防本病的发生。对已患过本病的宝宝，有条件的可在第二年夏季来临时，移居凉快的地方。

中药治疗暑热症疗效较好。通常可服用六一散、金银花露，或将金银花、杭菊花煎汤代茶饮，都能消暑热、解烦渴。

调理食谱

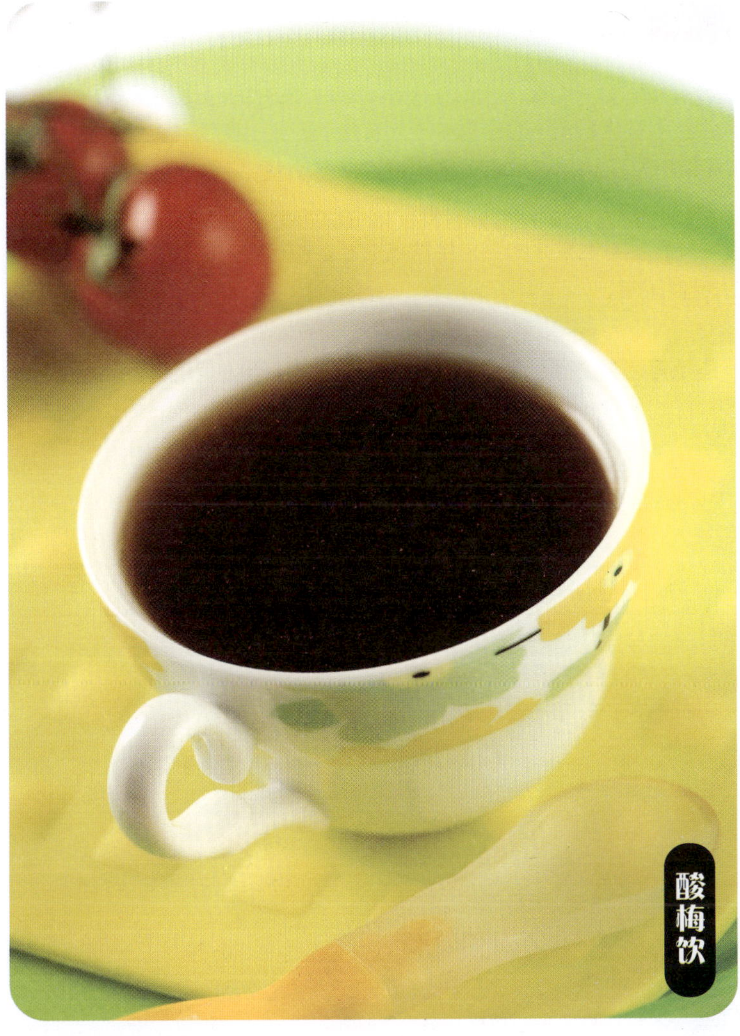

酸梅饮

□**材料：** 酸梅20个

□**调料：** 冰糖少许

□**做法**

1.把酸梅用煮沸的水冲泡。

2.在酸梅水中加入少许冰糖，待放凉后即可饮用。

荷叶饮

□**材料：** 鲜荷叶100克

□**调料：** 白糖100克

□**做法**

1.将荷叶洗净，加适量水煎煮。

2.煮沸后加白糖，稍沸即可。

冬瓜荷叶汤

□**材料：** 冬瓜500克，嫩荷叶1张

□**调料：** 盐适量

□**做法**

1.冬瓜洗净，连皮切块；荷叶剪碎，加水煮汤。

2.汤成去荷叶，加盐调味即可。

草菇莴笋汤

□**材料：** 草菇100克，莴笋50克，姜片适量

□**调料：** 盐、清汤各适量

□**做法**

1.草菇去尽根蒂、泥沙、洗净后撕成块；莴笋去老叶、根皮，切成长7厘米的条，洗净，备用。

2.油锅烧热，放入莴笋条、草菇块同炒，加入姜片、盐，再加入清汤，煮至莴笋条断生，捞出姜片不用，倒入汤碗即可。

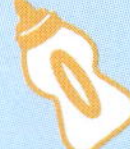

尿床

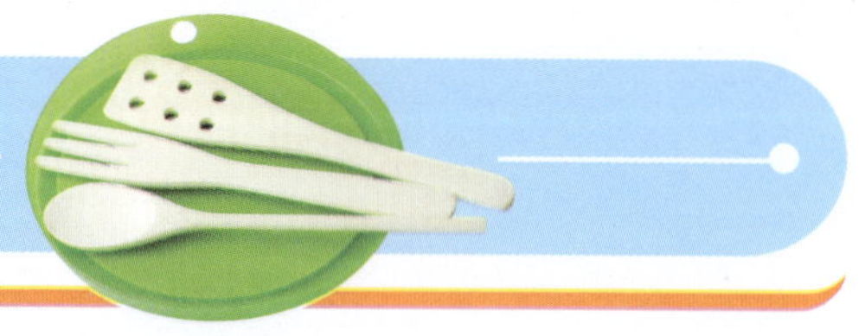

这里的尿床主要是指3岁以上的宝宝在夜间熟睡中小便不受控制地排出的一种疾病，3岁以前的宝宝经常在熟睡中尿床的情况不能算是此病。尿床的宝宝轻者数天一次，重者天天发生，甚至一夜数次。宝宝夜晚尿床主要与宝宝神经系统发育不完全、膀胱容量较小以及睡前饮水较多或玩得过度等有关，只有少数是因为器质性病变导致的，如泌尿道畸形等。

对于器质性病症引起的尿床要及早就医，而功能性尿床则需采用饮食疗法。平时家长要注意宝宝营养的均衡，以调理宝宝的脾胃和肾脏，尽量避免宝宝尿床。

经过研究发现，尿床自愈晚的宝宝平均智商低于正常宝宝，在身体发育方面比正常宝宝迟缓，长大后身高、体重平均低于正常人，且容易出现泌尿、生殖等诸多生理问题。另外，多数人具有一定的心理障碍，如自卑、内疚、胆怯、紧张等。

不适表现

- 睡得较沉，不宜唤醒，爱说梦话。
- 梦中遗尿，尿量多，尿液色清或色黄。
- 有些宝宝面色苍白或智力落后。
- 平常手足心热，性情急躁。
- 舌红苔黄。

调养妙计

所有加工过的食品、含糖或高碳水化合物的食物、牛奶和所有奶制品、巧克力等食物要少给宝宝吃，尤其是在临睡时更不能食用。

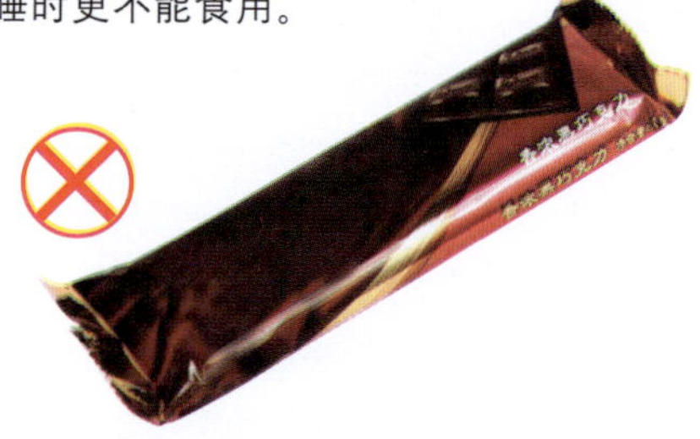

建议可以让宝宝傍晚时服用钙（500毫克）和镁（250毫克）及一些不会引起过敏的食物。

专家指导

对于尿床的宝宝，家长应当帮宝宝分析原因，想办法克服。如果是吃饭吃得过饱引起的，应当提醒宝宝睡前节食；如果是玩得太累引起的，应当注意不让宝宝玩耍过度；如果孩子是因为学习负担重、压力大的原因，应当多方开导宝宝；另外，家长应仔细观察，在宝宝容易尿床的时间前，及时叫醒宝宝上厕所，使其养成习惯，形成条件反射。

此外，对于经常尿床的宝宝，家长应注意以下禁忌：

- 不宜多吃盐和糖。因为多盐多糖皆易引起多饮多尿。
- 忌食生冷食物。因为生冷的食物会削弱宝宝的脾胃，进而影响肾脏功能。
- 晚餐不宜让宝宝摄入过多的水，以免引起夜间尿床，同时也要养成宝宝定期排尿的习惯。

调理食谱

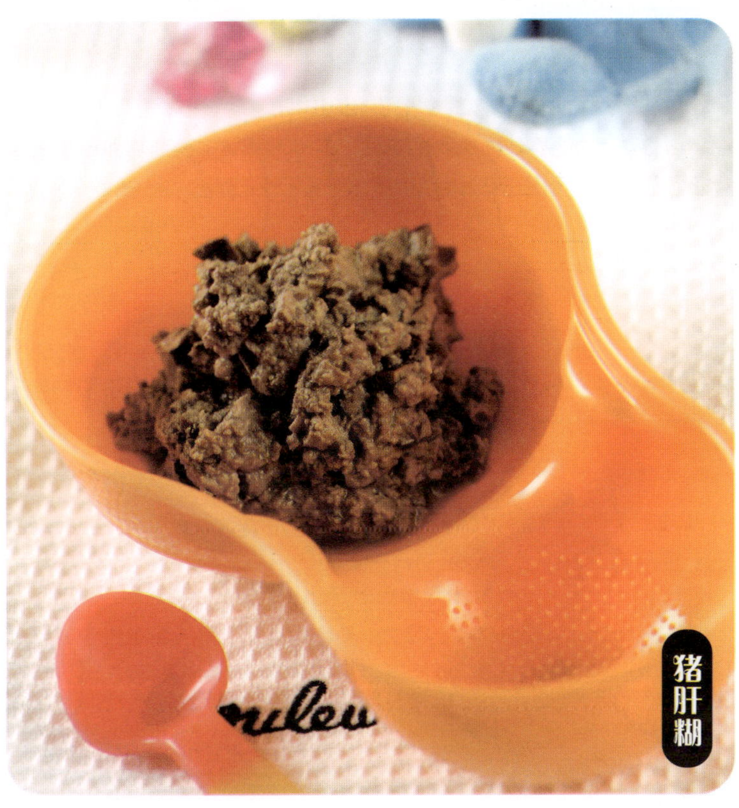

猪肝糊

□材料：猪肝 15 克，猪骨汤 150 克

□调料：盐适量

□做法

1.将猪肝洗净，放入沸水中氽烫去血水，再煮10分钟，取出剥去筋膜，研碎，备用。

2.猪骨汤放入小锅内，加入研碎的猪肝，煮成糊状，加入盐搅匀即可。

贴心小提示

中医则认为小儿尿床是肾气不足、下元虚冷、肝脾气虚、肝经湿热或病后虚弱所致。而猪肝具有补肝肾的作用，可以改善小儿因肾气不足、肝胆火旺引起的遗尿症状。

糯米糕

□材料：糯米500克，枣泥馅250克

□调料：白糖 100 克

□做法

1.将糯米用清水洗净，放入水盆内，加上清水，上笼蒸40分。

2.将蒸好的糯米饭倒在湿布上包好，蘸凉水，反复揉搓，使米饭变成泥状。

3.手蘸凉水，揪一块糯米面团(约三十分之一)，压扁，包入适量枣泥馅，收口，按成小圆饼形。

4.投入热油锅内炸至金黄色捞出，食时放盘内蘸上白糖即可。

淮山内金粥

□材料：淮山 15～20 克，鸡内金 9 克，小米 150 克

□调料：白糖适量

□做法

1.将淮山、鸡内金研成细末；米淘洗干净。

2.锅置火上，放入适量清水、小米、淮山、鸡内金末共同煮粥。

3.米熟烂后，加适量白糖调味即成。

贴心小提示

鸡内金具有收涩止遗尿的作用；山药可补脾养胃、补肺益肾。此粥非常适合脾肾虚弱所致尿床的宝宝经常食用。

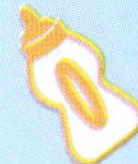

儿童多动症

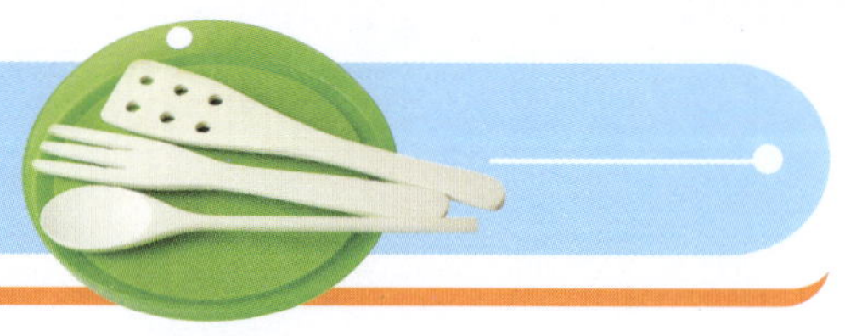

儿童多动症是指儿童表现出与其实际年龄和心理生理发育阶段明显不相称的以活动过多，注意力不集中，容易激动、冲动、任性和情绪不稳定为主要特征的行为障碍。虽然智力正常，但学习困难、运动功能不协调或能力较差。多动症是“儿童活动过多综合征”的简称，是由多种原因导致的一种行为障碍。

研究表明，营养不平衡是造成儿童多动症的一个重要因素。

不适表现

>>活动过多

从小就兴奋多动，最引人注意的是能走步时就好跑动，或爬上爬下，不能静坐。想干什么就马上干什么，乱翻东西，对图书、玩具等毫不爱惜，片刻也难于安静。

>>注意力不集中

特别是不能专心听大人说话，注意力涣散，易受环境干扰而分心，经常东张西望，心不在焉或凝神发呆。

>>任性冲动、情绪不稳定

表现为幼稚、任性，克制力差，易激怒或冲动。情绪不稳定，为了一些小事就喊叫或哭闹，脾气暴躁，常根据瞬间冲动行事，不考虑后果，可能突然做出一些危险举动及破坏行为。

>>学习困难

本症患儿大多智力不低，但由于好动贪玩，注意力不集中，以致学习困难、不专心。

>>行为问题和适应困难

行为问题不少，如说谎、逃学、斗殴、惹事生非、偷窃等。

>>难以做到眼手协调和保持平衡

特别是在涂色、剪纸、系扣子等活动中明显感到困难，控制力差。

调养妙计

要注意膳食多样化，忌偏食，适当减少高糖、高蛋白食物的摄入，多吃西红柿、橘子等水果和新鲜绿叶蔬菜；少用胡椒、辣椒等刺激性强的调味品以及含有添加剂的食品；还要常吃些含钙丰富的食品，如奶制品、小鱼、小虾、骨头和鸡蛋等；多吃核桃、花生、芝麻、木耳等益智食物，可改善脑神经功能；在海产品中，如海带、紫菜、海蜇等，也有一定的镇静作用。

专家指导

患多动症的宝宝，一般动物蛋白质的摄入量过多。蛋白质对宝宝生长发育固然非常重要，但摄入过多，当超过每千克体重正常需要量时，其分解代谢的产物会引起宝宝烦躁不安和好动。此外，钙摄入不足、吃糖过多以及铅的摄入，与宝宝多动症的发生均有一定关系。

对患有多动症的宝宝，除药物和精神治疗外，合理膳食也是一项重要的治疗措施。

调理食谱

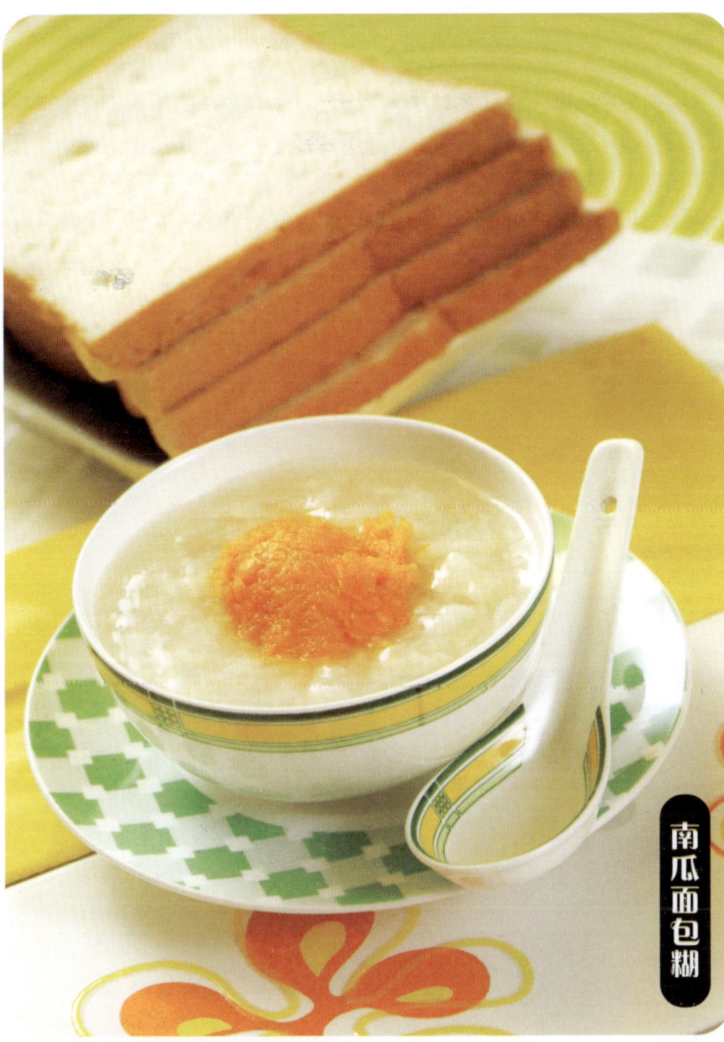

南瓜面包糊

□**材料：** 面包1/4片，南瓜泥2小匙

□**调料：** 高汤100毫升

□**做法**

1.面包去四周硬边，撕小块，加进高汤煮烂。

2.南瓜削皮去子，洗净，煮熟后磨成泥，放在面包糊上。

黑木耳红枣羹

□**材料：** 黑木耳8朵，红枣20颗

□**调料：** 无

□**做法**

取黑木耳泡开，洗净；红枣洗净去核，将二者放入粉碎机里，加入一小碗水，打碎成稀糊状后倒入锅中，加水烧开即可。

藕粉花生羹

□**材料：** 花生10粒，藕粉适量

□**调料：** 无

□**做法**

1.花生泡软，在粉碎机里打碎后倒入锅中，再加入藕粉及小半碗水。

2.待烧开烧透后，每天给宝宝吃小半碗。

白鱼肉煮菜

□**材料：** 胡萝卜1/8根，洋葱1/8个，白鱼肉1/8条

□**调料：** 盐少许，淀粉适量，菜汁适量

□**做法**

1.胡萝卜和洋葱洗净，煮软，捣碎。

2.白鱼肉洗净，煮后捣烂。

3.把做好的材料放小锅里，加盐，用菜汁煮开后用淀粉勾芡增加黏性即可。

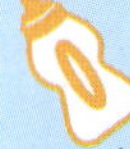

宝宝近视

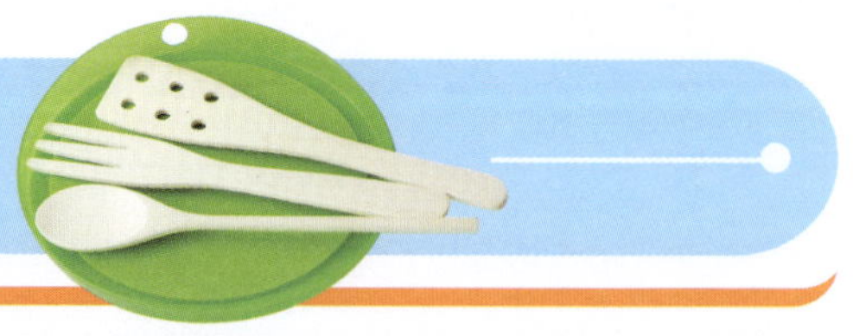

眼睛的调节作用处于完全静止的状态时，平行的光线经过眼睛的屈光系统，在视网膜（眼底）之前形成焦点，使得从远距离的目标上发出的光线不能在视网膜上聚成清晰的焦点，而是形成一个弥散圈，也就是说，物体无法清晰地呈现，而是一个模糊的轮廓。这种屈光状态称为“近视”。

在造成宝宝近视的原因中，除了遗传因素和环境因素外，饮食不当也是导致宝宝近视的一个诱因，常食精细食物不利于宝宝的视力发育。因此要预防宝宝近视就要改变这种饮食状况。

不适表现

近视一般表现为观察远距离物体，视力减退；而观察近距离物体，视力正常。

如果长期近距离地用眼可造成眼内睫状肌过度收缩，引起过度调节甚至调节痉挛，同样可使得平行光线聚焦于视网膜之前，看远处物体便看不清楚，从而造成与近视相同的临床表现，这就是所谓的“假性”近视，或称为调节性近视。这种现象在儿童和青少年当中尤为多见（因其眼睛的调节力强）。

调养妙计

近视的形成与膳食有关系。多数近视患儿的血钙偏低，维生素A缺乏。眼睛近视后，要多补充维生素A、B族维生素和钙、铬、锌等微量元素，少吃糖果和高糖食品。多吃植物性食物，如胡萝卜、西红柿、菠菜等深绿色及黄色蔬菜；动物性食物，如鸡蛋、动物的肝脏、鱼甘油等富含维生素A的食物也要多吃。

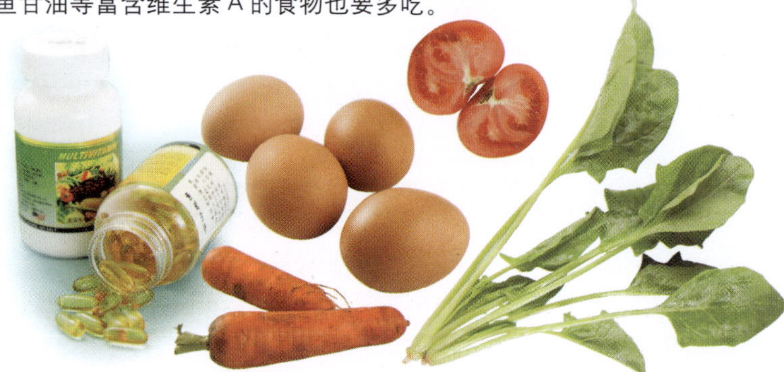

专家指导

高脂肪的食品有损宝宝的视力。有的宝宝特别钟爱高脂肪的零食，如巧克力、糕点、薯片、人造黄油等。这些食品都会损害宝宝的视力。特别是喜欢吃甜食的宝宝，近视的发生率会远远高于其他宝宝。过量的甜食会使体内大量的碱性物质、维生素B_1被消耗掉，引起视力发育不良。如果过多地进食糖，会导致体内微量元素铬的储存减少，引起眼睛晶状体和房水渗透压的变化，导致近视的发生。同时，糖是酸性物质，过量摄取会引起体内碱性物质的缺乏，从而会引起缺钙，而缺钙也是引起近视的原因之

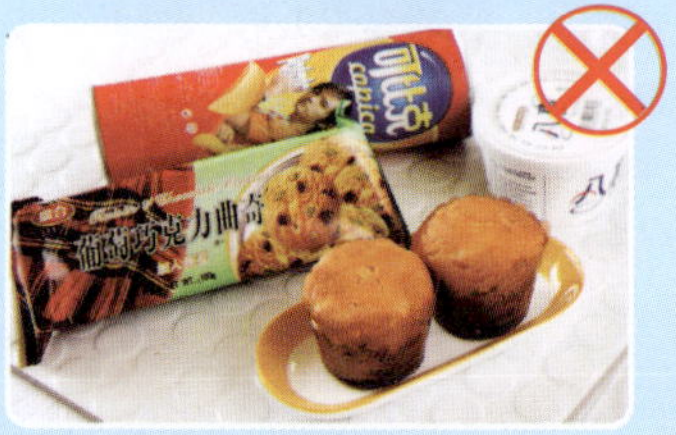

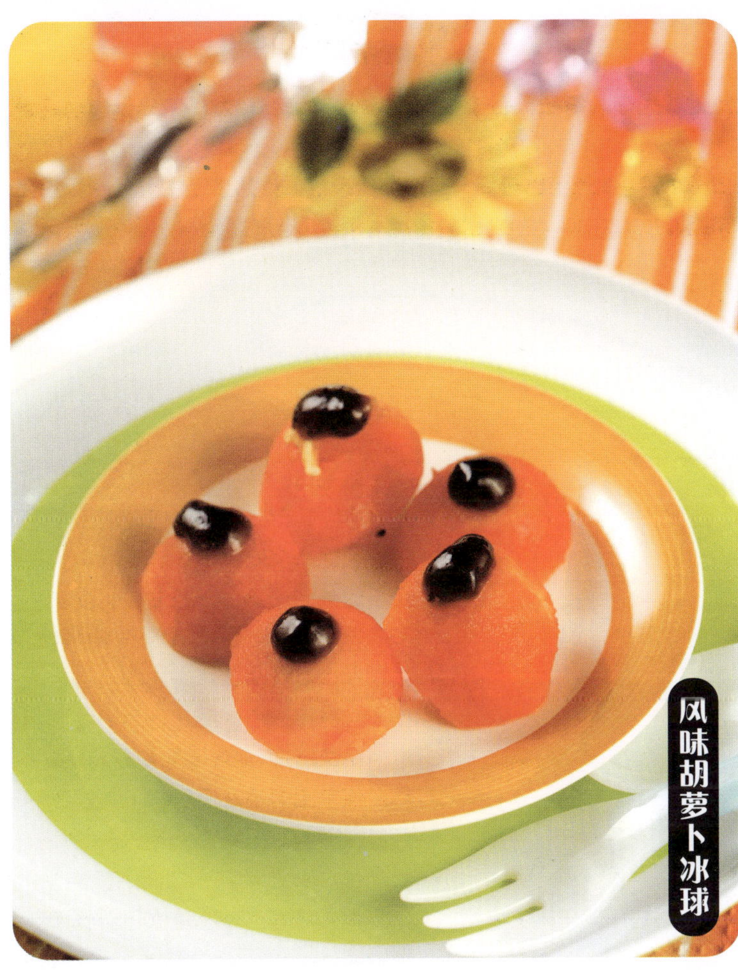

风味胡萝卜冰球

□材料：胡萝卜80克

□调料：蓝莓酱20克

□做法

1.先将胡萝卜洗净，放入锅中煮至熟透。

2.用挖匙器将胡萝卜挖成小球状，放入冰箱稍微冷藏。

3.将冷藏过的胡萝卜球放入透明容器里，依宝宝的喜好淋上蓝莓酱即可。

枸杞肉丝

□材料：枸杞子100克，猪瘦肉300克，青笋10克

□调料：香油、料酒、酱油、盐各适量，猪油100克

□做法

1.将猪瘦肉洗净，切成6厘米左右的细丝；青笋也同样做法；枸杞子洗净。

2.炒锅置火上，加入猪油，烧至七成热时，放入肉丝、笋丝煸炒，加入料酒、酱油、盐，放入枸杞子，翻炒几下，淋入香油即可。

芝麻肝

□材料：猪肝50克，鸡蛋1个，芝麻20克，面粉10克，姜末少许

□调料：盐少许

□做法

1.将鸡蛋打散搅匀；将猪肝洗净，切成小薄片，用盐、姜末腌一下，蘸上面粉、鸡蛋汁和芝麻。

2.将油放入锅内，烧至七成热时，放入上了浆的猪肝片，炸熟即出锅，不要炸太老。

贴心小提示

做这款料理要按面粉、鸡蛋、芝麻这一先后顺序分别蘸匀，炸时油温不能太高，以免把芝麻炸糊。

水痘

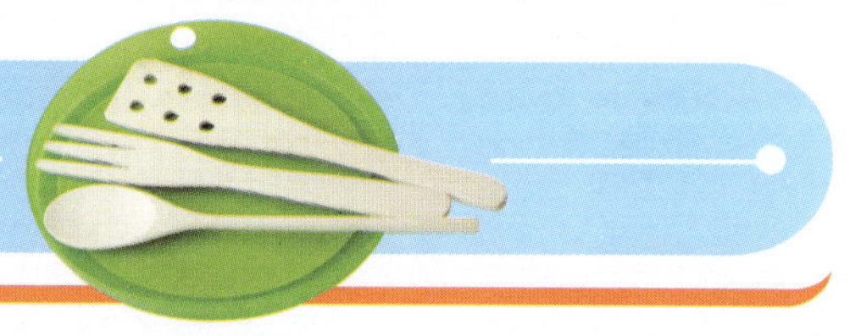

水痘是一种常见的儿科疾病，是由水痘带状疱疹病毒初次感染引起的急性传染病。以发热及成批出现周身性红色斑丘疹、疱疹、痂疹为特征。

水痘传染性强。患儿为主要传染源，出疹前1～2天至出疹后5天都有传染性。传播途径主要是呼吸道飞沫或直接接触传染；也可间接通过接触物传染。

本病以冬春季发病为主，2～10岁的宝宝发病较多，一次发病可终身免疫。

不适表现

- 皮肤上有瘙痒感的疱疹样皮疹。
- 红色的斑后疹，有红晕的发痒的水疱，与水疱干燥后的结痂可能同时出现。
- 伴有轻度的头痛、发烧。
- 易引发口腔溃疡，宝宝饮食时会感到疼痛。

调养妙计

宝宝长水痘期间，家长不能让宝宝进食以下食物：

- 温热、辛燥的食物。如姜、蒜、葱、韭菜、洋葱、芥菜、蚕豆、荔枝、桂圆、红枣、木瓜、核桃、李子、橄榄、山药、黑木耳、狗肉、羊肉、牛肉、鸡肉、鸭肉、鲤鱼、鳝鱼、鲢鱼、海虾、酸菜、醋及过甜过咸的食物等。
- 温热的补品。如人参精、鹿茸精等。
- 油腻的食物。如动物油、奶油、甜点心、蛋糕、烤鸡、烤鸭、花生油、油炸食品等各种油腻凝胃的食物。

另外，发热出疹期要卧床休息，给宝宝多喝水，并供给营养丰富、容易消化的食物，如牛奶、鸡蛋、水果、蔬菜等。

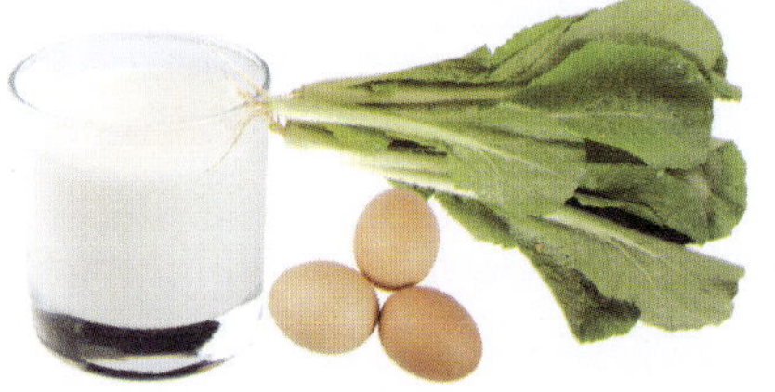

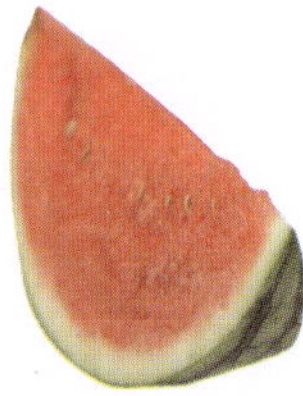

专家指导

宝宝长水痘时要预防受凉感冒，尤其不要吹风；常洗手洗脸，勤换衣，保持皮肤清洁；注意衣物和用具的清洁消毒，讲究卫生；居室要经常通风，温度、湿度要适宜；剪短指甲，避免小儿抓伤皮疹而引起感染；对于较小的婴儿，为了促进水疱尽快结痂，最好不要用尿布，并尽量使宝宝的小屁屁保持干爽；在痂皮脱落前，不要让宝宝和其他宝宝接触，以免传染给别的宝宝。

如果瘙痒严重，可擦炉干石洗剂止痒，也可服用扑尔敏等药物；疱疹破溃后可涂龙胆紫，已有感染可局部涂一些消炎软膏，必要时可服用黄连素、磺胺类药物；切忌使用肤轻松、强的松一类的软膏，以免造成全身性水痘。如出现持续高烧、咳嗽、头痛、胸痛或疱疹密集，色红赤、疱液混浊以及已经发生弥漫性脓疮、蜂窝组织炎或淋巴腺炎的患儿，则需立即送医院治疗。

调理食谱

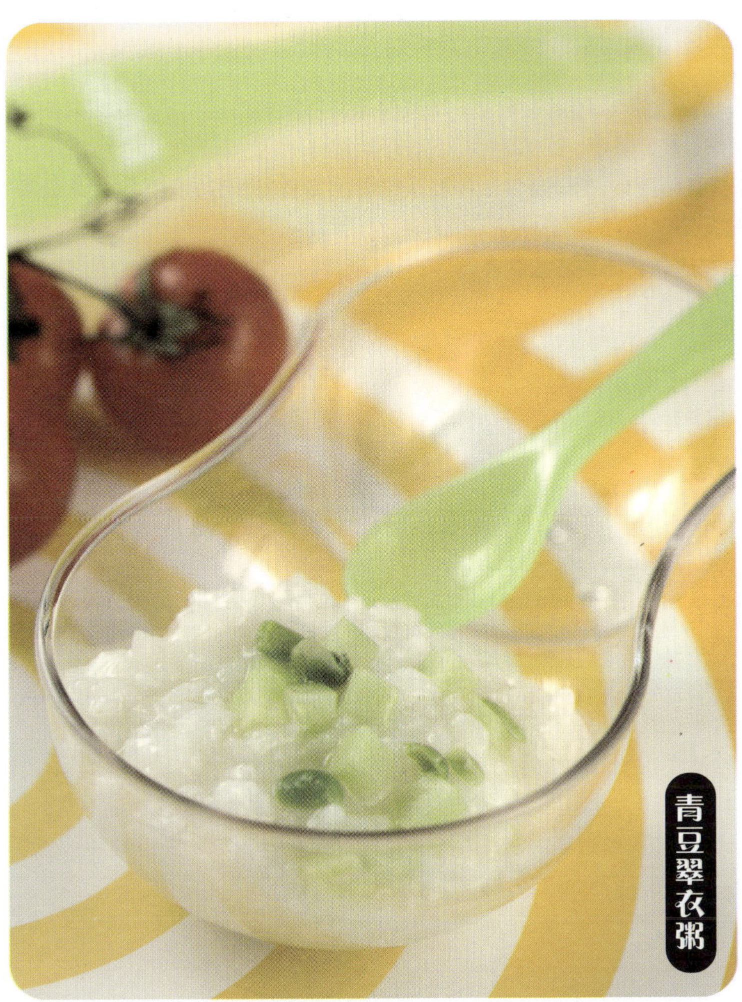

青豆翠衣粥

□材料：粳米100克，西瓜皮、青豆各50克

□调料：无

□做法

1.把青豆洗净后用温水浸泡2小时，然后与粳米一同放入锅中。

2.锅中加水适量，小火熬煮青豆烂熟时，放入去掉绿色外皮的西瓜皮，继续煮10分钟即可。

水果乳酪沙拉

□材料：土豆1/4个，草莓、猕猴桃各1个

□调料：乳酪1小匙

□做法

1.把土豆洗净，煮熟后去皮捣碎。

2.草莓洗净，猕猴桃去皮，二者均切碎。

3.把做好的材料与乳酪一起搅拌均匀即可。

美味橙子南瓜

□材料：橙汁、南瓜瓤各20克

□调料：无

□做法

1.向橙汁里加2倍的凉开水。

2.把南瓜瓤切细煮熟后放到橙汁中搅拌均匀即可。

胡萝卜香菜羹

□材料：胡萝卜、香菜各60克

□调料：冰糖适量

□做法

1.将胡萝卜、香菜均洗净切碎，放入小锅中，加适量水煮至熟烂，加冰糖调味即可。

2.每日1剂，分3次服完。连服一星期，婴儿只服汤汁。

惊风

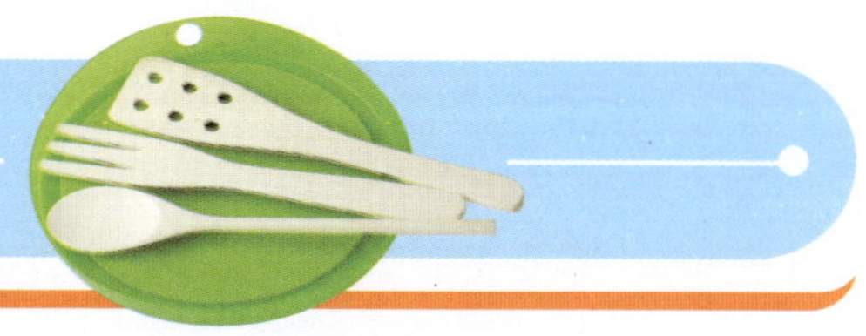

惊风又称惊厥，民间称之为"抽风"，是宝宝常见的危急重症，可发生于许多疾病的过程中，临床以抽搐并伴有神志障碍为特征。其特点是发病突然、变化迅速、证情凶险。好发于6个月~2岁的宝宝，年龄越小，发病率越高。根据其临床表现分为急惊风与慢惊风两类，由于宝宝的神经系统调控抑制和兴奋的能力比大人弱得多，因此一遇到感染、高热等病症时就会发生惊风。

宝宝一旦患有惊风，除了需要治疗原发病外，还要注意饮食调养。

不适表现

>>急惊时

- 常高烧39℃以上。
- 面色赤红，呼吸急促，躁动不安。
- 口吐白沫。
- 大小便失禁。
- 神志昏迷、双目上视、牙关紧闭、四肢抽搐。

>>慢惊时

- 嗜睡，无精打采。
- 双手紧握。
- 抽搐无力，时而发作，时而停止。
- 有时会在沉睡中发生痉挛。

调养妙计

给宝宝补充维生素D不要过量，因为维生素D过量可能会引起惊风。另外，平时要注意宝宝的营养均衡，不要给宝宝过多的压力。

专家指导

惊厥急救

宝宝惊厥时，很多家长往往惊慌失措，不知该如何是好，有的家长还大声呼喊、用力摇晃宝宝，其实这样做是不对的。当宝宝出现惊厥时，家长应先保持镇定，留意一下宝宝的呼吸道是否出现障碍及身体是否因惊厥而撞伤，然后依照下面的步骤为他进行急救，一般情况下短暂的惊厥很快便会自然停止。如果情况比较严重，应选最近的医院处理。事后可带宝宝到大一点的专科医院去作进一步诊断，以便采取更好的对因治疗。

1.首先让惊厥的宝宝躺卧于宽敞的位置，若四周有硬物便将之移开，让宝宝保持侧卧的姿势。并用手托着宝宝发尾近颈位置，以防他因惊厥而扭伤颈部。

2.然后留意一下宝宝的呼吸是否顺畅，嘴唇是否变蓝、口部是否有分泌物流出及身体是否撞伤。如果宝宝有分泌物流出，要用清洁的纱布帮他抹去，以防止分泌物倒流而出现哽喉的情况。

3.当宝宝惊厥完毕后，家长可用枕头承托着他的背部，让他仍然保持侧卧的姿势在床上休息。

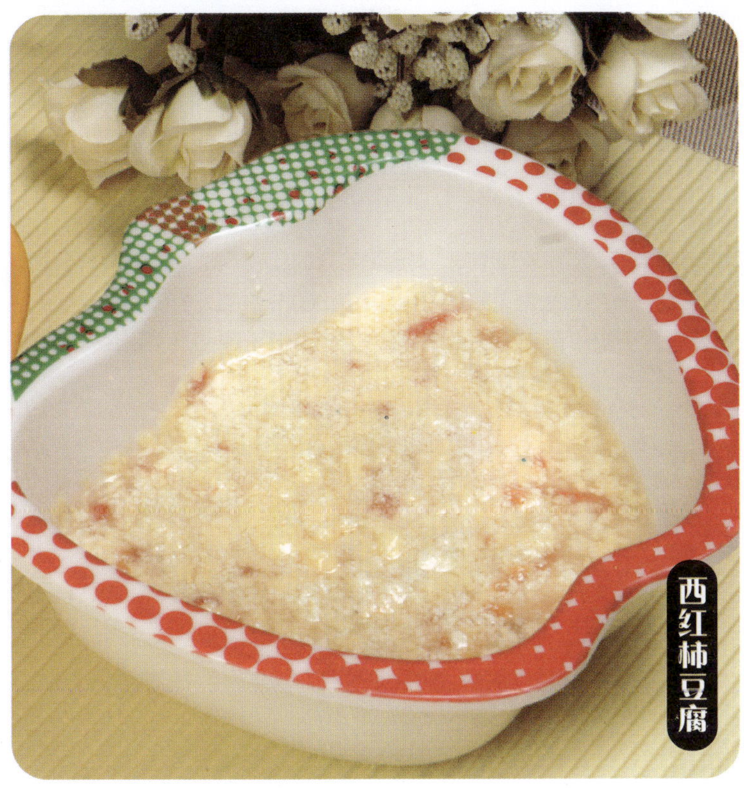

西红柿豆腐

□材料：西红柿1/4个，嫩豆腐1大匙，玉米粉少许

□调料：无

□做法

1.西红柿洗净，剥皮去子，切末，备用。

2.嫩豆腐洗净，用热水烫过后，加少许玉米粉用水调稀。

3.所有材料搅匀后略煮，放置一旁晾凉。

贴心小提示

西红柿味甘、酸，性凉，能清热止渴、养阴凉血，同时能养肝胃、清血热。小儿有急惊风时，食用此菜具有显著效果，也可给惊风的宝宝单饮西红柿汁，也有不错的效果。

大枣百合炖猪脑

□材料：百合适量，大枣6颗，猪脑2具

□调料：盐适量

□做法

1.把大枣洗净，去核；猪脑去红筋衣膜，洗净。

2.所有材料一起放入炖盅中，加适量水，隔水炖1小时。

3.最后加盐调味即可。

贴心小提示

百合具有润肺清火、补中益气、清心安神、定胆的功效；红枣性味甘温，可补气血、调脾胃；猪脑具有益脑髓、补虚劳、镇惊安神的功效。此菜特别适合惊风的宝宝食用。

香酥山药

□材料：山药500克，豆粉100克

□调料：淀粉、醋、白糖各适量

□做法

1.将山药洗净，蒸熟后去皮，切成段，再一切为二，用刀拍扁。

2.油锅烧至七成热时放入山药，炸成金黄色时捞出，备用。

3.另起热锅，放入炸好的山药、白糖和适量水，小火烧5～6分钟后转为大火，加入醋，用淀粉勾芡，淋上熟油即可出锅。

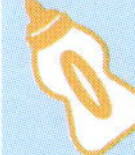

湿疹

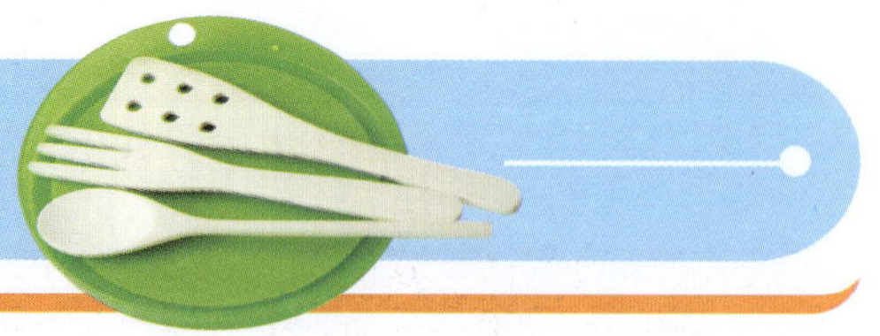

婴幼儿湿疹，民间又称其为“奶癣”、“奶疮”、“胎毒”、“湿毒”等，是一种常见的婴幼儿皮肤疾病。湿疹主要分布在面部、额部眉毛、耳廓周围，面颊部也有，严重的可蔓延到全身，尤以皮肤皱褶处多发，比如肘窝、腋下等处。湿疹通常在宝宝出生后一两个月内起病，一般在2岁左右自动缓解。每年10月初冬到次年春夏季节较为多发。

同是婴儿湿疹，表现可大相径庭。不同类型的湿疹，皮损表现不同，对药物治疗的反应不同，愈合的快慢程度不同，婴儿的感受也不同。常见的湿疹类型有三种。其中，最常见的是湿润型，其次是干燥型，第三是脂溢型。

湿疹容易反复，不过家长不必着急，除了病情较重的要去医院治疗外，一般情况下只要在家精心护理就可治愈。

不适表现

>>湿润型

多发育比较胖的小婴儿。湿疹好发部位是头顶、额部、两脸颊部，分布比较对称，发生湿疹的地方可见到红斑、小丘疹、小包，还常常有糜烂、结痂，总体看上去较湿润、有渗出。

>>干燥型

常见于较瘦的、营养状况比较差的婴儿。主要皮损表现是皮肤发红，可见丘疹，有糠状鳞屑，看起来像是往下掉白皮似的，没有渗出，是干巴巴的样子。皮肤粗糙、发干。

>>脂溢型

好发于头皮、两眉间。眉弓上有淡黄色的、透明的脂溢性渗出，看起来油乎乎的，显得很脏。

调养妙计

患有湿疹的宝宝建议尽量避免食用以下食物。

- 容易引起过敏的食物。主要是富含蛋白质的食物，如牛奶、鸡蛋等。另外，海产类食物、葱、蒜、洋葱、羊肉等也要避免食用。
- 具有特殊刺激性的食品，如辣椒、酒、芥末、胡椒、姜等。
- 某些富含细菌的食品，如死鱼、死虾、死螃蟹以及不新鲜的肉类。
- 某些富含真菌的食品，如蘑菇、米醋等。
- 某些富含蛋白质而不易消化的食品，如蛤蚌类、鱿鱼、乌贼等。

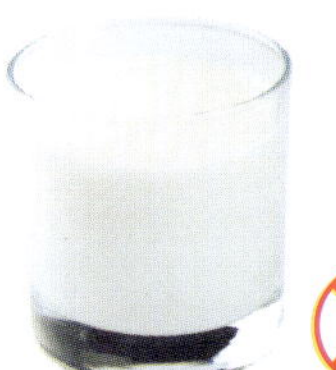

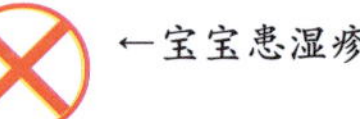

←宝宝患湿疹期间不宜喝牛奶。

专家指导

湿疹宝宝的注意要点

生活上要注意避免精神紧张、过度劳累，衣被不宜用丝、毛及化纤等制品，平时保持大便通畅，睡眠充足，冬季注意皮肤清洁及润泽。这些都可减少湿疹的复发，并达到治愈的目的。

调理食谱

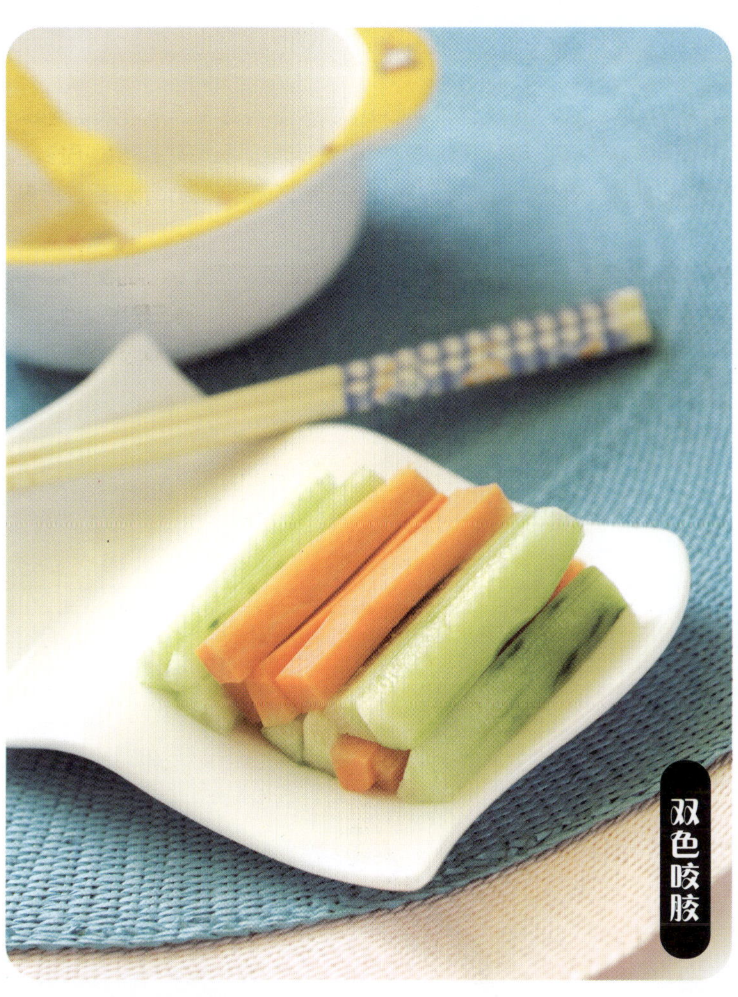

双色咳胺

□材料：胡萝卜、黄瓜各半根

□调料：无

□做法

1.胡萝卜洗净后切成成人手指粗细的条，放到开水锅中煮熟，熟后放入凉开水中。

2.黄瓜洗净后切成同样大小的长条。

3.将胡萝卜条捞出，与黄瓜条一同放入小碗中。

南瓜味面

□材料：挂面适量，南瓜瓤10克

□调料：盐适量

□做法

1.把挂面切短到5毫米左右后放入沸水锅中煮烂。

2.将南瓜瓤放入沸水锅中煮熟，然后捞出，捣碎成黏稠状态，最后加入面条，和盐调味即可。

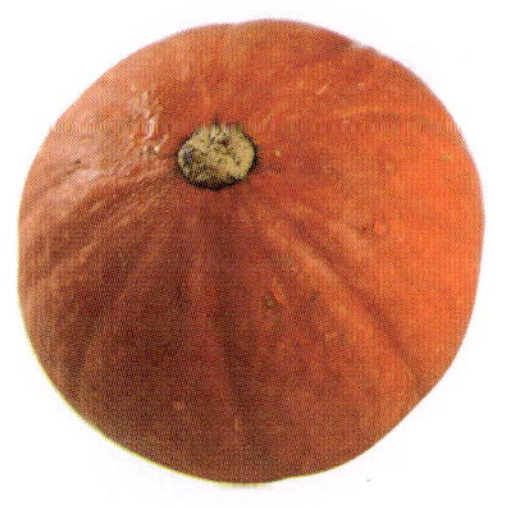

棒骨玉米浆粥

□材料：嫩玉米1/2～1个，棒骨适量，胡萝卜20克，木耳10克

□调料：盐适量

□做法

1.棒骨洗净，从中间敲开，以便骨髓入汤；胡萝卜、木耳洗净，放入榨汁机中搅碎；用纱布将嫩玉米的浆挤出来，备用。

2.冷水下棒骨，大火煮沸后，去沫，改小火煮，待汤煮到发白时，下玉米浆，不停地用勺搅动。煮沸后3分钟放入胡萝卜泥及木耳泥，再煮沸后加盐调味即可。

佝偻病

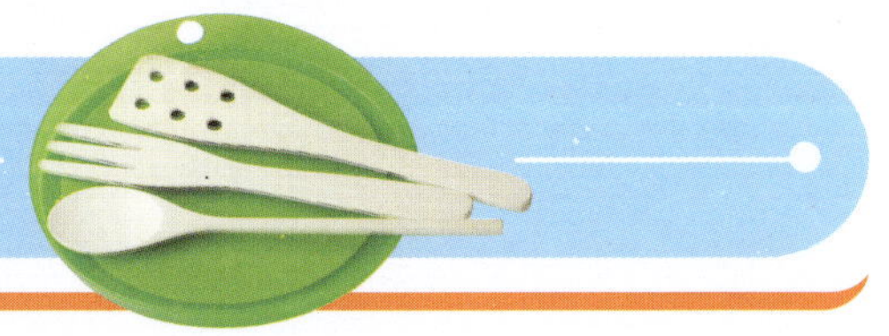

佝偻病是宝宝婴幼儿时期常见的慢性营养缺乏性疾病，在冬春季较多见。发病原因是由于先天营养不足，后天喂养失宜，又久居室内，少见阳光，而缺乏维生素D，导致体内钙、磷代谢失常，而使骨骼钙化不良。

佝偻病会使宝宝抵抗力降低、体质虚弱、抗病能力低下，易感受风邪、阻滞肺络而引起肺炎，还容易合并腹泻等疾病而影响宝宝生长发育。

佝偻病发病缓慢，易被忽略，一旦发展到后遗症期，则难以恢复如常，民间俗称“鸡胸”、“龟背”，会对宝宝的身心健康造成难以预估的不良影响，因此必须积极防治。

不适表现

佝偻病活动早期主要表现为神经精神症状，宝宝容易急躁、出汗多、睡眠不安、夜惊、夜哭、枕秃；活动期主要是骨骼改变，如方颅、出牙晚、肋缘外翻等症状。重者除有上述症状外，还会出现鸡胸、下肢呈O型或X型腿、脊柱弯曲等表现。

调养妙计

对于佝偻病患儿，应坚持母乳喂养，因为母乳中钙、磷比例适宜，但由于母乳类中维生素D含量极少，因此要及时增服浓缩鱼肝油。人工喂养的宝宝，更要注意及早增服鱼肝油。每天补充维生素D及钙剂。饮食注意选用含钙、磷较丰富的食物。

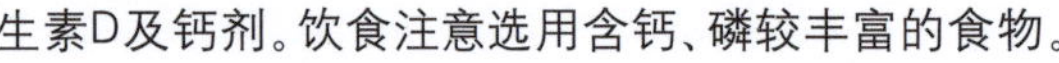

不过要注意，在补充鱼肝油时要遵医嘱服用，不能认为鱼肝油是补品，多多益善。过多服用可致维生素D中毒。而且也要知道，在缺少维生素D时，补充钙剂是没用的。补钙的时候也要注意忌吃过多的糖，否则会影响钙质的吸收，造成宝宝体内钙的缺乏。若伴有慢性腹泻等肠道疾患，会影响维生素D和磷、钙等营养物质的吸收和利用。

专家指导

多晒太阳，预防佝偻病

宝宝出生后要多到户外活动，多晒太阳，只要是暖和的天气，都可把宝宝抱到户外。冬天中午前后阳光充足，户外活动时应让宝宝露出手、脸；夏天则应在阴凉处，避免暴晒。注意不要让宝宝隔着玻璃晒太阳，因为玻璃会阻挡阳光中的紫外线而影响体内维生素D的生成。

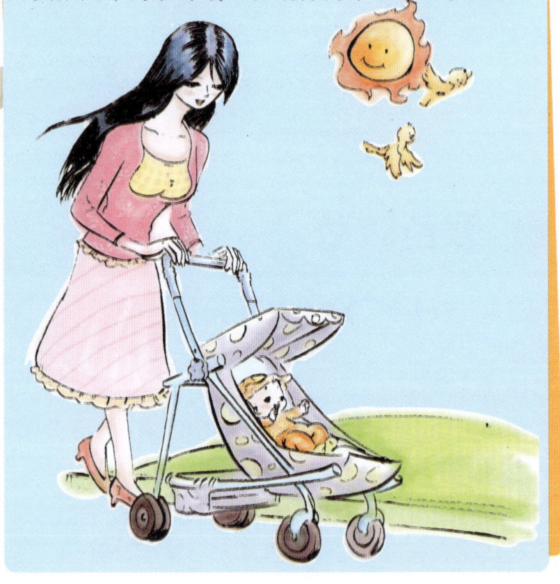

○ 调理食谱

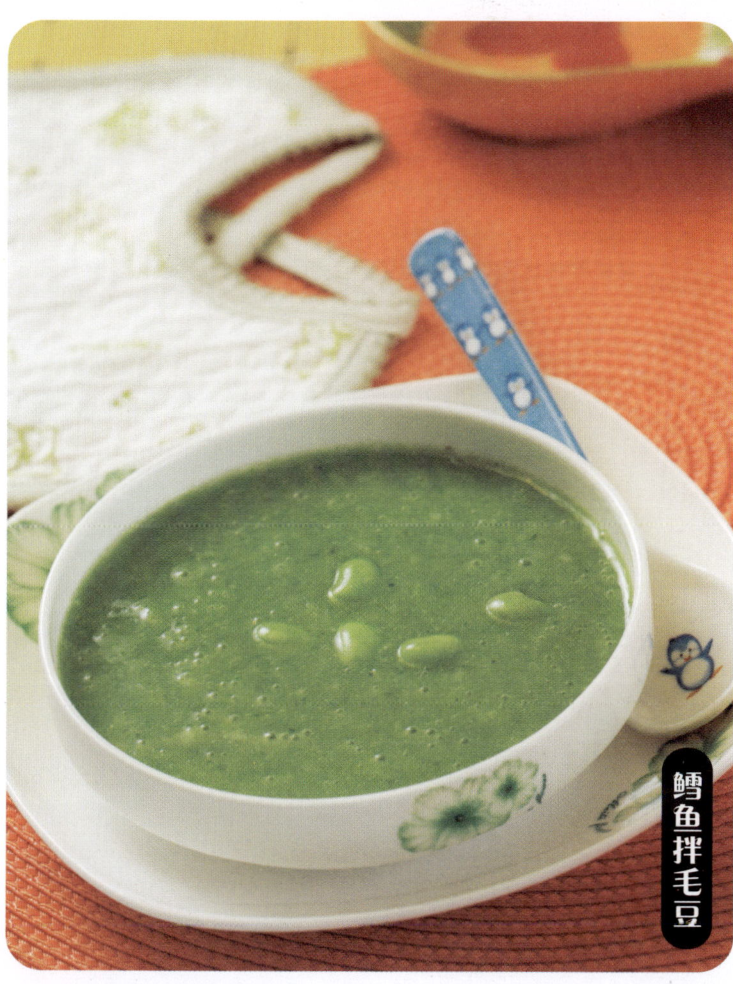

■ 鳕鱼拌毛豆

□材料：鳕鱼 30 克，毛豆 20 克

□调料：高汤 5 大匙，淀粉半小匙

□做法

1.鱼肉洗净，蒸熟，压泥；毛豆煮软剥皮，压成细末。

2.高汤煮滚，放入毛豆末。

3.鱼肉泥稍煮片刻，以淀粉加水勾薄芡。

4.装盘时可放上几粒毛豆做装饰。

■ 自制黑芝麻酱

□材料：黑芝麻 15 克

□调料：无

□做法

1.把黑芝麻炒香打碎。

2.与鸡蛋同煎或夹入馒头、面包内即可食用。

■ 蛋皮虾仁如意卷

□材料：鸡蛋 3 个，虾仁、豆腐各 50 克，葱末适量

□调料：盐、淀粉各适量

□做法

1.把鸡蛋打匀摊成蛋饼。

2.虾仁洗净，切碎；豆腐洗净，研成泥状；葱末、盐和淀粉浆搅匀。

3.然后抹在摊好的蛋皮上，分别由两边卷至中间，相连地方涂抹淀粉糊粘牢。

4.最后上火蒸 15 分钟即可。

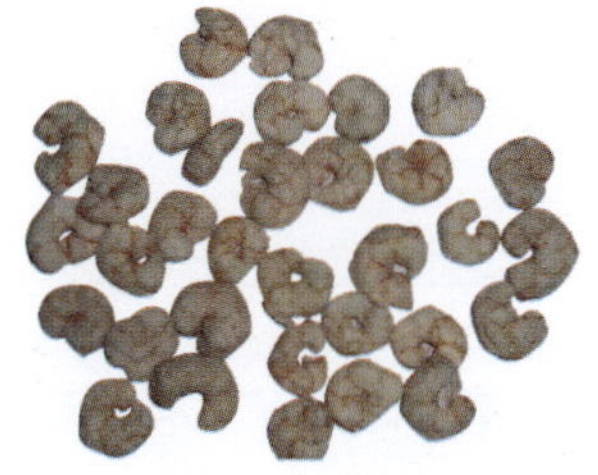

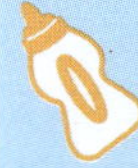

上火

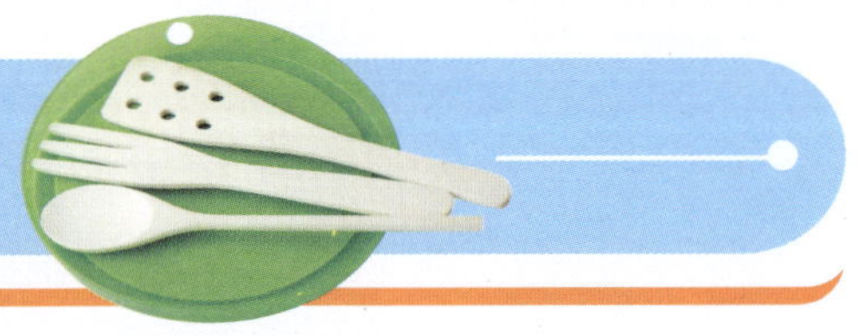

"上火"是婴幼儿的常见病症，无论是刚出生的新生儿还是较大的幼儿，都容易出现上火症状。上火多是由各种细菌、病毒侵袭机体，婴幼儿积食、排泄功能障碍等原因导致的。婴幼儿免疫力低下，脾胃功能尚不健全，且生长发育迅速，所需要的营养物质也较多，但其自身并不能合理调节饮食，因此极容易内伤饮食而上火，从而导致口角起疱或便秘等症状，严重时还会引发扁桃体炎、咽炎等病症。因此，上火对于婴幼儿来说，绝不是"小病"，它极有可能演变成其他疾病的诱因，家长要在宝宝的饮食与营养上进行合理的调整，以提升宝宝的免疫力。

不适表现

- 不爱吃饭，不愿喝水。
- 口干舌痛，咽喉干痛，嘴角溃烂，牙痛。
- 鼻腔干燥，流鼻血。
- 胃肠功能紊乱，常伴有腹部饱胀不适、腹痛、呕吐等症状。
- 便秘，排便过程延长或排便困难。
- 两眼赤红，眼屎多，头面部长红疹。

调养妙计

应该注意平时的调养，平时应给宝宝多饮水，多吃蔬菜和水果，少吃肉类及巧克力等热量高的食品。不过吃水果也要注意，有的水果属于热性水果，比如荔枝、橘子、菠萝、桂圆、石榴、芒果等。葱、姜、蒜、辣椒、胡椒、花椒等调料及熏蒸食品等都是容易上火的，要避免给宝宝食用。

可以多给宝宝吃一些百合、银耳、金银花、绿豆、大豆、苦瓜、萝卜、冬瓜、草莓、西瓜、梨等凉性的食物。

专家指导

怎样预防宝宝上火

- 新生儿出生后，最好给予母乳喂养并保证足够的母乳量，因为母乳既含有丰富的营养物质，又不会让宝宝上火；对于采用人工喂养的宝宝，可以添加一些鲜果汁。
- 6个月以上的宝宝应该摄入富含纤维素的食物，每天多喂开水；对母乳不足的婴儿应及时添加牛奶、谷类食物等；同时，家长也应从小培养宝宝养成良好的饮食习惯和排便习惯。
- 要控制宝宝的零食，尽量少给宝宝吃容易引起上火的食物。

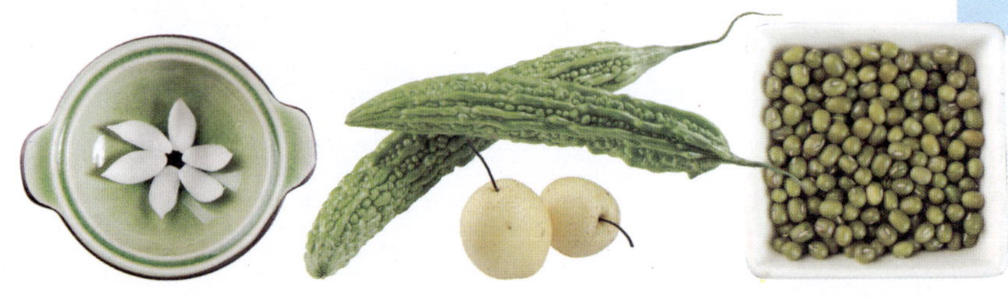

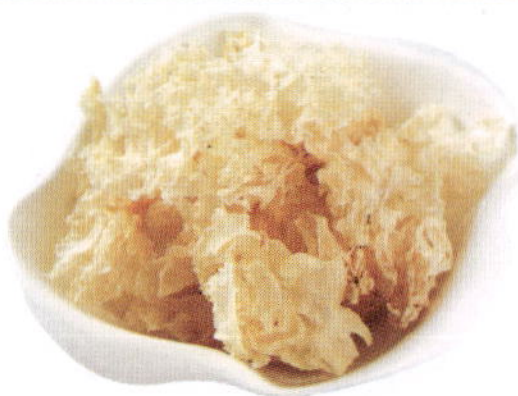

○ 调理食谱

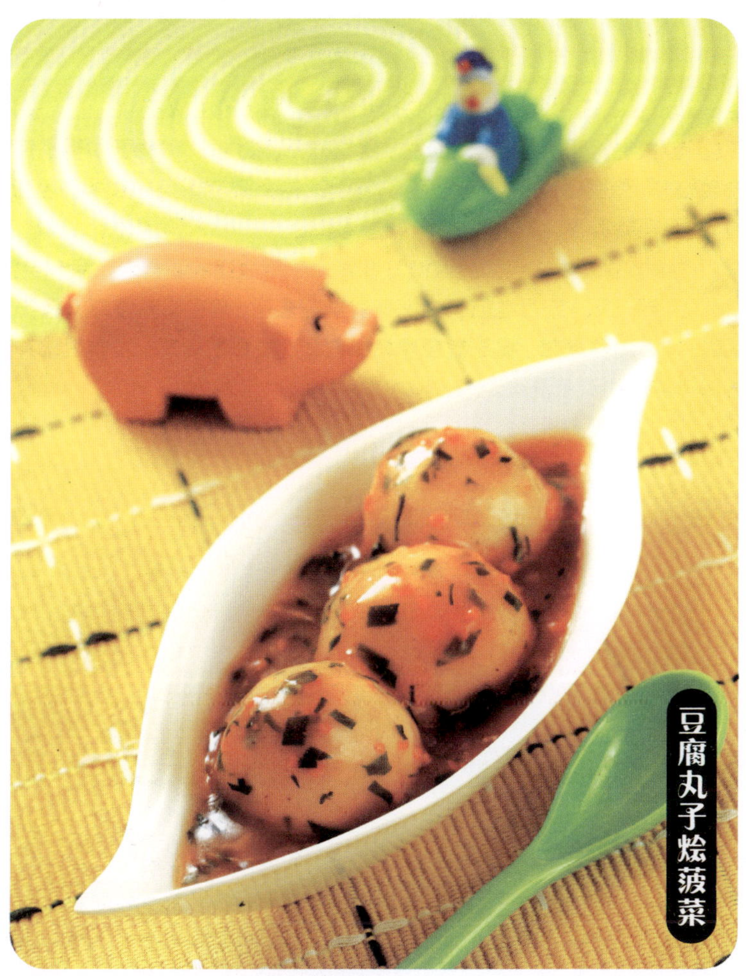

豆腐丸子烩菠菜

□材料：豆腐泥3大匙，胡萝卜泥、菠菜泥各1大匙

□调料：高汤1杯，水淀粉2大匙，盐少许

□做法

1.豆腐泥用纱布袋挤干水分，与水淀粉拌匀，做成三个小圆球，加入高汤中煮熟后，取出置于盘中。

2.将胡萝卜泥和菠菜泥以高汤煮软，用少许盐调味后，以水淀粉勾薄芡，淋在豆腐丸子上即可。

鲜榨萝卜汁

□材料：胡萝卜1根

□调料：无

□做法

胡萝卜洗净，放入榨汁机中榨汁。

冬瓜祛火粥

□材料：冬瓜200克，薏米适量

□调料：无

□做法

1.冬瓜去瓤，去皮洗净，切小方块。

2.薏米淘洗干净，与冬瓜块同放入锅中，加适量水，大火煮沸后转小火慢煮，至瓜烂、米熟、粥稠即可。

百合梨汁

□材料：白梨1个，干百合75克

□调料：冰糖少许

□做法

1.将白梨洗净，去皮切丁，和干百合一起加入1升冷水，大火煮开。

2.再转小火炖20～30分钟，最后加少许冰糖调味即可。

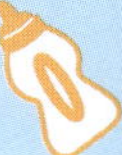

感冒

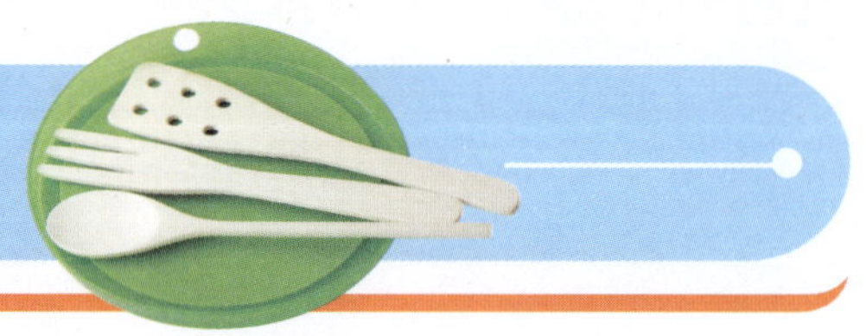

这里提到的感冒指上呼吸道感染。

感冒是最常见的感染性疾病，90％左右由病毒引起，细菌感染常继发于病毒感染之后。本病于四季及任何年龄均可发病，通过含有病毒的飞沫、雾滴，或经污染的用具进行传播，常于机体抵抗力降低时由原已存在或从外界侵入的病毒或细菌迅速生长繁殖而导致感染。

本病一般5~7天痊愈。

因上呼吸道感染是许多疾病如麻疹、水痘、猩红热、流行性脑膜炎等病的早期表现，需密切观察患儿有无皮疹、精神状态等，以排除这些疾病。宝宝合并高热惊厥时，要观察惊厥持续时间、发作的形式、发作后精神状态是否正常、有无烦躁、嗜睡、呕吐等以排除脑膜炎或脑炎。

不适表现

>>3个月以下宝宝

发热轻微或无发热。因鼻阻及鼻阻所致的症状较突出，如哭闹不安、张口呼吸、吸吮困难、拒奶，有时伴有呕吐及腹泻。

>>3个月～3岁宝宝表现

全身症状较重，病初突然高热39.5℃～40℃，持续1～2天，个别达数日，部分患高热同时伴有惊厥；一般鼻塞、流涕、咳嗽或咽痛等症状较重；常伴有拒食、呕吐、腹泻或便秘等消化道症状。

>>3岁以上宝宝

多不发热或低热，个别亦有高热，伴畏寒、头痛、全身酸痛、食欲减退，一般上呼吸道感染的其他症状明显，如鼻塞、流涕、喷嚏、声音嘶哑及咽炎等。

另外，如出现并发症，如中耳炎、败血症等，则会出现相应的症状。

调养妙计

注意给宝宝吃维生素A含量丰富的食物，如胡萝卜、小白菜、菠菜、韭菜、动物肝脏和蛋黄等，同时还应多吃锌含量丰富的食物，如鱼、蛋、肝、豆等。

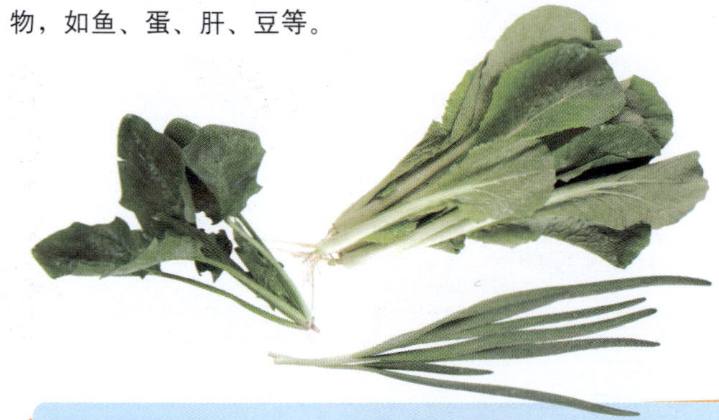

专家指导

如何护理感冒的宝宝

注意休息，居室要保持有一定湿度的清新空气；多饮水，吃清淡并富有营养的饮食；让宝宝饮食丰富，不要偏食，尤其要吃些蛋白质高的食物；可以在医生的指导下对症处理，高热服退热药，咽痛可服口含片等。

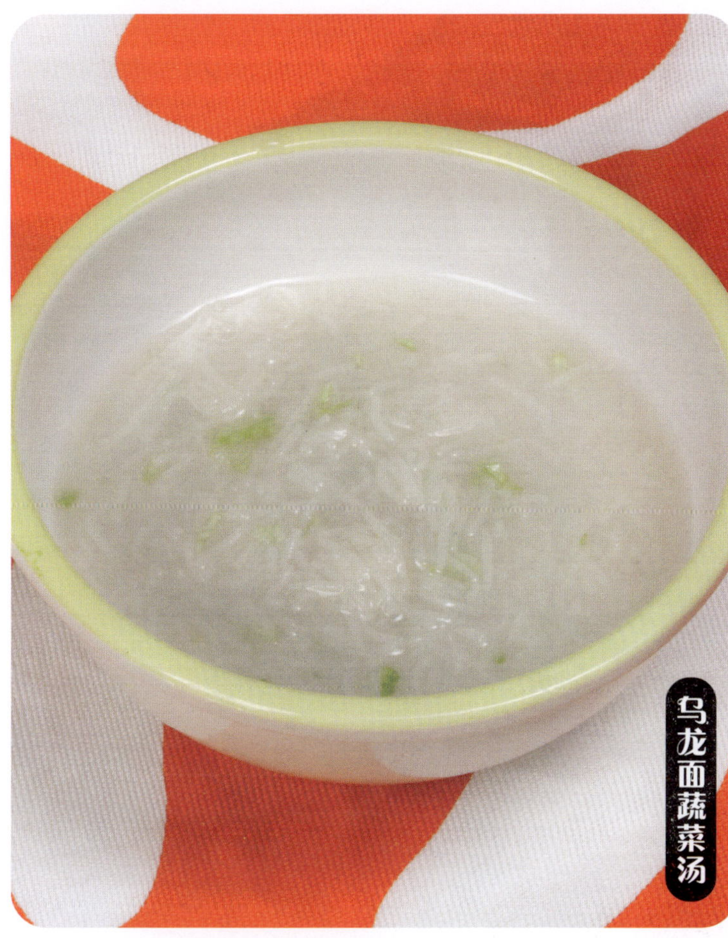

乌龙面蔬菜汤

□**材料：**柴鱼片1杯，圆白菜末少许，洋葱（切薄片）1/6个，乌龙面少许

□**调料：**盐适量

□**做法**

1.将柴鱼片放入小锅中煮滚。

2.加入圆白菜末、洋葱片、乌龙面，用小火慢慢熬烂。

3.将煮好的柴鱼片倒入磨臼内，仔细磨烂，放入面内，加入适量的盐调味即可。

猪肝菠菜汤

□**材料：**猪肝100克，菠菜150～200克，姜片适量

□**调料：**盐适量

□**做法**

1.新鲜猪肝洗净，剔去筋膜，切片。

2.菠菜去根，洗净，切段。

3.锅内放水烧开，加适量姜片及盐，再放入猪肝片和菠菜段，煮到水沸肝熟即可。

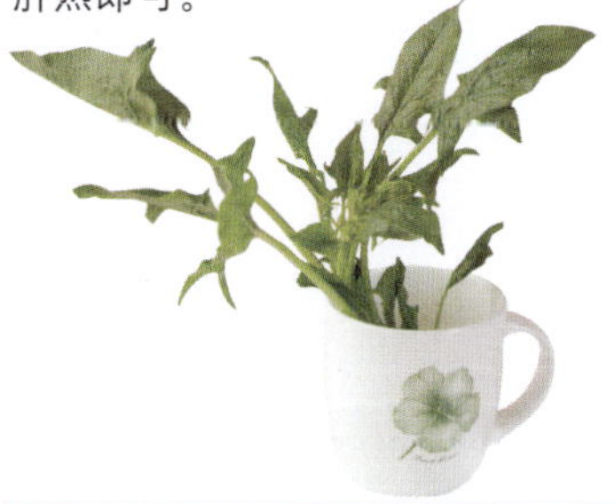

杏仁苹果豆腐羹

□**材料：**豆腐200克，杏仁6粒，苹果50克，冬菇1个

□**调料：**盐、水淀粉各适量

□**做法**

1.豆腐洗净，切成小块，置水中泡一下，捞出。

2.冬菇洗净，搅成茸，和豆腐一起煮沸，加盐调味，然后用水淀粉勾芡成豆腐羹。

3.杏仁去外皮，苹果洗净，去皮，切成小粒，两者皆搅成茸。

4.豆腐羹冷却后，加杏仁、苹果粒拌匀即可。

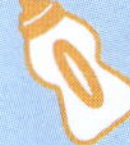

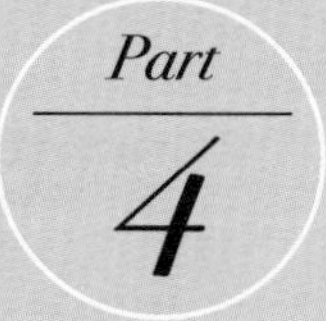

宝宝长壮膳食集锦

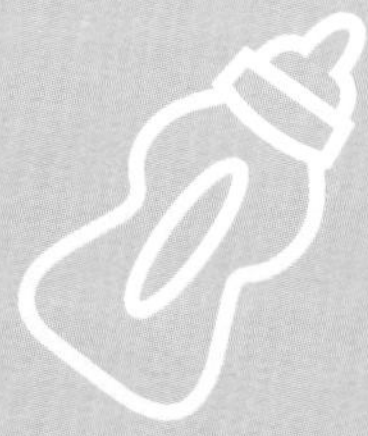

对于宝宝来说，

世界上再也没有比食物更好的营养源了。

虽然说现在维生素、矿物质的制剂十分丰富，

但是还是天然的食物来得更安心。

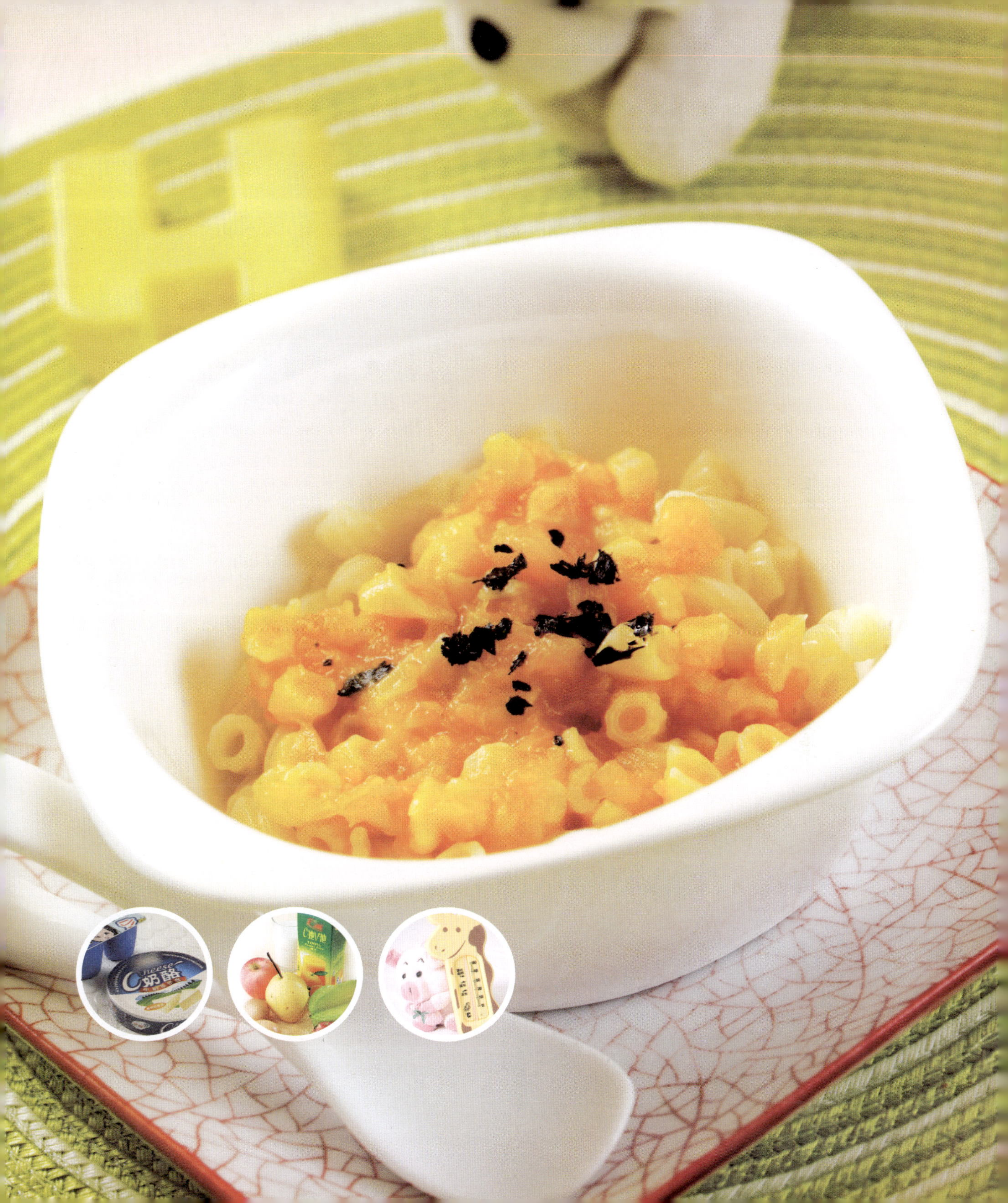
Cheese
奶酪
C糖V他
100%

宝宝的离乳餐

宝宝5个月大时，在他情绪好的时候就可以开始喂离乳食物了。选择一次喂奶时间喂离乳食物，从1天1次开始。要选择合适的时间，最好能固定下来。喂离乳食物后。还可以继续喂奶。在离乳前，喂奶和喂离乳食物是同时进行的。

怎样添加离乳餐

给宝宝添加离乳餐，除了要补充宝宝成长所需的营养外，还要逐步培养宝宝养成良好的饮食习惯，因此离乳餐补充的原则与顺序显得格外重要。

刚开始添加离乳餐，妈妈可以按照流质（如果汁、菜汁）、半流质（如米糊、麦糊）、半固体（如果泥）、固体（如水果）的顺序添加，这样的效果最佳。至于食物的种类，7个月以前最好能从单一谷类、面食开始试吃，而每一种食物最好经过3～5天的尝试期后，再更换新的食物。顺序最好先从米糊到麦糊，分阶段喂食，之后再给予宝宝蔬菜汤或稀释的果汁。蛋黄可以在宝宝满3个月时少量添加。这时也可以吃少量的鱼肉、豆类。油脂类通常要等到1岁以后再补充，以免因吃了过多的油脂类食物，导致宝宝不喜欢清淡的食物了。

另外，千万不能让宝宝跟着大人毫无禁忌地随便吃，有些食物要等宝宝过了1岁以后再吃比较合适，如蜂蜜、蜂胶、鲜奶制品及螃蟹等海鲜。

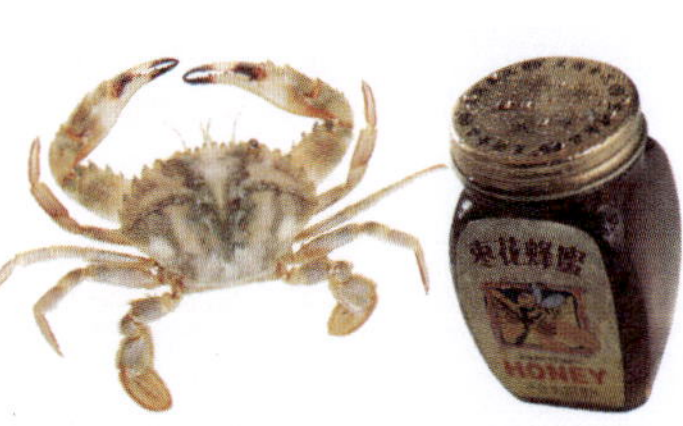

→蜂蜜、螃蟹等食物不适合较小的宝宝食用，最好等宝宝1岁以后再添加。

离乳餐添加顺序表

阶段	离乳食物	重点供给的营养素
离乳准备期（3～4个月）	鲜果汁、青菜汁、蛋黄、鱼肝油制剂	维生素A、维生素C、维生素D、钙、磷
离乳初期（5～6个月）	米糊、烂粥、蛋黄、鱼泥、豆腐、动物血、菜泥、水果泥	动植物蛋白、铁、钙、维生素A、B族维生素、维生素C、膳食纤维
离乳中期（7～8个月）	烂面条、烤馒头干、饼干、鱼、蛋、肝泥、肉末	动植物蛋白、铁、锌、维生素A、B族维生素
离乳后期（9～10个月）	米粥、蛋、碎菜、肉末、豆制品、鱼、果汁	各种维生素、蛋白质、钙、铁、锌、膳食纤维
离乳完成期（11～12个月）	稠粥、软饭、挂面、馒头、面包、碎菜、碎肉、豆制品	蛋白质、糖类、淀粉、维生素、膳食纤维、钙、硒、镁

温馨TIPS

专家小建议

很多妈妈会把米粉或麦粉泡在奶瓶中跟奶水混合着吃，其实这种方法是不对的。除了无法利用辅食来练习宝宝咀嚼能力外，也无法训练宝宝自己抓取食物、汤匙的能力。

○ 膳食对策

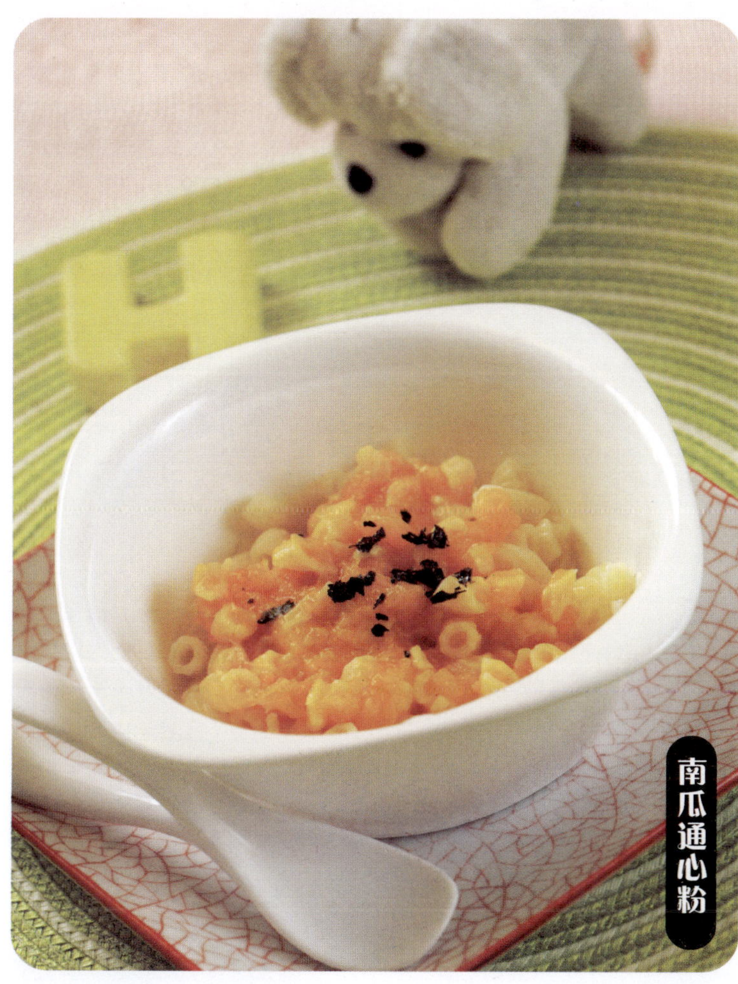

■ 南瓜通心粉

□材料：通心粉 15 克，南瓜 20 克，蛋黄 1/4 个

□调料：高汤 3 大匙，海苔粉少许

□做法

1.通心粉煮熟剁碎。

2.南瓜去皮洗净，煮熟后捣碎；蛋黄捣成泥状。

3.将通心粉、南瓜泥加高汤调匀装盘，放上蛋黄泥，撒上少许海苔粉即可。

■ 圆白菜豆腐糊

□材料：圆白菜叶 1/3 片，豆腐 1/10 块，高汤适量

□调料：盐适量

□做法

1.圆白菜叶洗净，切成末；豆腐洗净，切成小丁。

2.将圆白菜末和豆腐丁放入高汤内煮，煮烂后捣成糊状，加盐调味即可。

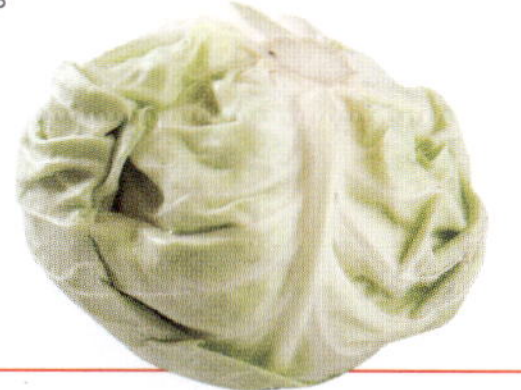

■ 西红柿粥

□材料：10 倍粥糊 2 大匙，小西红柿 1 个

□调料：无

□做法

1.小西红柿洗净，去皮、去子，切成末。

2.粥糊里加入小西红柿末，用微波炉加热 30 秒钟，搅拌均匀即可。

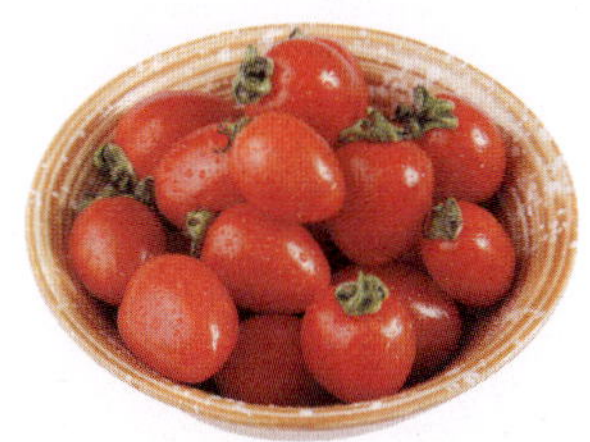

有利于宝宝智力发育的DHA和ARA

智力发育和营养大有关系

研究发现，智力的发育除了和先天遗传因素有关之外，和宝宝日常的营养摄入量也密切相关。丰富而又全面的营养不但可以促进宝宝身体的发育，还可以促进宝宝智力的发育。研究表明：人的一半智能潜力是在4岁以前发育的，因此婴幼儿时期的营养不良会影响人的脑部发育。

在对脑部发育最重要的营养素中便有DHA和ARA。它们有助于宝宝脑部和视力发育。

关于DHA

DHA为不饱和脂肪酸二十二碳六烯酸，占了人脑脂肪的10%，是大脑营养必不可少的高度不饱和脂肪酸。它除了能阻止胆固醇在血管壁上的沉积、预防或减轻动脉粥样硬化和冠心病的发生外，对脑神经传导和突触的生长发育极为有利。研究发现，DHA是人的大脑发育、成长的重要物质之一。自20世纪90年代以来，DHA一直都是儿童营养品的一大焦点。同时，DHA不仅对宝宝大脑发育有重要影响，而且对宝宝视网膜光感细胞的成熟也有着重要作用。

温馨TIPS

注意防止配方奶粉变味

婴幼儿配方奶粉在开罐后，其中的DHA和ARA与空气接触后会逐渐被氧化，此时不仅会发出很浓的鱼腥味，宝宝也可能会拒食。同时，如果DHA和ARA发生氧化，其生理效用也会下降。因此开了罐的配方奶粉要注意保存，并让宝宝尽快吃完。

关于ARA

ARA也被称为AA，学名花生四烯酸，是婴幼儿时期必需的一种脂肪酸。ARA的缺乏对于人体组织器官的发育，尤其是大脑和神经系统发育可能产生严重不良影响。特别是在婴幼儿期，宝宝体内合成ARA的能力较低，因此对于正处于发育黄金期的宝宝来说，在食物中提供一定的ARA会更有利于宝宝体格与智力的发育。

同时医学研究证明，食用含DHA和ARA配方奶粉的婴幼儿与食用普通奶粉的婴幼儿相比，前者智力指数高出7分。现在市面上的婴幼儿奶粉基本上都会含有DHA和ARA，所以比起牛奶，选用专业的婴幼儿奶粉更能满足宝宝的需求。

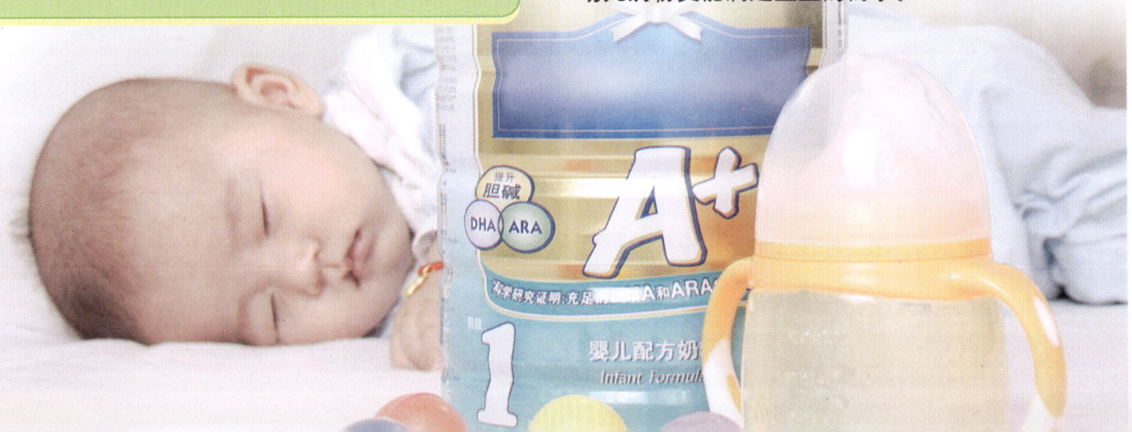

○ 膳食对策

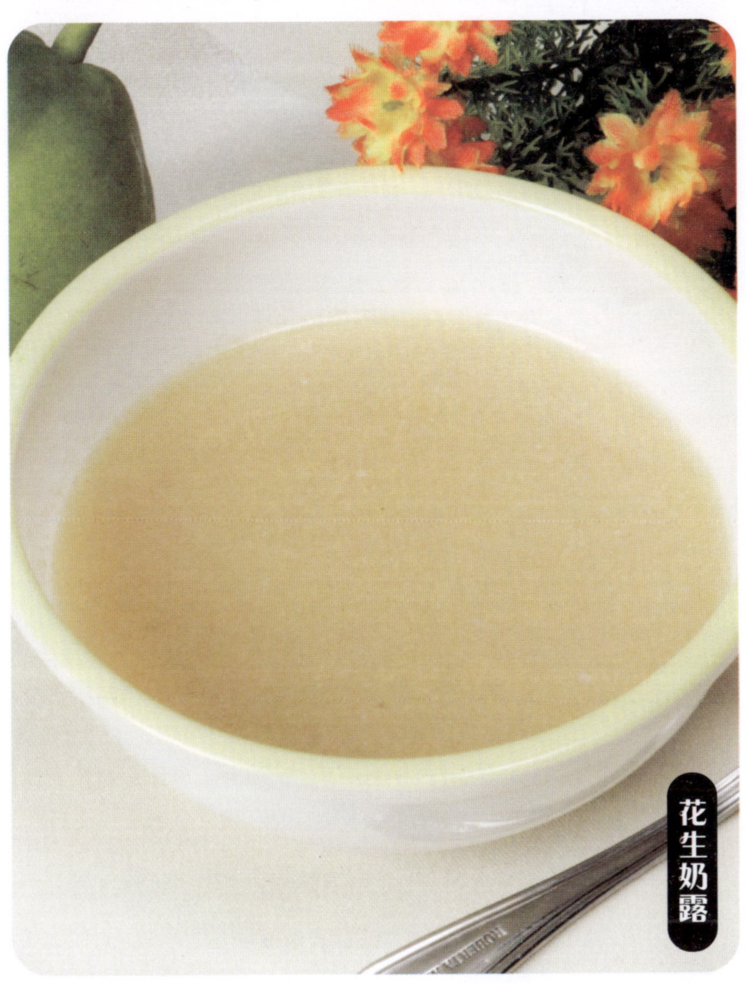

花生奶露

□**材料：** 花生酱4大匙，鲜奶2杯，玉米粉4大匙

□**调料：** 糖适量

□**做法**

1.花生酱放入锅内，慢慢加入鲜奶调匀使其溶解后，移至炉火上小火烧开。

2.加糖调味，另将玉米粉加水半杯溶解后勾芡至稠状，即可熄火，盛出即可。

洋葱干鱼

□**材料：** 洋葱20克，小干鱼半匙

□**调料：** 日式调料半杯

□**做法**

1.把小干鱼用热水烫后除去盐分，再切成细末。

2.洋葱洗净，切成大片，和小干鱼末一起用日式调料煮，直到变软为止。

橙肉拌旗鱼

□**材料：** 旗鱼1块，橙子1/4个，西兰花、小西红柿各适量

□**调料：** 柠檬汁、白糖、淀粉各少许

□**做法**

1.橙子去皮，与柠檬汁、白糖、淀粉放在一起用微火加热；西兰花切小朵，洗净，放入沸水中氽烫；小西红柿洗净，切成小块，备用。

2.旗鱼放入沸水中烫熟，捞出，放入做法1中。

3.将煮好的旗鱼、橙肉等捞出，盛入盘中，用西兰花、小西红柿搭配点缀即可。

贴心小提示

旗鱼的营养价值极高，含有丰富的DHA等不饱和脂肪酸，十分有利于宝宝的脑发育。这道酸甜鲜美的橙肉拌旗鱼一定会让宝宝大饱口福的。

让宝宝更聪明的习惯和营养

儿童时期是智力发育的重要时期，保持良好的生活习惯、选择益智健脑的食物都有助于智力发育。

○ 养成良好的生活习惯

>>早餐吃好

一直就有“早餐吃好、午餐吃饱、晚餐吃少”的说法，但由于早上时间最为紧张，有的宝宝又赖床，经常来不及吃早餐。这样，对大脑的损害非常大，因为不吃早餐易造成人体血糖低下，大脑的营养供应不足。早餐中以鲜牛奶最为适宜。

>>保证充足的睡眠

睡眠不仅能保持大脑皮层细胞免于衰竭，使消耗的能量得到补充，大脑皮层的兴奋和抑制过程也达到了新的平衡。良好的睡眠有增进记忆力的作用。

>>饮水充足

水是人体最主要的组成部分，研究发现，饮水充足不仅可以使骨骼、肌肉强壮发达，而且能促进大脑和各内脏器官的发育。

○ 科学的营养饮食

在各种营养素和食物中，对脑的健全发育起重要作用的最佳健脑营养素和最佳健脑食物有：

>>脂肪是健脑的首要物质

脂肪在发挥脑的复杂、精巧功能方面具有重要作用。给脑提供优良丰富的脂肪，可促进脑细胞发育和神经纤维髓鞘的形成，并保证它们的良好功能。最佳食物有芝麻、核桃仁、自然状态下饲养的动物及其他产品和坚果类等。

>>蛋白质是智力活动的物质基础

蛋白质是控制脑细胞的兴奋与抑制过程的主要物质，在记忆、语言、思考和运动、神经传导等方面都有重要作用。最佳食物有瘦肉、鸡蛋、豆制品和鱼贝类等。鱼脑也是很好的保健健脑食品。

>>碳水化合物是脑活动的能量来源

碳水化合物在体内分解为葡萄糖后，即成为脑的重要能源。食物中主要的碳水化合物含量已可以基本满足机体的需要。但糖过多也会使脑进入过度疲劳状态，诱发神经衰弱或抑郁症等。最佳食物有杂粮、糙米、红糖和糕点等。

>>钙是保证脑持续工作的物质

钙可保持血液呈弱碱性的正常状态，防止人陷入酸性易疲劳状态。充足的钙可促进骨骼和牙齿的发育并抑制神经的异常兴奋。钙严重不足可导致性情暴躁、多动、抗病力下降、注意力不集中、智力发育迟缓甚至弱智。最佳食物有牛奶、海带、骨汤、小鱼类、紫菜、野菜、豆制品、虾皮和果类等。

○ 膳食对策

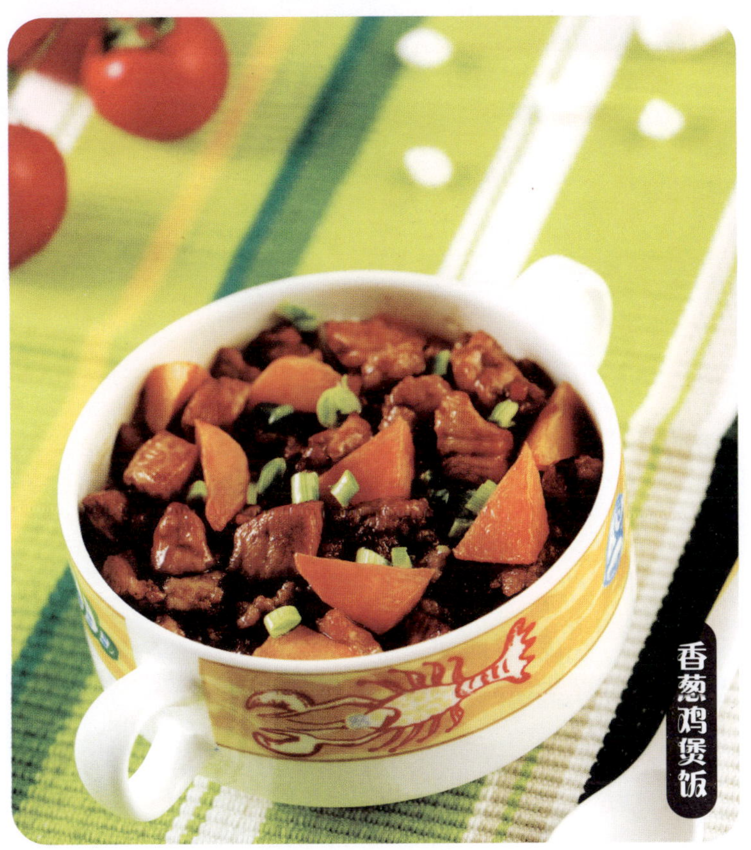
香葱鸡煲饭

香葱鸡煲饭

□**材料：**鸡腿肉30克，胡萝卜、白萝卜各15克，葱段10克，鸡蛋1个，米饭半碗

□**调料：**酱油、料酒各适量

□**做法**

1.胡萝卜、白萝卜分别洗净，切成小块，备用；鸡腿肉洗净，切成小丁后以料酒及葱段略腌。

2.将胡萝卜块、白萝卜块和鸡腿肉丁加热开水及酱油，用保鲜膜覆盖后，以强微波加热5分钟。

3.将已热熟的萝卜丁与鸡丁放在饭上，并淋上蛋汁后再以强微波加热3分钟即可。

冬瓜益智盅

□**材料：**小冬瓜1个，牛肉50克，香菇、莲子各适量

□**调料：**盐适量

□**做法**

1.把小冬瓜挖瓤洗净，入沸水煮10分钟后取出。

2.把牛肉洗净，切成小块。

3.在冬瓜内加入牛肉块、香菇、莲子、盐上笼蒸1小时即可。

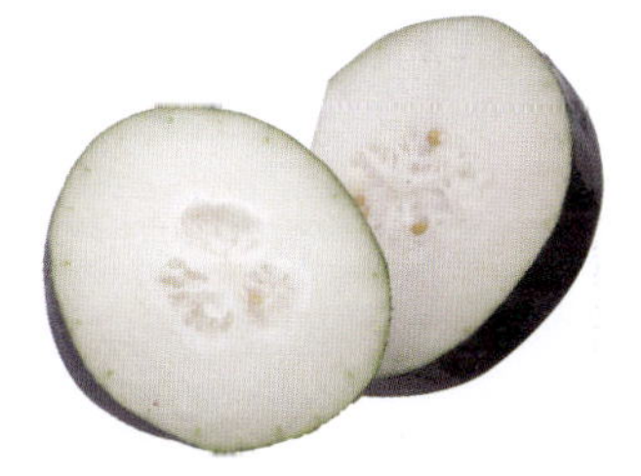

益智仁炖肉

□**材料：**益智仁50克，瘦猪肉30克

□**调料：**盐适量

□**做法**

1.把瘦猪肉洗净，切成小块。

2.和益智仁一起炖煮至肉熟。

3.最后加入盐调味即可。

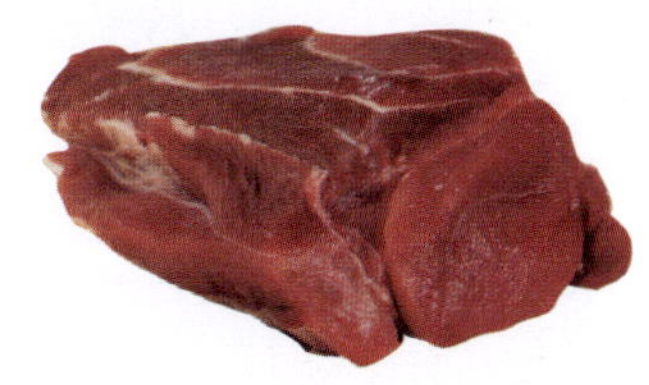

益生菌与益生元——宝宝的肠道卫兵

肠道是人体最大的吸收器官，除了水和酒精主要经胃吸收外，其他的营养素大多在肠道被吸收，如DHA、ARA、维生素、矿物质和蛋白质等。其中能够保护肠道健康的便是益生菌与益生元。

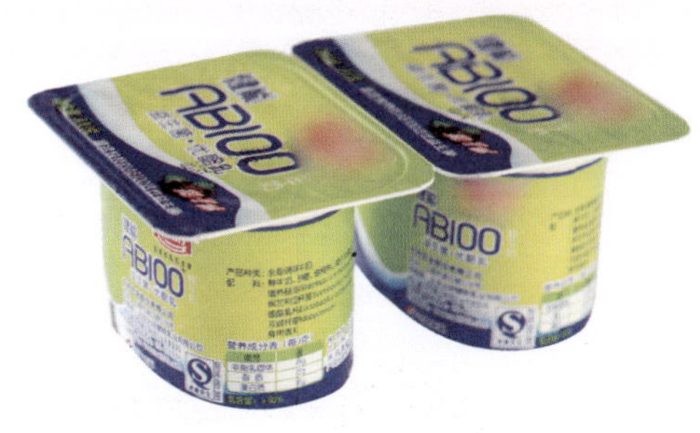

益生菌

人体肠道及体表栖息着数以亿计的细菌，种类多达400余种，重达两千克，这些细菌形成了肠内菌群。这之中有对人体有益的菌种，即我们常说的益生菌。人体内的益生菌主要有：乳酸菌、双歧杆菌、放线菌、酵母菌等。

由于人体在生病的时候，通常使用一些抗生素药品进行治疗感染症，其不仅杀死了致病菌，同时也将一些原本对人体非常有益的益生菌一起给消灭了，从而导致人体的抵抗力减弱，病越治越多。一定要及时补充益生菌，以维护人体的动态平衡，恢复人体应有的抵抗力。另一方面，人体因逐步走向衰老，益生菌的数量也会不断减少。补充益生菌可以进一步提高“机体防御能力”而起到预防疾病的作用。

酸奶是富含益生菌的食物，可适当给宝宝食用。

益生元

益生元由两种或者两种以上的低聚糖组合而成，可刺激益生菌的生长，维护肠道健康。

4岁以下宝宝的肠菌落很不稳定。许多口入致病菌都可以干扰微生物菌落。能稳定菌落的物质可被认为是益生元。

益生元具有减轻便秘、降低肠道pH值、恢复肠细菌平衡、降血脂、降低直肠癌发病率、提高人体免疫系统功能、完善婴儿肠菌落的作用。

宝宝离乳后要注意补充益生菌

宝宝离乳后，因为肠道内益生菌下降，所以格外需要补充益生菌，以保持肠道的健康。

温馨TIPS

防止益生菌被破坏的窍门

富含益生菌的食物，无论是食用还是储存时都怕“烫”，高温一烫益生菌就被烫死了。因此，宝宝吃完含有益生菌的食物不要马上喝较热的水。此外，益生菌食物要低温冷藏。

膳食对策

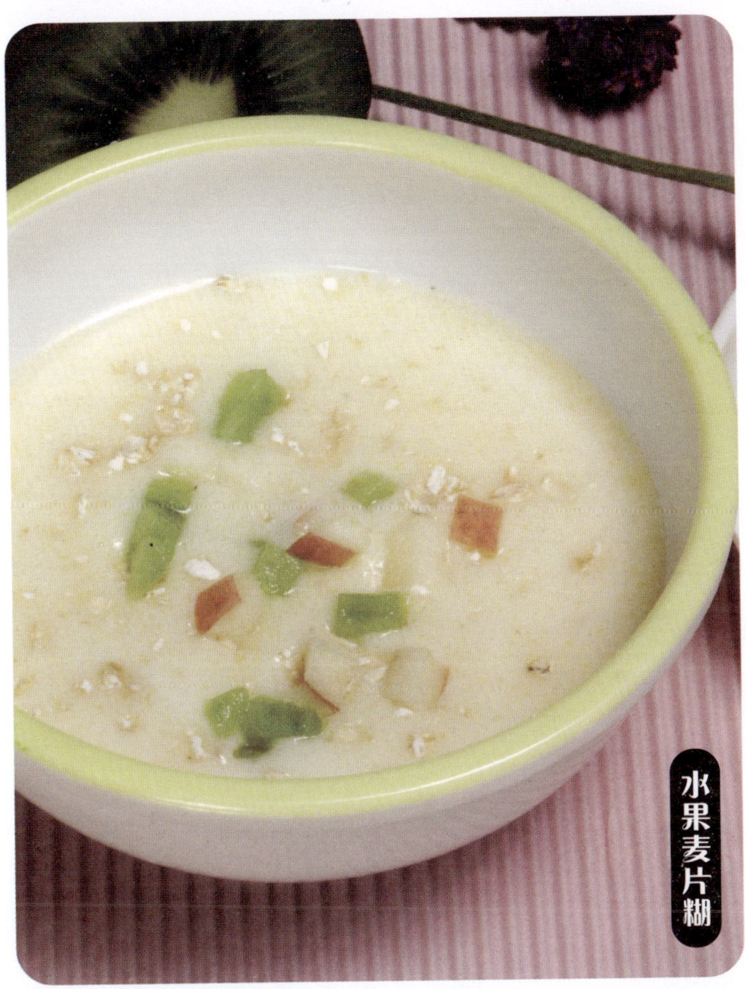

水果麦片糊

□**材料**：燕麦片1/2杯，鲜奶2杯，新鲜水果适量，酸奶适量

□**调料**：白糖适量

□**做法**

1.水果洗净，切碎粒，或用挖球器挖出果粒。

2.将鲜奶烧开，再放入燕麦片煮熟，熄火后稍放凉，再放入水果粒、白糖、酸奶一同食用。

苹果胡萝卜泥

□**材料**：苹果10克，胡萝卜20克，酸奶适量

□**调料**：白糖、热汤各适量

□**做法**

1.把胡萝卜洗净，切丝后放入热汤中煮，不要煮干，留一些汤。

2.苹果洗净，切丝后放入汤中，再加少量白糖煮软，盛出放温后加酸奶拌匀。

彩椒蔬菜

□**材料**：彩椒20克，洋葱10克，西红柿15克，酸奶适量

□**调料**：无

□**做法**

1.彩椒洗净，用削皮刀去皮，切丁；洋葱洗净，切丁；西红柿洗净，汆烫后去皮，切小丁。

2.油锅烧热，放入洋葱丁、彩椒丁炒软。

3.再加入西红柿丁拌炒片刻，加1/4杯水，盖上盖子，用小火煮至软烂，盛出放温后加酸奶拌匀即可。

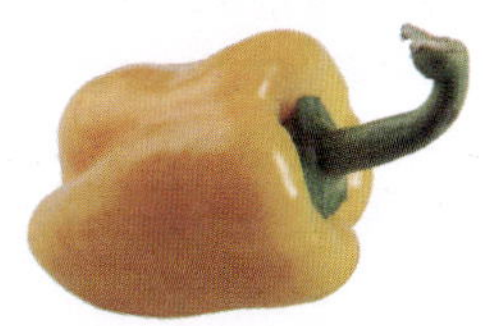

让宝宝长壮的营养方案

0～3 岁是宝宝在婴幼儿时期的一个重要成长阶段。在这个阶段内，不但宝宝的智力会大幅度地发展和提高，身体的发育也更明显。而这一时期宝宝身体素质的好坏还将影响宝宝以后的一生。

身高增长有规律

宝宝身高的增长有一定规律，刚出生的新生儿身长平均约为50厘米，出生后第一年身高增长最快，约为 25 厘米；第二年身高增长速度减慢，一年约增加10厘米；2 岁以后身高增长速度趋于平稳，平均每年增长 5～7 厘米。

想知道宝宝的身高是否在正常范围内吗？下面为大家推荐一个 2～12 岁儿童平均身高估算公式：身高（厘米）= 年龄 × 7+70。

通过这个公式，父母就能了解宝宝的身高是否正常。不过不同宝宝的身高也会受到年龄、性别、营养状况、身体发育情况、遗传等因素的影响而有所差异。

温馨TIPS

脂肪也要适当摄取

所有的营养素对人体来说都很重要。少了，会影响正常的生理作用；多了，照样也会发生问题。脂肪就是这样一种营养素。对小宝宝而言，身体组织的发育、激素的制造、脑部的成长，都需要脂肪。对宝宝脑部发育有帮助的DHA，就是一种必需脂肪酸，所以在满两岁以前，不应该刻意限制宝宝的脂肪摄取量。

但要注意的是，脂肪对宝宝发育虽然是很重要的，但是长期摄取过多脂肪对健康无疑有一定的危害。如果让宝宝从小习惯摄入高油脂的饮食，再加上活动量少，就容易出现体重过重的问题。

骨骼发育优劣决定宝宝高矮

身高是反映宝宝骨骼发育的一个重要指标，宝宝的高矮是由骨骼发育优劣决定的，与身高相关的骨骼有头颅骨、脊柱骨和下肢的长骨三部分。所以让宝宝骨骼健康也是保证宝宝长高的基本条件之一。

宝宝需要的营养量与成人不同

由于宝宝生长发育十分迅速，因此，与成人相比，宝宝需要的营养量是不同的。相对而言，宝宝对各种营养素的需求更多。宝宝对各种营养素的需求与成年人对各种营养素的需求比例如下表：

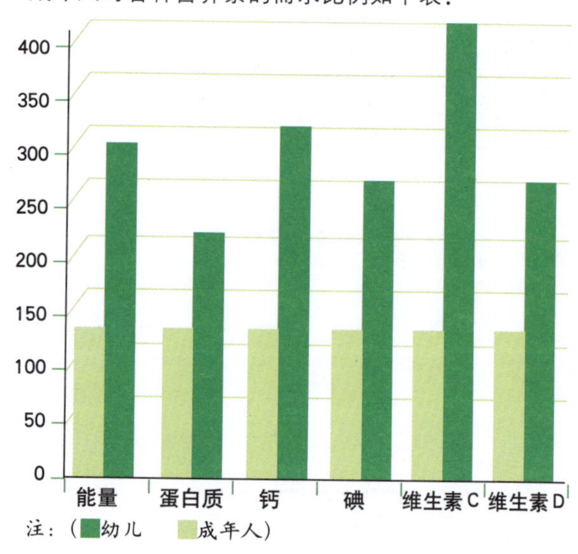

注：（■幼儿 ■成年人）

○ 膳食对策

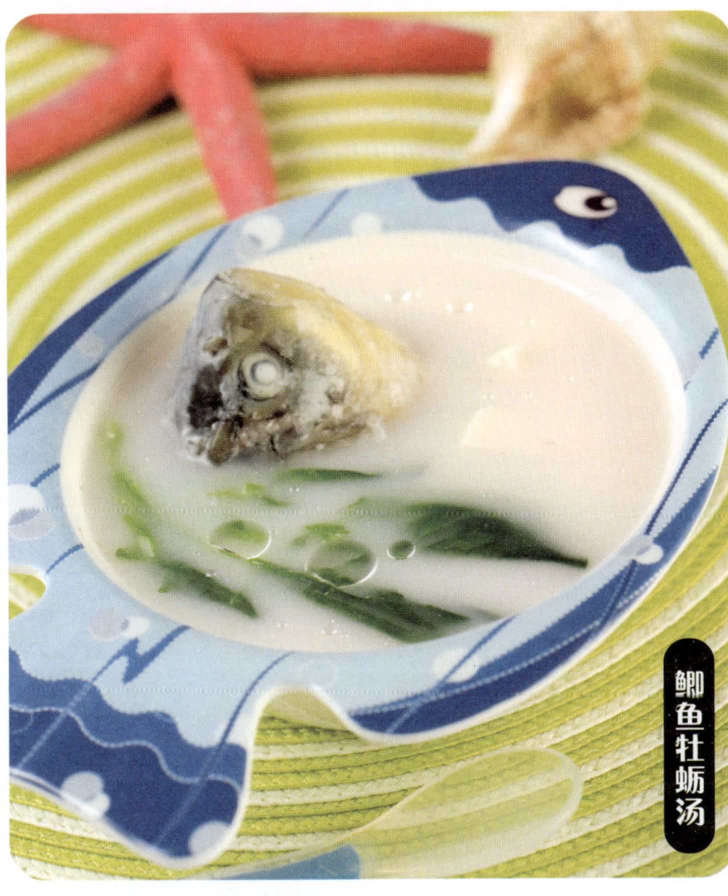

■ 鲫鱼牡蛎汤

□材料：鲫鱼、豆腐、青菜叶各适量，葱、姜各少许

□调料：鸡汤、牡蛎粉各适量，酱油、盐、料酒各少许

□做法

1.把鲫鱼去鳞、腮、内脏，洗净。

2.豆腐洗净，切4厘米长、3厘米宽的块。

3.姜去皮，洗净，切片；葱洗净，切花；青菜叶洗净。

4.把酱油、盐、料酒抹在鱼身上，将鲫鱼放入炖锅内，加入鸡汤，放入姜片、葱花和牡蛎粉，烧沸。

5.加入豆腐块，用温火煮30分钟后，下入青菜叶即可。

■ 圆白菜玉米奶油粥

□材料：圆白菜叶1/4片，玉米奶油面半袋

□调料：无

□做法

1.把圆白菜洗净，切成碎片，放入水中用小火煮软。

2.玉米奶油面化开后加到圆白菜中再煮一会儿即可。

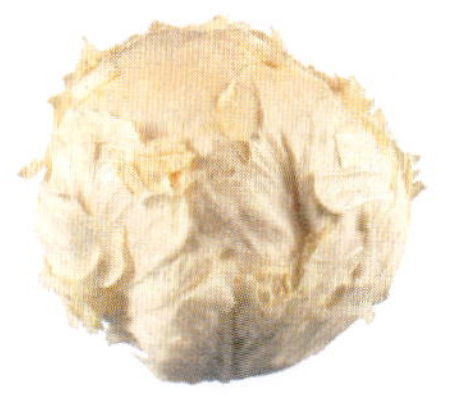

■ 奶味南瓜

□材料：南瓜瓤25克

□调料：牛奶1～2大匙，黄油1/4小匙

□做法

1.把南瓜瓤放在微波炉里烤熟后，捣碎。

2.趁热加入黄油和牛奶搅拌均匀即可。

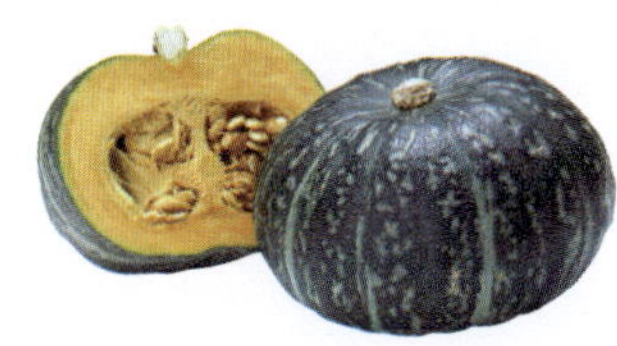

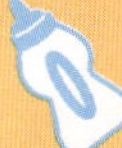

增强宝宝免疫力

免疫力是健康的基础

免疫力是人体自身的防御机制，可帮助人体识别和消灭外来侵入的任何异物（病毒、细菌等），能处理衰老、损伤、死亡、变性的自身细胞，并具有识别和处理体内突变细胞和病毒感染细胞的能力。现代免疫学认为，免疫力是人体识别和排除“异己”的生理反应。人体内执行这一功能的是免疫系统。宝宝的身体健康与否，关系到他们一辈子的快乐与成就。健康是一切的基础，没有好的身体，其他一切都是空谈。因此宝宝需要从小提升免疫力，以增强体质。

中国绝大多数地区四季变化明显，尤其是在季节交替的时候气温偏差较大，此时宝宝免疫力下降，病毒很容易乘虚而入，家长要做好宝宝的防护工作。

提高免疫力要加强营养

加强营养是提高宝宝抵抗力最重要的一环。在日常饮食中一定要注意平衡膳食、合理营养。但是如果光吃一些高蛋白、高热量的食物，很容易使宝宝的体重超重，变成肥胖儿。所以每天给宝宝添加各种辅食时，要做到种类多样性，摄入量要适量，让宝宝营养均衡，提高免疫力，使宝宝的智力、身体双达标！

提升免疫力3妙招

增强宝宝的免疫力，击退病菌要从3招做起！

>>第1招 不要娇生惯养

天气一冷，家长就不让宝宝出门了，以致宝宝的呼吸道长期得不到外界空气的刺激，得不到锻炼，反而更容易感染疾病。其实宝宝可以在每天上午阳光柔和的时候到室外做一做空气浴和日光浴，这样既可以呼吸新鲜空气，还能起到预防缺钙的作用。

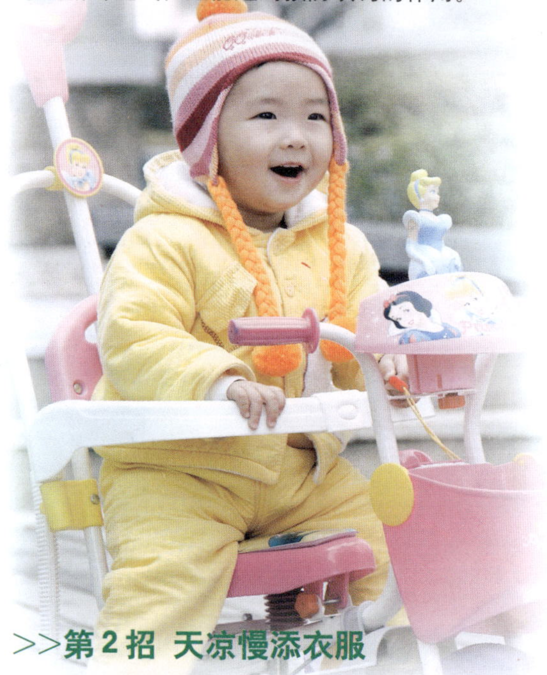

>>第2招 天凉慢添衣服

耐寒锻炼是提高宝宝对寒冷反应灵敏度的最有效方法。有些家长总是怕宝宝受冻，天气稍冷就给宝宝加上厚厚的衣服，殊不知这样会给宝宝造成一种恒温环境，没有经过寒冷锻炼，同时再加上出汗，如果被风一吹，反而更容易感冒。

>>第3招 营养均衡

第3招是最重要也是最关键的。因为宝宝现在正处在生长发育最旺盛的阶段，所以很容易发生营养素缺乏的状况，因此一定要注意宝宝的营养是否均衡。

○ 膳食对策

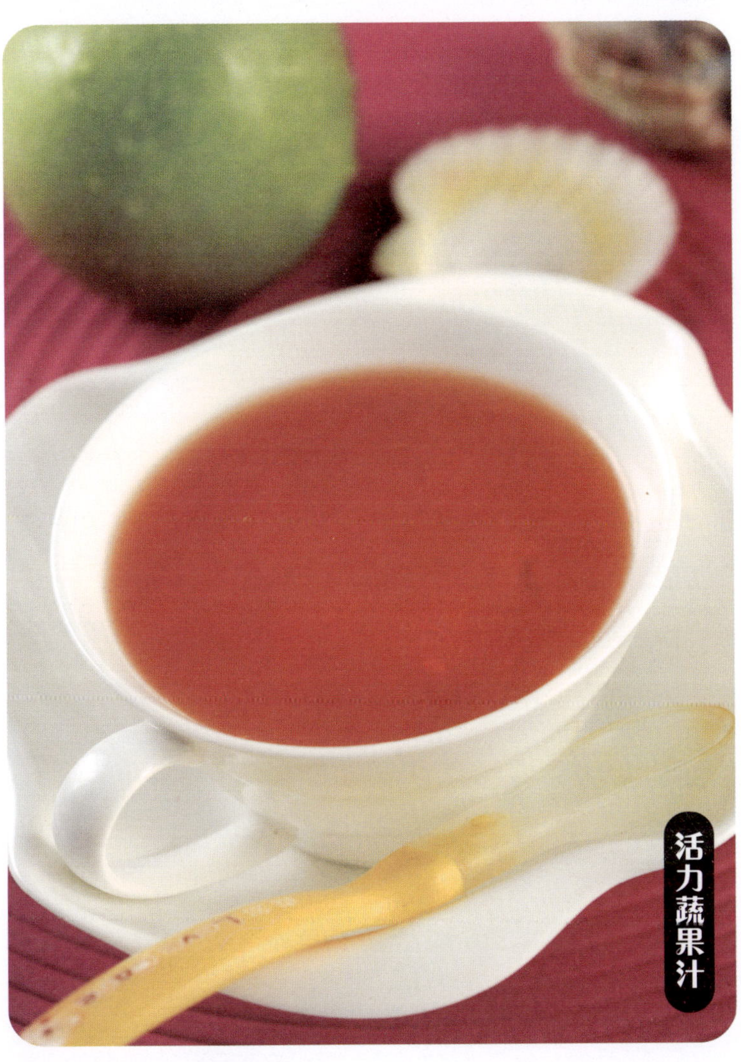

活力蔬果汁

□材料：苹果、菠萝、胡萝卜各适量，柠檬少许

□调料：白糖适量

□做法

1.将苹果、菠萝、胡萝卜、少许柠檬均洗净，和白糖一起放入果汁机中。

2.加入白开水打成果汁即可。

胡萝卜炖豆腐

□材料：胡萝卜15克，苹果5克，苹果果汁1大匙，豆腐1/6块

□调料：盐适量

□做法

1.把胡萝卜和苹果分别洗净，切碎后，加果汁和水煮软。

2.在做好的材料里面加入捣碎的豆腐和盐后再煮。

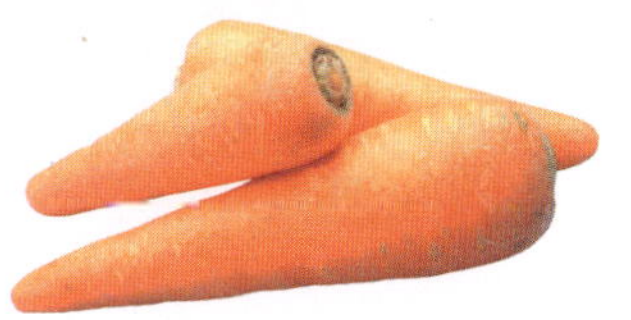

西兰花炖豆腐

□材料：西兰花1朵，西红柿、豆腐各1/4块

□调料：调味汤1大匙，淀粉适量

□做法

1.把西兰花洗净，煮软后切碎。

2.西红柿洗净，去掉皮和子后切成薄片。

3.油锅烧热后，放入捣碎的豆腐和西兰花一起炒。

4.加入西红柿和调味汤，再用淀粉勾芡增强黏性即可。

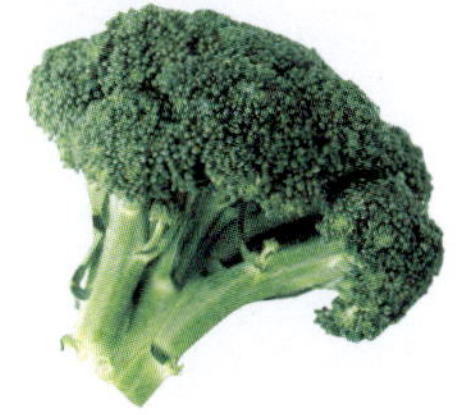

让宝宝强筋健骨的营养方案

○ 身体健康是基本

好的身体是宝宝一生幸福的保障。对于宝宝来说，如果在一开始就营养充足，那么毫无疑问身体会比营养不良的宝宝要好很多。

○ 钙对于骨骼的重要性

要了解钙的重要性，我们必须对骨骼有所了解。骨组织是由胶原纤维及其他蛋白质结合集结在其中的矿物质而形成的。这些矿物质在骨骼沉积得愈多，骨骼就变得愈坚实。钙与磷是骨矿物质的主要成分，其中磷在食物里面的含量比较丰富，因此极少有缺乏的问题。钙是形成坚实的骨骼和牙齿的物质，常随着年龄的增长而流失，除了增加含钙食物的摄入外，镁的摄入量也应随之增加。实验表明，限制镁的摄入，会增加钙的丢失，减少骨质的形成。

骨骼的代谢十分活跃，陈旧的骨组织不断地被破坏、分解和吸收，新的骨组织又不断地形成。从幼儿期、儿童期到青少年时期，骨的生成大于骨的破坏；到20岁，骨的生长虽然停止，但还有一个骨量加强阶段；直到25～40岁，骨的致密与坚硬程度才达到最高限度，称之为峰值骨密度。

骨的强度及密度与钙、磷等矿物质的含量密切相关。骨骼中钙的数量减少了，骨骼的坚实程度自然会下降。骨骼达到峰值密度以后，骨钙不断丢失，骨量逐渐减少。在骨钙丢失的开始阶段，人们感觉不到任何不适，只有到了老年，骨钙的丢失大于储存，骨钙的亏空越来越大，单位体积中骨量丢失到一定程度，不能支持正常的负荷时，骨质疏松的症状才暴露出来。

○ 骨质密度测量

因为人体内的钙，绝大多数存在于骨骼中，所以骨质的测量可直接反映钙的状况。骨质测量包括骨矿物质测量，某一部位矿物质的含量和骨矿物质密度的测量。两种测量均能定量地反映骨的健康状况。正处于生长发育期的儿童，骨矿物质的变化是钙储留的有用指标。对成人而言，因骨已具有稳定的大小，所以骨矿物质含量和骨矿物质密度的测量同样适用。

骨矿物质含量和骨矿物质密度两项测量因为都能反映骨质疏松程度，因此最近研究指出，二者均可作为骨折危险性强有力的预测指标。

○ 选择增强筋骨的食物

选择可以为宝宝增强筋骨的食物，让宝宝拥有一副健康的好身体。

1岁以后的宝宝已经可以吃大部分的食物了，但是要注意的是因为宝宝的年龄小、身体抵抗性弱，所以要注意最好不要让宝宝吃和大人一样的饭菜，而应该烹饪适合自己宝宝年龄和脾胃的菜肴，少放油和调料，以免给宝宝的肠胃造成负担。

除此之外，宝宝食物也要注意营养均衡，奶类及奶制品、面包和谷类（包括粗粮）、鱼、肉蛋类、蔬菜和水果等食物，虽然不是每顿饭都要有，但是要注意尽量保持均衡。

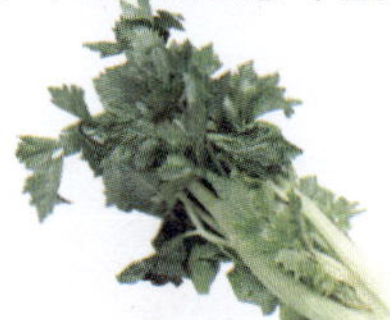

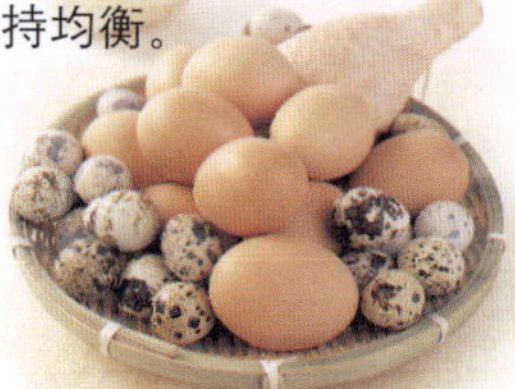

○ 膳食对策

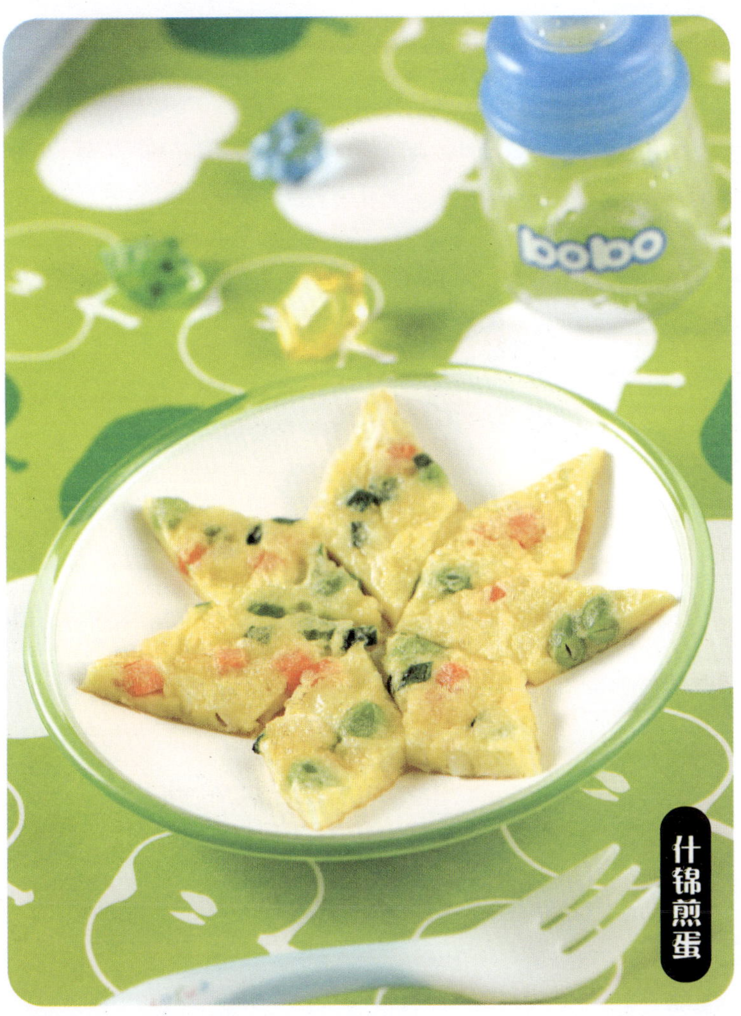

什锦煎蛋

□**材料：** 青豆2大匙，鸡蛋2个，胡萝卜、土豆各60克

□**调料：** 盐适量

□**做法**

1.青豆洗净；胡萝卜和土豆均洗净，去皮，切小丁。

2.鸡蛋打散，再加入其他材料拌匀，倒入熟油锅中，以小火烘至熟透即可。

土豆三文鱼烤团子

□**材料：** 三文鱼片15克，土豆丁2大匙

□**调料：** 奶酪、番茄酱各适量

□**做法**

1.三文鱼片放入锅里煮，煮后捣碎成细末。

2.把土豆丁煮熟研成末。

3.在土豆末中放入三文鱼片搅拌，再放入奶酪后在平底锅中烙熟，最后放上番茄酱即可。

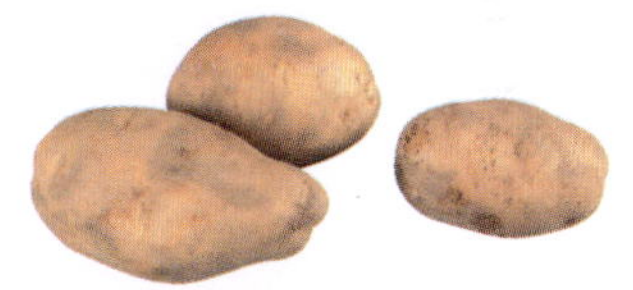

西红柿味红薯点心

□**材料：** 樱桃西红柿2个，红薯30克，牛奶适量

□**调料：** 无

□**做法**

1.把红薯洗净，用保鲜膜包起来放在微波炉里加热，熟后捣碎。

2.在捣碎的红薯里兑入适量的牛奶，调成泥糊状，再用微波炉烤成糕状。

3.在烤好的红薯糕上放上樱桃西红柿即可。

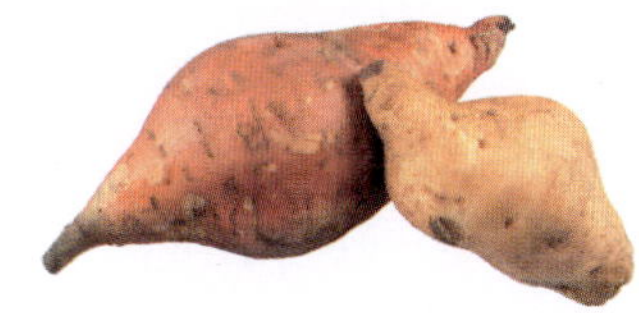

给宝宝补铁

营养专家指出，在我国凡是吃母乳的婴儿，出生5～6个月时身长、体重与发达国家的婴儿健康水平没有太大的差别，但在6个月后缺铁性贫血的发病率却明显增高。究其原因，大多与妈妈未能及时按月龄为宝宝添加辅食有关。缺铁对宝宝的生长发育影响很大，因此一定要注意为婴儿及时添加含铁的辅食。

幼儿时期是宝宝生长发育最快的时期，血容量增加很快，铁质需要量相对较多。但一些宝宝却因为饮食习惯不良如偏食、挑食、拒食等，或营养供应较差，而导致缺铁。另外，钩虫病、溃疡病、血小板减少、长期腹泻、呕吐、肠炎等，也会影响宝宝对铁的吸收。

补铁注意事项

服补铁剂时要注意，要先确定宝宝是否缺铁，如果不搞清原因就盲目补铁，非但不能有效补铁，还可能引起不良后果。

铁虽然是人体必需的元素，但也不是越多越好，一次服用大量的补铁剂，可以发生急性中毒，出现呕吐、腹泻，对胃黏膜损伤很大；长期服用补铁剂，过量的铁会逐渐在人体内积累，发生含铁血黄素沉着症，再继续发展，沉积的铁质会使各组织器官发生病变，使其功能受损，治疗的难度很大。

营养膳食很重要

在给宝宝服用铁补充剂的同时，也要注意营养膳食。

一般来讲，动物性食物补铁效果比植物性食物好，因为谷类和蔬菜中的磷酸盐、植酸、草酸、鞣酸以及过多的膳食纤维都会影响铁的吸收。瘦牛肉、瘦猪肉、奶、蛋黄、动物肝脏、动物血，以及绿叶蔬菜、水果、粗粮中，含有丰富的铁及维生素，其中以猪肝、蛋黄、海带、黑芝麻等补铁效果最好。含铁质丰富的食物有动物肝脏、蛋黄、黄豆及其制品、芝麻酱等食物。

如果是母乳喂养的宝宝建议妈妈多进食含铁量高的食物，如蛋黄、黄豆、肝、瘦肉、新鲜蔬菜和动物血。

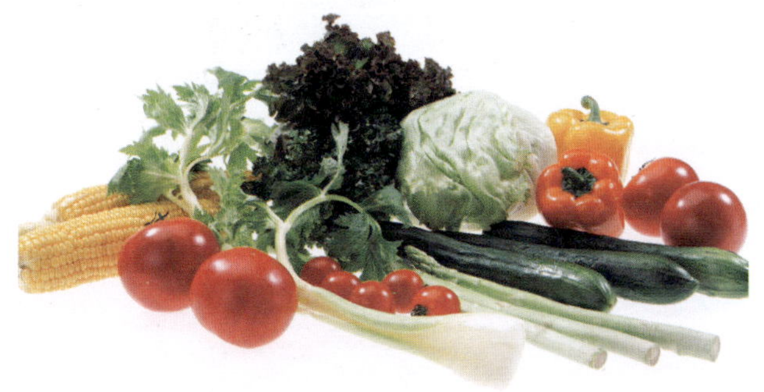

提高铁的吸收

荤素、果蔬搭配能提高植物性食物内铁的吸收率，而且新鲜水果、蔬菜含大量维生素C，也可以增加铁的吸收。如黑木耳炒肉末，可提高黑木耳中的铁吸收率；将猪血与豆腐加醋做成酸味汤，血和醋均使豆腐中的铁吸收率增加。另外，用铁锅、铁铲烹调食品可以使脱落下来的铁分子与食物结合，增加铁的摄入及吸收率。在用铁锅炒菜时，可适当加些醋，使铁成为二价铁，双促进铁的吸收利用。

○ 膳食对策

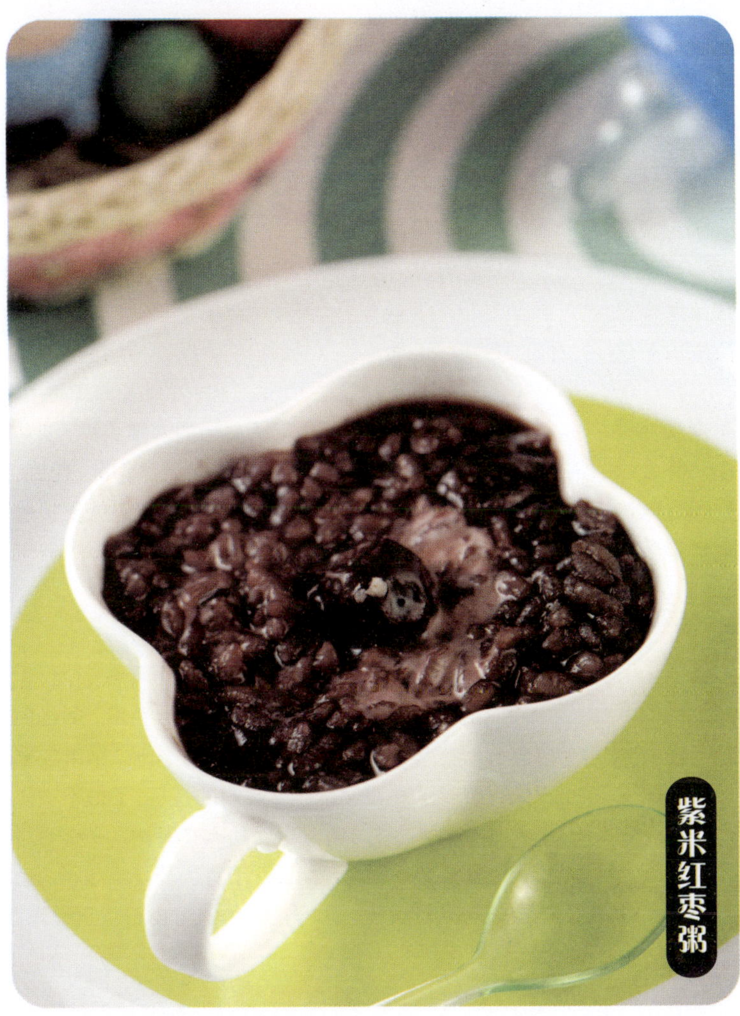

紫米红枣粥

□**材料：** 紫米20克，红枣10克

□**调料：** 椰浆、糖各适量

□**做法**

1.紫米洗净后放入锅中，加入适量水将米煮烂为止。

2.红枣加入滚水中，浸煮3分钟。

3.将煮烂的紫米与红枣拌好后，加入适量糖及椰浆即可。

芝麻粥

□**材料：** 黑芝麻30克，大米50克

□**调料：** 红糖适量

□**做法**

1.把黑芝麻炒熟，研成粉末。

2.大米淘洗干净，与熟芝麻同煮为粥，加入红糖溶化即可。

猪肝羹

□**材料：** 猪肝100克，鸡蛋2个，葱白适量

□**调料：** 盐、豆豉各适量

□**做法**

1.猪肝洗净，切成片，置锅中加水适量，小火煮至肝熟。

2.加入豆豉、葱白，再打入鸡蛋，加入盐调味即可。

菠菜粥

□**材料：** 菠菜适量，米粥2大匙

□**调料：** 无

□**做法**

1.菠菜洗净，放入沸水锅中汆烫，捞出，捣成泥状。

2.米粥捣成糊，与捣好的菠菜泥搅拌均匀即可。

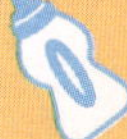

让宝宝拥有好睡眠

○ 宝宝的睡眠与健康有着密切的关系

宝宝的睡眠与健康有着密切的关系。宝宝疲劳时，需经过充足的睡眠之后，才能解除疲劳，才能吃得好、玩得好、长得好。在婴幼儿时期，家长要知道宝宝每天应睡几次、睡多长时间，这对安排宝宝的生活和习惯的培养都是非常重要的。

我们知道，婴儿的神经系统是在不断接受外界环境的各种刺激下而逐渐发展起来的。从小注意合理安排宝宝的睡眠、活动，逐渐形成长期定时有规律的习惯，使大脑的有关区域对外界的这种习惯形成条件反射，从而为宝宝生活规律的培养奠定良好的基础，对宝宝的生长发育是有利的。

在婴儿期，掌握睡眠时间的长短，主要根据不同月龄宝宝生理、神经系统发育和消化功能的特点来安排。月龄越大，白天睡眠次数及时间越少，但仍应注意要保证充足的睡眠时间，以利于宝宝的生长。父母可根据自己宝宝的具体情况，灵活安排睡眠的次数和时间。

○ 四个要点让宝宝入睡

>>按时睡觉

在宝宝入睡前1小时，应让宝宝安静下来，不看刺激性的电视节目，不讲紧张可怕的故事，也不玩新玩具。

>>自然入睡

宝宝入睡后，晚上要关上灯；白天可拉上窗帘，使室内光线稍暗些。宝宝入睡后，家长不必蹑手蹑脚。虽然习惯在过于安静的环境中睡眠的宝宝容易惊醒，但只要不突然发出大的声响，如“砰”的关门声或金属器皿掉在地上的声音即可。有的宝宝怕黑夜，可在床头安一个台灯，教会宝宝开关，使他能控制黑夜，有利于宝宝安然入睡。

>>睡姿舒适

1岁以后的宝宝已形成了自己的入睡姿势，要尊重宝宝的睡姿，只要宝宝睡得舒适，无论仰卧、俯卧、侧卧都是可以的。如果宝宝晚上刚喝完奶就要接着睡，宜采取右侧卧位，有利于食物的消化吸收。若宝宝睡的时间较长，可以帮他变换姿势。

>>睡眠不安的处理

有的宝宝夜里睡眠不安、易惊醒、哭闹，父母便立刻将其抱起来又拍又哄，让其再度入睡，结果宝宝很快习惯于这种在父母怀里睡眠的情况，不拍不哄便不再入睡。为此，对偶然出现的半夜哭闹，要查明原因，父母应克服焦虑情绪，既不宜过分抚弄孩子，也不要烦躁或发脾气，这样夜间哭闹可自行纠正过来。

○ 给宝宝食用具有安眠作用的食物

对于一个不爱睡觉或者晚上翻来覆去的宝宝来说，最好的饮食就是富含大量色氨酸的食物，比如牛奶、香蕉、火鸡和天然乳酪。

同时也建议宝宝服用以下维生素和矿物质。

维生素 B_6	50～100毫克
镁	133毫克

这两者都应该在睡觉前半小时与果汁一同服用。

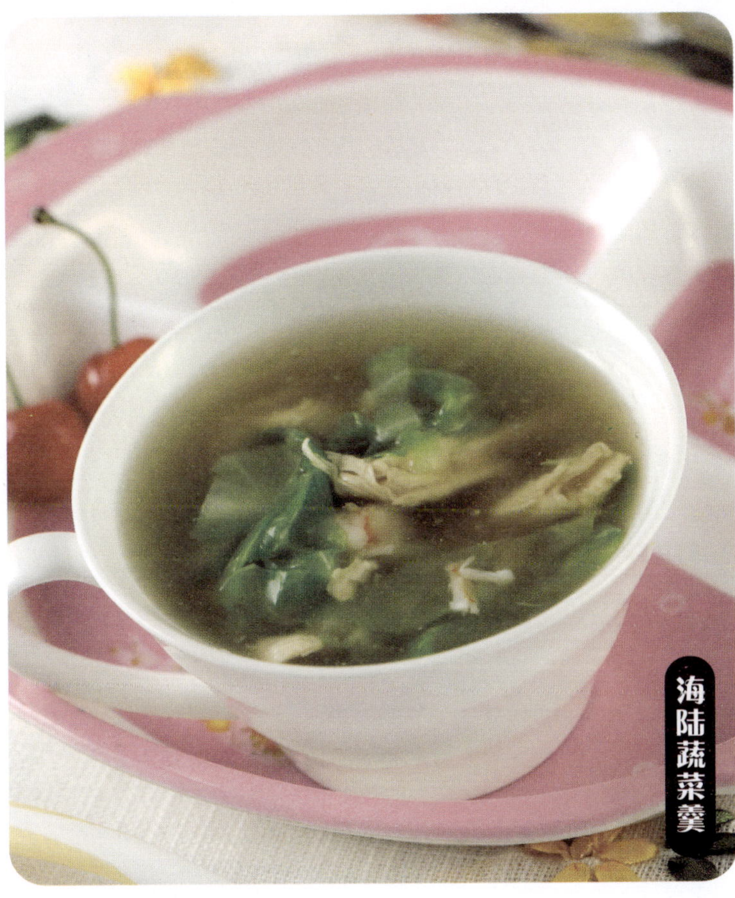

海陆蔬菜羹

□**材料：**圆白菜15克，鸡腿肉20克，虾5个，香菇、胡萝卜、柴鱼各10克

□**调料：**淀粉、盐各适量

□**做法**

1.将香菇、圆白菜及胡萝卜分别洗净，切丝；鸡腿肉洗净，切成细丝；虾洗净，挑去泥肠，对切成两半，备用。

2.将柴鱼、香菇丝、圆白菜丝、胡萝卜丝、虾及鸡腿肉末放入微波碗中，加入热水、盐拌匀，以强微波加热5分钟。

3.将淀粉调水后加入汤中勾芡，再以强微波加热2分钟即可食用。

牛奶蜂蜜饼干

□**材料：**普通面粉200克，发酵粉4克，牛奶25克

□**调料：**黄油、蜂蜜各5小匙

□**做法**

1.将面粉放入盆内，加入发酵粉混合；把黄油放入蜂蜜中搅开，加入部分牛奶，倒入面粉和成黏面团。

2.将面团擀成0.5厘米厚的片，切成方形，用叉子扎些孔，刷上剩余牛奶。

3.放入烤盘内，在250℃炉温下烤18分钟，呈焦黄色即可。

香蕉奶昔

□**材料：**香蕉1根，牛奶1杯

□**调料：**蜂蜜适量

□**做法**

1.把香蕉去皮，用榨汁机榨成汁。

2.然后加入牛奶和蜂蜜搅拌均匀即可。也可以适量加入冰块，在夏天的时候给宝宝消暑用。

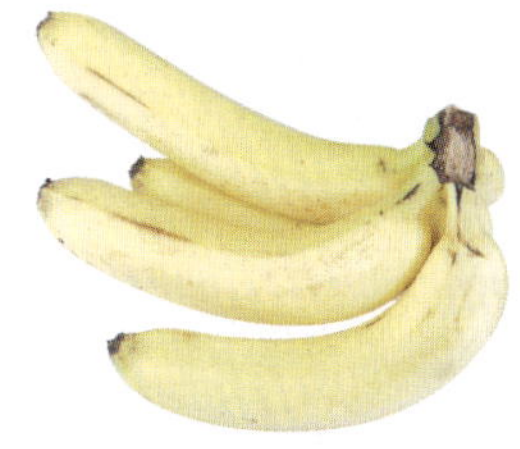

加强宝宝协调性

什么是协调性

“协调性”包括大脑内部各个神经系统之间的协调性、大脑综合处理不同感觉器官传来的信息时的协调性、大脑指挥躯体行动时的协调性，具体表现为脑、眼、耳、四肢、躯干等的协调性。

协调性发生障碍会影响宝宝许多方面的发展，出现注意力不集中、动手能力差、情绪不稳定、语言能力发育迟缓等问题。

宝宝出现先天的协调性不良有许多原因，例如肌肉组织无力、体重过重、情绪问题等，但是也可能是宝宝的饮食中缺乏叶酸所致。

加强0~1岁宝宝协调性的方法

家长平躺下来，让宝宝在爸爸妈妈的身上爬。单纯的爬行训练很容易让婴儿感到疲倦或厌烦，而在大人身上爬行的时候，家长可以用声音、动作吸引宝宝的注意力，训练宝宝的综合协调性，还可以根据情况随时制造一些“困难”（如把手放在宝宝眼前做“障碍物”等），锻炼宝宝解决问题的能力。同时，与父母的贴近可以增进亲子感情。

加强1~3岁宝宝协调性的方法

这个年龄段的宝宝模仿成人行为的欲望很强，要自己穿衣吃饭甚至扫地刷碗。这时，家长可以因势利导，通过日常活动中的动作训练提高宝宝的双手动作的协调性，如让宝宝练习系纽扣、拉拉链、系鞋带等需要运动手部小肌肉的精细动作，因为生理发育还达不到完成这些动作的程度，所以家长应以练习为目的、以游戏形式让宝宝做这些动作。

> **温馨TIPS**
>
> **让宝宝尽早学会用筷子**
>
> 让宝宝尽早学会用正确的姿势使用筷子也是一个好方法。使用筷子时，需要大脑和手同时进行一系列精细的协调动作，肌肉的活动刺激脑细胞，有助于大脑的发育。

通过食物加强宝宝协调性

研究显示，每周补充5毫克的叶酸，会明显减少宝宝协调性差的现象。

虽然叶酸不会把一个笨手笨脚的人变成一个舞蹈家，但是在宝宝饮食中多增加叶酸，可以会让他更好地发育。除了补充叶酸，也可以在膳食中增加这些食物：深绿色带叶蔬菜、蛋黄、胡萝卜、杏仁、哈蜜瓜、全麦和黑麦面粉。

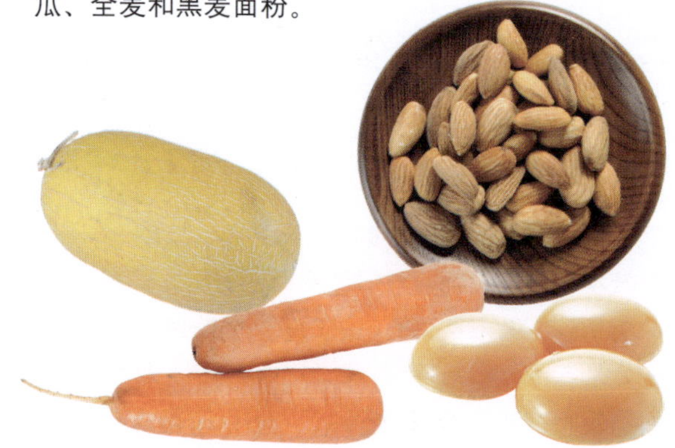

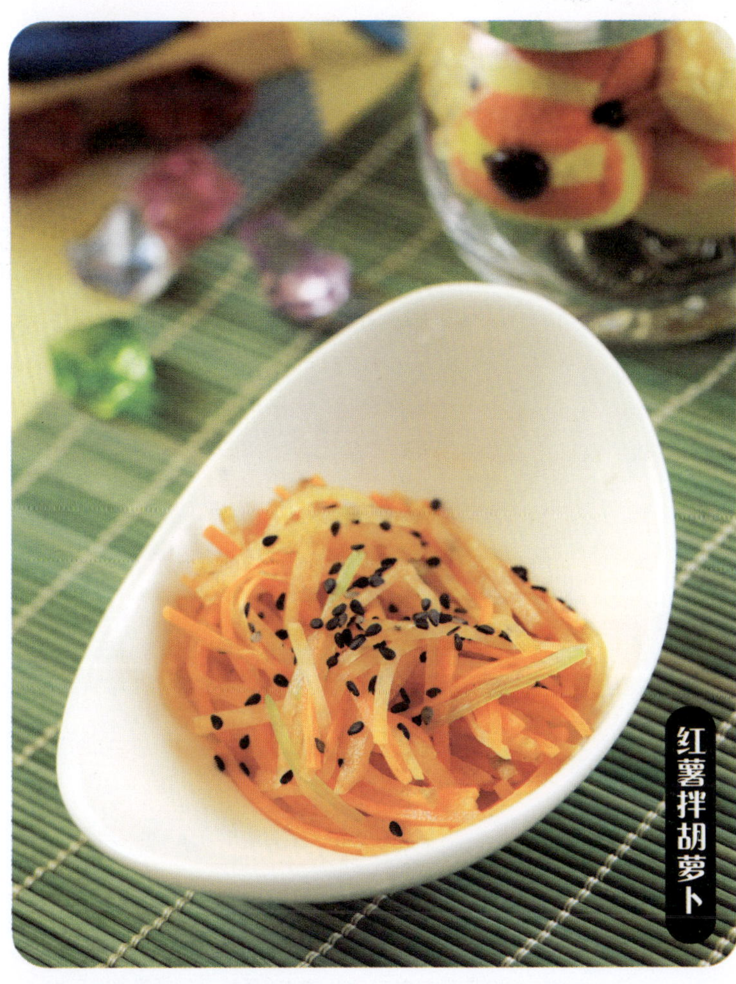

红薯拌胡萝卜

□材料：红薯1/4个，胡萝卜1/8根，黑芝麻1大匙

□调料：白砂糖1小匙，酱油少许

□做法

1.红薯、胡萝卜均去皮，洗净，切成细条，放入锅中加适量水煮熟。

2.将黑芝麻放入研钵内仔细研磨，当磨出油液时加入白砂糖及酱油混合调味。

3.将煮好的红薯条和胡萝卜条入做法2中混合均匀，装盘即可。

菠菜绿豆糖水

□材料：绿豆250克，菠菜1棵

□调料：白糖适量

□做法

1.绿豆洗净，备用；菠菜洗净，切断，备用。

2.将绿豆、菠菜段、适量水放入煲中煲滚。

3.转用慢火煲2小时，放入白糖溶化即可。

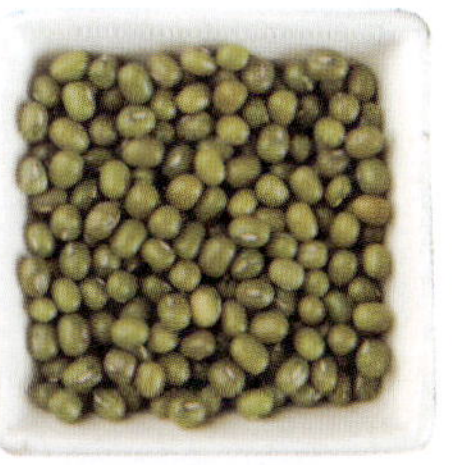

牛奶火锅

□材料：鸡腿肉30克，香菇2朵，蛤蜊2个，鲜虾1个，胡萝卜、金针菇、大白菜各10克

□调料：鲜牛奶、盐各适量

□做法

1.把鸡腿肉、香菇、金针菇、胡萝卜、大白菜分别洗净，切断；鲜虾去掉肠泥，洗净。

2.牛奶烧开后加入胡萝卜、香菇煮3分钟，然后再加其他材料继续煮。

3.煮熟后加盐调味即可。

增强宝宝御寒能力

冬天要增强宝宝御寒能力

冬天到了，寒冷的气候对小宝宝也是一种考验，妈妈在冬季要给宝宝更多呵护。在为宝宝准备日常饮食的时候，只要掌握一些饮食常识。就可以让宝宝吃出温暖、吃出健康。冬季天气寒冷，宝宝在室外活动会增加热能消耗。饮食上宜选择面粉、大米、芝麻、核桃仁、牛奶等热量高的食品，以满足其身体耐寒的需要。

御寒从秋天开始

秋天常吃些酸味食品对宝宝十分有益，如苹果、石榴、芒果、柚子、葡萄、杨桃等。当然，除了水果，蔬菜也必不可少，宝宝常吃大有好处。但有一点妈妈要牢记，水果或者蔬菜的摄入量要控制好，做到均衡饮食，否则效果会适得其反。

秋天的气温由暖转凉，正是锻炼宝宝体质、增强御寒能力的最佳时机。适当地锻炼宝宝的御寒能力既有助于宝宝迎接下一个严冬，也能使他们自身的体质得到有效锻炼和提高，可谓一举两得。

需要注意的是，由于宝宝自身产热能力差，因此天凉的时候可适当给宝宝多穿一层单衣，但不要让宝宝的穿着和父母相差一个季节。宝宝穿得太多，活动不方便，就容易生病。相反，宝宝穿着适宜，活动自如、活动量增加，有利于提高机体的抗病能力。

御寒能力与食物有关

气温降低时，有些宝宝不能很快适应外界环境，这与其体内蛋白质分解代谢增加有关。宜多食奶类、蛋类、动物内脏、瘦肉、虾、豆制品等蛋白质含量较高的食物，增加体内蛋白质的储备量。

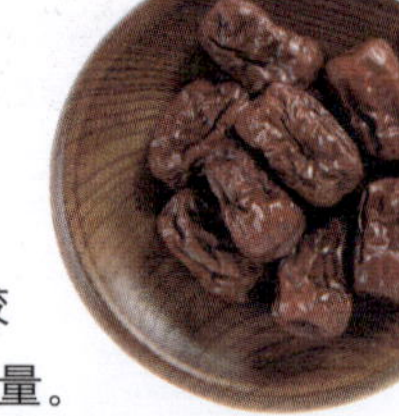

人体脂肪具有隔热保温作用，平时吃些花生、大豆、奶制品、蛋类、肉类、鱼类等含脂肪较高的食物，可增加肌肤保温的作用。还可选择山楂、枣、柑橘、栗子、牛肝等，以补充宝宝体内维生素的不足。

在冬季，宝宝宜吃热的饭菜，可多喝些菜汤、米粥，不宜多吃油腻及寒凉的食物。如果宝宝身体虚弱，可选用红枣炖兔肉、核桃粥、羊肉羹等药膳食品。

温馨 TIPS

宝宝冬季喂养要点

●在冬季，可以给宝宝多准备一些汤菜、烩饭，既可以让宝宝吃得暖暖和和，又易于消化。

●宝宝的食物既要含有足够的热量，但又不能有过多油脂，因为宝宝的肠胃吸收功能还不太完善，摄入过多脂肪会发生脂肪性痢疾或肠胃炎。

●冬天天冷，户外活动减少，不少宝宝食欲减少，有些妈妈就强迫宝宝多吃饭，这样很容易引起食积，导致上火，引发疾病。

●冬天食物端上桌很快就凉了，宝宝如果吃得慢，吃到后来就已经是凉饭了，这样很容易引起胃肠功能紊乱。所以在冬季不要怕麻烦，饭菜凉了，可以放在微波炉里热一下再接着给宝宝吃。

●不要因天气寒冷，就总给宝宝做肉类食品，这样容易使宝宝对其他营养素摄取不足，应同时注意均衡摄取五谷类、根茎类、奶类、鱼类、豆类、蛋类、蔬菜、水果等食物。

○ 膳食对策

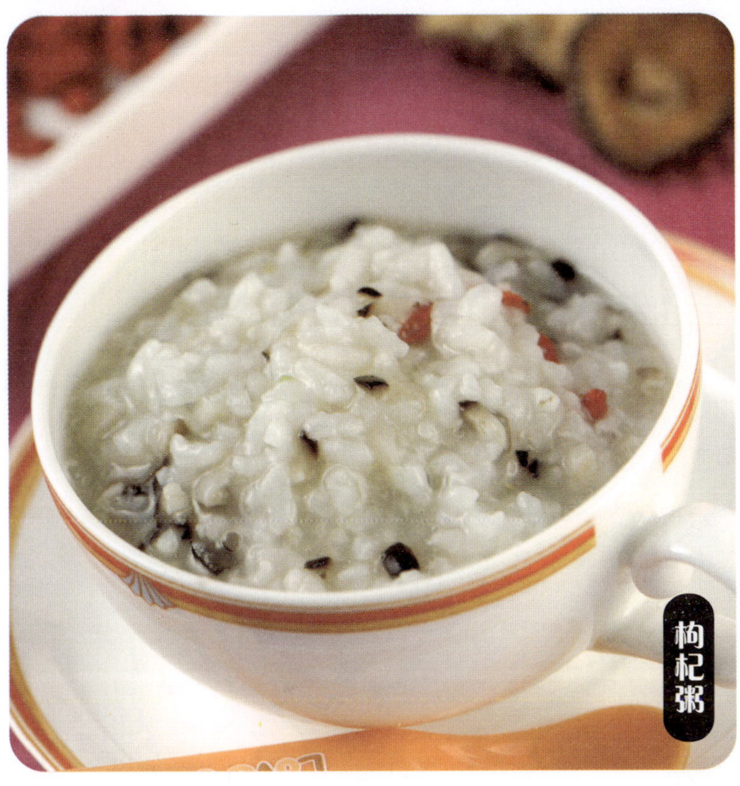

枸杞粥

□**材料：** 枸杞子适量，大米半碗，鸡胸肉半个，葱2根，香菇5朵

□**调料：** 料酒、盐各适量

□**做法**

1.先将香菇洗净，浸泡在水里，备用。

2.将洗干净的鸡胸肉对切成两大块，然后放入锅中，加水、料酒、少许盐调味，盖上锅盖后用中火熬煮。

3.将大米放入熬好的高汤中，用中火炖煮成粥，开锅后再加入枸杞子一起煮，鸡胸肉捞出，剥成鸡丝，备用。

4.将葱洗净，切成葱末，已经泡软的香菇切丝，再用2大匙的油一起爆香。

5.粥煮好时，加入鸡丝、香菇与葱末继续以小火熬煮。

6.粥再度煮沸后便可食用。

核桃羊肉粥

□**材料：** 核桃仁10克，羊肉、大米各100克，葱、姜各适量

□**调料：** 盐适量

□**做法**

1.先将羊肉洗净，切成丝；葱洗净，切段；姜去皮，洗净，切片。

2.将大米淘洗干净，放入锅中，加适量水煮沸，放入羊肉丝和核桃仁，煮至粥熟后，加入适量葱段、姜片、盐调味即可。

鲫鱼猪血粥

□**材料：** 鲜鲫鱼1条，猪血100克，红枣10枚，枸杞子5克，小米50克，姜、葱各适量

□**调料：** 红糖1大匙，盐适量

□**做法**

1.鲫鱼去鳞、剖腹，洗净后将切碎的姜、葱连同盐一起塞入鱼腹中。

2.油锅烧至七成热后放入鱼，中火煎至鱼表皮略黄。

3.然后加入开水适量，煮10～15分钟，捞出鱼。

4.再将红枣、小米和枸杞子洗净，加入鱼汤中煮，待粥熟后加入红糖及洗净、切碎的猪血，再煮5分钟即可。

图书在版编目（CIP）数据

聪明宝贝怎么吃：影响孩子一生的营养方案／马方编著.—北京：中国轻工业出版社，2012.9

ISBN 978-7-5019-6702-5

Ⅰ.聪… Ⅱ.马… Ⅲ.婴幼儿－营养卫生 Ⅳ.R153.2

中国版本图书馆CIP数据核字（2008）第168757号

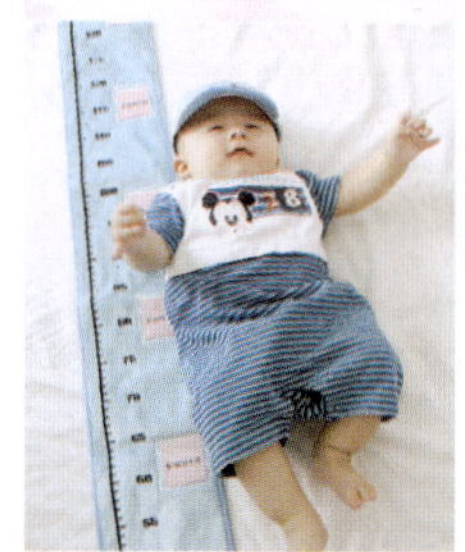

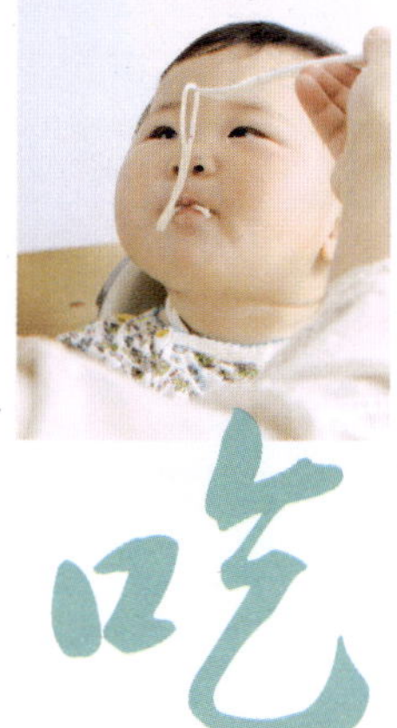

责任编辑：王恒中　王晓晨　　责任终审：滕炎福

装帧设计：刘金华　旭　晖　　美术编辑：成　馨

吃

出版发行：中国轻工业出版社（北京东长安街6号，邮编：100740）

印　　刷：北京博艺印刷包装有限公司

经　　销：各地新华书店

版　　次：2012年9月第1版第3次印刷

开　　本：635×965　1/12　　印张：20

字　　数：250千字

书　　号：ISBN 978-7-5019-6702-5　　定价：39.80元

读者服务部邮购热线电话：010-65241695　85111729　　传真：85111730

发行电话：010-85119845　65128898　　传真：85113293

网　　址：http://www.chlip.com.cn

Email：club@chlip.com.cn

如发现图书残缺请直接与我社读者服务部联系调换